암을 치료하는

세포사멸기전

파이롭토시스

-테트라스 항암제-

시작은 미약하나 결과는 창대하리라

이 책은 효능이 뛰어나고 부작용이 없는 무독성 항암제를 개발하기 위해 43년간 연구의 열정과 노력의 일부를 기록한 것이다. 우리나라는 세계 경제 규모의 GDP 10위 이내에 들어가는 선진국의 반열에 들어 있으나 바이오산업 분야에서는 아직까지 신약을 개발할 인프라가 갖춰지지 않았고 기초과학이 많이 떨어진 후진국의 형태를 이루고 있다. 자체 개발해 전 세계에 시판하는 약이 전무한 신약 개발의 후진국으로 선진국에서 시판되는 약들을 로열티를 주고 국내에서 판매하거나 특허 권리가 만료된 약들을 복제해서 후진국에 싸게 판매하는 것이 우리나라 제약회사 대부분이 취하는 방식이다.

천지산테트라스는 국내에서 처음부터 독자적으로 개발해서 원료생산합성과 완제품을 생산할 수 있는 원천기술을 확보한 약으로 국내에서는 유일하다.

우리나라에서 원료와 완제품을 생산해서 식품의약품안전처의 임상허가를 받고 서울아산병원에서 임상1상 시험을 하여 병원에서 치료를 포기한 말기 암 환자를 대상으로 66.7%의 놀라운 효과를 얻었다. 그러나 우리나라의 제도적인 허점으로 인하여 임상2상 시험을 할 수 없는

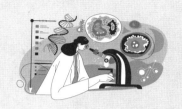

환경이라 임상2상 허가를 자진 취하하고 현재는 독일에서 원료와 완제품을 생산해서 독일과 미국에서 임상시험을 준비하고 있다. 다국적 제약회사와 협상을 진행하고 있는 항암제로서 독일산 약으로 전 세계에 시판할 계획이다.

신약 개발의 후진국인 우리나라는 일본, 독일, 미국과 비교해 기술수준이 20년에서 30년 정도 떨어진 나라로 생각이 든다. 기초과학이 부족해서 노벨상을 수상한 과학자가 없는 나라에 살고 있는 것이 현실이다.

30년 전에 세계 최초로 찾은 암세포사멸기전 Pyroptosis를 내가 주장하고 같이 연구할 수 있는 의사들과 과학자들을 찾았다. 하지만 돌아온 건 멸시와 거절이었다. 그렇게 오랜 세월 연구해서 2021년 2월에 『네이처』 계열에 논문을 발표했다. 그러나 2018년에 발표된 Pyroptosis 논문이 『네이처』지 메인에 먼저 실리게 되어 아쉽게 우리 약은 실리지 못하고 후순위가 되었다.

이 책에 기록할 수 없는 방대한 자료는 미국과 유럽에서 임상자료의 기초로 활용하고 있다. 일부 정치인의 가족에 관련하여 독자들이 알기 쉽게 사실대로 기록해서 우리나라 정·재계의 협력으로 바이오산업을 발전시키고 신약을 개발해서 전 세계에 시판하는 바이오 강국을 육성해 달라는 메시지를 전달하고자 하는 것이다.

우리 회사처럼 신약을 개발하는 회사들의 기술을 철저히 검증하고 정부에서 집중적으로 지원해서 성공 사례를 만들어 바이오산업의 인프라를 형성하고 산업을 발전시켜야 한다.

COVID-19바이러스 치료제를 우리 회사에서 세계 최초로 특허를 받고 연구 결과를 문재인 대통령과 질병관리청장에게 보냈으나 답을 받지 못했다. 연구과제로 5번 신청했다 모두 선정되지 못하고 연구비도 받지 못하였으나 우리 회사에서 연구한 바이러스 치료제는 모든 변이 바이러스 복제를 원천적으로 차단한다는 연구 결과로 국제특허 심사 중이며 앞으로 다가올 전염병을 위해서 연구를 계속하고 있다.

2020년 봄에 케마스에서 개발한 바이러스 치료제를 문재인 정부에서 시판 허가해 전 세계인의 치료제로 시판되었다면 나라의 위상과 경제적인 이익을 얻었을 것이다. 그러나 학연, 지연 등으로 수천억 원을 지원해 가며 바이러스 치료제를 허가하여 주었으나 효과가 미미하여

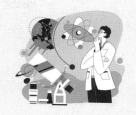

사용되지도 못했다.

　40년이 넘는 세월 동안 오직 신약 연구에 몰두한 과학자로서 지나온 세월을 돌이켜보면 후회 없는 연구를 했다. 하지만 허가제도의 문제와 연구 결과를 심사하는 수준 미달의 심사관들로 인하여 빛을 보진 못했다. 우리나라의 제도를 획기적으로 개선하고 기존의 사고방식에서 벗어나 새로운 눈을 가지고 바라보는 과학자들이 많이 있기를 바란다.

　천지산테트라스는 모든 암에 효과를 나타내는 만병통치의 항암제는 아니다. 다만 중국과학기술원에서 암 부위별 세포에 시험해 33가지 암에 효과를 나타낸다는 연구 결과를 도출했다. 그럼에도 막대한 임상 비용으로 인하여 33가지 부위별 암에 임상시험을 할 수 없어 현대의학적으로 치료약이 없는 암종류를 대상으로 독일과 미국에서 임상2상을 진행하고 긴급의약품으로 시판 허가를 받아 다국적 제약회사에 판권을 라이센스 아웃 할 계획이다.

　㈜케마스 회사 회의실 벽에 걸려있는 암 관련 효능과 예방 특허증이 현재 국제특허 56건이 걸려있으며 특허 심사 중인 특허들이 계속 나오고 있다. 암 관련 논문도 40편이 넘게 이미 발표되어 명실상부한 우리

나라의 신약 개발의 선두 주자로 연구에 속도를 내고 있다.

암을 제외한 다른 연구도 공동으로 활발하게 진행되고 좋은 연구 결과를 내고 있어 머지않아 좋은 학회지에 논문을 내려고 한다.

지금으로서는 대학병원에서 치료를 포기한 말기 암 환자들의 가족이 찾아와서 천지산테트라스를 처방해 달라는 요청을 수용할 방법은 미국 FDA와 유럽 EMA에서 허가받기 전에 우선 중국 베이징에서 중의사가 처방했던 식으로 한의사가 처방할 수 있도록 전수하는 것이다. 이미 몇 명의 환자에서 종양이 줄어들고 삶의 질이 좋아지는 결과를 보이고 있어 고무적인 현상이다.

미국과 유럽에서 시판 허가를 먼저 받고 난 후 한국과 중국에서 임상시험을 진행하려고 계획 중이며 한국에서 먼저 시판 허가를 받아도 외국에서 처음부터 다시 임상해야 한다. 한국에서 시판 허가를 받으면 한국에서만 시판할 수 있기 때문이다. 유럽에서 시판 허가를 받으면 유럽 30개국에 시판할 수 있다는 게 장점이다. 임상시험 비용은 한국과 유럽이 비슷하다.

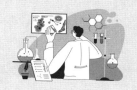

　베트남의 고위직 몇 분의 가족을 치료하여 완치되어 생존하고 있는 인연으로 베트남에서 임상시험을 하자는 제안이 들어왔는데 미루고 있다. 유럽과 미국에서 먼저 시판 허가를 받는 전략으로 진행하고 나중에 베트남에서 시판 허가를 받으면 동남아 10개국에 시판할 수 있다. 확보될 임상 비용에 따라 동시에 진행할 수도 있으나 다국적 임상시험을 진행하려면 우리 회사같이 작은 회사는 결국 세계적인 다국적 제약회사와 손을 잡아야 한다.

　한국에서 개발된 부작용이 거의 없는 무독성 천지산테트라스 항암제가 전 세계 암 환자들에게 시판되는 최초의 신약이 되기를 바라며 IT와 K팝과 같이 바이오산업에서도 선두 주자가 되기를 바란다.

　신약을 개발해서 많은 사람을 구하라는 하늘의 뜻으로 받아들이고 오랜 세월 연구한 자료와 신약 개발의 어려운 환경과 능력도 안 되는 과학자를 만나서 고생한 내용들을 일부 공개하였으니 같은 분야에 연구하는 사람들의 참고용으로 길잡이가 되기를 바란다.

CONTENTS

암을 치료하는

세포사멸기전

파이롭토시스

-테트라스 항암제-

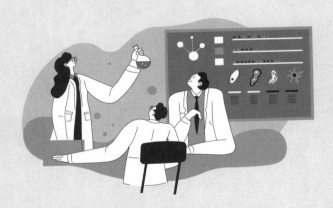

1장

용기있는 자의 도전

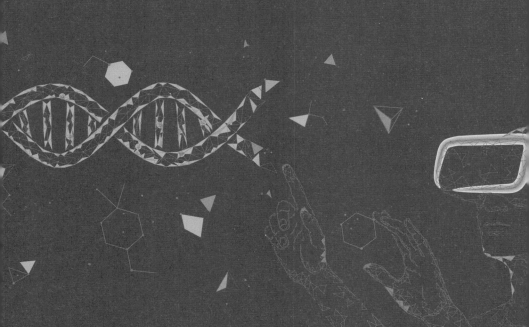

납치되어 구속되던 날

1996년 1월 17일 출근하려고 하니 지난밤 꿈자리가 이상했다. 아내에게 어쩌면 며칠 집에 못 들어올 수 있으니 걱정하지 말고 있으면 곧 해결될 것 같다고 했다. 무슨 일이 있는지 물어서 내 예지력이 틀린 적이 없는데 며칠 숨을 못 쉬겠다고 했다. 무슨 안 좋은 일 있는지 물어서 없다고 하고 출근하려고 나섰다.

대방동집 2층에서 1층으로 내려가는 동안 찬바람과 냉기가 써늘하게 머리를 스치는데 예감이 이상하다. 차고에서 차에 시동을 걸고 출발하려는데 건장한 청년들이 달려들어 나를 납치하는 것이 아닌가! 그들은 나를 내리게 하고 자기들이 타고 온 차 뒷좌석에 태우더니 내 양옆에 앉아서 꼼짝 못 하게 잡았다. 운전대를 잡은 청년은 말없이 운전하다 이따금 무전으로 누군가와 연락을 주고받았다. 물건을 인수해서 출발한다는 내용이었다. 집 주위에 있던 차량과 골목 골목에서 대기하던 차량의 호위를 받아가며 도착한 곳은 서대문 경찰청본부 지하 1층 특수부였다.

요즘은 인권 문제로 연행도 절차에 따라 진행하는 것으로 알고 있으나 내가 긴급 체포될 당시는 인권이 무시되던 시절이라 경찰청특수부에 압송되어 끌려 들어가자마자 형사국 특수수사과 사법경찰관 박선웅 경정이 다짜고짜 구타를 했다. 이유 없이 구타를 당하다 방어를 했다는 이유로 얼마나 더 맞았는지 얼굴이 부어오르고 옆구리가 아파서 숨을 쉬기 어려웠다. 때리는 대로 얻어맞고 조사를 시작해서 밤이 되었으나 잠도 재우지 않고 교대로 수사를 했다. 경위 변재훈 전현택, 경사 최기원 지웅선 장치임 등이 수사를 진행하는데 나중에는 비몽사몽이 되어 수사관들이 요구하는 대로 흘러가고 있었다. 계속해서 아니라고 하면 구타만 심해져서 포기하고 수사를 하는 대로 진술을 해 주었으며 잠을 재우지 않고 밤새워 조사받았다. 조사를 받아 본 사람들은 이해할 것이다.

다음 날도 조사를 받았다. 잠을 재워주지 않아서 조사받다 졸면서 쓰러졌는데 같은 경찰이 내 편을 들어주는 척하면서 시키는 대로 조사를 받으라고 한다. 이틀 동안 지하실에서 조사받고 3일째 되는 날 서울지검에서 구속 심사를 받고 구속되어 서울구치소에 수감되었다.

부인은 갑자기 행방불명된 남편을 찾아다니며 3일 동안 경찰에 실종 신고를 했으나 모른다는 답만 들었다가 구치소에 수감된 후에 알게 되었다. 면회를 왔으나 일가친척 중에 법조인이나 경찰도 하나 없으니 초등학교 1학년 아들을 데리고 면회 오는 것 말고는 아무것도 할 줄 몰라서 그 흔한 변호사를 만나 자문도 받지 못했다. 구치소에서 서울지검을 오가며 조사를 받게 되었는데 처음에는 형사부로 배정되었으나 갑자기 특수부로 배정되어 서울지검 11층 특수2부에서 조사받게 되었다.

수사 담당 권성동 검사

보건범죄 단속에 관한 특별조치법 위반이 얼마나 무거운 죄인지 그 때는 몰랐다. 무기징역까지 가능한 범죄로 청와대 민정사정팀의 지시로 내사를 거쳐 틀에 짜인 구속수사를 받게 되었다는 것을 알게 되었다.

서울지검에서 나를 구속했던 검사는 형사부 길태기 검사이고 조사는 특수2부에서 수사를 담당했던 권성동 검사, 특수2부장은 박주선 부장검사님으로(전 민주당 의원) 기억하고 있다.

병원에서 포기한 말기 암 환자를 치료해 주고 고쳐준 죄밖에 없는 나를 중범죄자로 수갑을 채우고 호송줄로 묶어서 호송버스를 타고 의왕 서울구치소에서 서초동 중앙지검 특수부에 불려 다니며 조사를 며칠 받았다. 경찰청특수부에서 조사해 구속시킨 내용을 그대로 수사하고 있어 아닌 내용은 아니라고 했으나 수사관은 중범죄자로 조사를 진행했다.

며칠째 조사를 받다 수사관에게 검사를 만나게 해 달라고 부탁해도 들어주지 않았다. 부아가 치밀어서 검사가 뭐 그렇게 대단하냐, 신림동 고시촌에서 일이 년 공부해 사법고시 합격하면 검사 되고 판사 되는 거 아니냐, 검사 부모라도 암에 걸려서 일류 대학병원에서 치료할 수 없는 지경까지 진행되면 어떡할 거냐, 부모를 위해 효과는 뛰어나고 부작용이 없다면 알음알음해서라도 약을 구해 드리는 것이 자식 된 도리가 아니냐고 했다. 조사를 하던 수사관이 타이프를 치던 손을 멈추고 슬그머니 의자를 뒤로 빼더니 슬리퍼를 벗어 내 얼굴을 때렸다. 수갑과 호송줄에 묶여 조사받던 나는 피할 수 없어 앉아서 얻어맞고 코피가 줄줄 흘렀다. 세면대에서 씻어 주었으나 코피가 멎지 않아 더 이상 수사할 수 없어 그날은 조사를 끝내지 못하고 서울구치소에 돌아왔으나 걱정이 된다. 같은 방에 있는 수감자들이 나더러 검사를 잘못 건드려서 형을 많이 받을 것이라고 한다.

몇 밤을 갇혀 면회도 없이 답답해도 참을 걸 괜히 검사를 잘못 건드려서 오랫동안 고생하겠다 생각하며 며칠을 더 보냈다. 어느 날 호송차 탑승 명단에 내 이름이 들어있었다. 나중에 알았으나 면회를 금지시키고 나와 같이 연구했던 박사님들을 불러서 며칠씩 조사했다는 것을 알게 되었다.

중앙지검 대기실에서 온종일 대기해도 부르지 않는다. 해가 지고 다른 죄수들은 진작 수사를 마치고 구치소로 들어갈 시간에 불러서 수사관을 따라 특수2부에 들어갔다. 윤성호 수사관 앞에 앉아서 조사를 받는데 때렸다가 코피를 내서 그런지 지난번보다 잘 대해준다. 얼마 후 수사했던 진술서에 날인하고 나서 수사관이 나를 데리고 안쪽에 있는 검사 방으로 데리고 가서 검사 이름을 처음 보게 되었다. 검사는 수갑을 느슨하게 풀어주라고 하고 오늘 밤에 불구속으로 풀어준다고 했다. 풀려나면 절대로 환자들 치료하지 말고 연구만 하라고 하기에 정말 풀어주는지 다시 물어보았다.

▎김영종 검사

권성동 검사님 방을 나오려고 하는데 검사 한 분이 들어오면서 구치소를 나가면 설렁탕 한 그릇 사 먹으라고 봉투를 하나 준다. 구치소에 들어가서 보니 5만 원이 들어있었다. 몇 년이 지난 후 그가 노무현 대통령 시절 평검사와 대화할 때 노 대통령님은 부산 고검에 청탁하지 않았느냐고 질문했던 야무진 김영종 검사로 나의 고향 강원도 정선군

임계면 면장님 막내아들이며 우리 시골 면에서 제일 출세한 사람 중의
한 명이라는 것을 알게 되었다.

김영종 검사님과 가족들은 그것으로 인연이 되었다. 불구속으로 풀
려나고 시골집에 들러 구면장님 김 검사님 부친 집에 방문해 인사를
드렸다. 차담을 하는 중에 면장님께 불편하신 데 있으시냐고 물었더니
소변이 잘 안 나와서 강릉 동인병원에 갔더니 전립선비대증 진단을 받
았다고 한다. 증상에 관해 자세히 물어보니 방광암 증상과 아주 비슷
해서 서울에 가서 당장 검사를 해보는 것이 좋겠다고 권했다. 면장님
집을 나와서는 큰아들 김유곤 씨와 김 검사님께 전화를 걸어 아버님께
서 방광암 증상이 의심되니 급히 검사를 받아 보라고 했다.

다음 날 서울 강북삼성병원에 입원해서 검사한 결과 방광암 말기로
암 덩이가 3곳에서 발견되어 방광을 들어내고 인공 방광을 이식하는
수술을 권했다고 한다. 서울아산병원에 다시 입원하여 정밀 검사를 해
서 같은 진단을 받았으나 인공 방광을 만들어 주는 수술을 하자는 주
치의 권유에 가족의 의견이 일치하지 않아서 김 검사님과 형 김유곤
사장님이 내게 상담하러 우리 집을 찾아왔다. 병원 치료를 받으라고
했더니 김 검사님이 나에게 배 선생님 부친이라면 어떻게 하겠느냐고
해서 내가 연구한 약으로 두 달 써보고 안 되면 방광절제수술을 하겠
다고 답했다. 두 사람은 그 길로 병원 치료를 거절하고 서울아산중앙
병원(현 아산병원)에서 부친을 퇴원시켰다. 천지산 항암제 다섯 달 투여
후 부친의 종양이 완전히 없어지고 끝내 완치되어 그들과 가족처럼 지
낸 일화는 『암 치료 테트라스 항암제』라는 책에 자세하게 소개했다.

내가 며칠 동안 구속되었다가 풀려난 다음 날 조선일보 사회면에 '무
면허 한의사 천지산 정말로 암 특효약인가'라는 제목으로 보도되었다.

Bladder cancer (70/M)

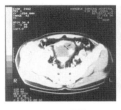

Pelvic post contrast CT Scan reveals multiple contrast-enhancing tumors in antero lateral wall of bladder, suggesting bladder cancer(film arrows).

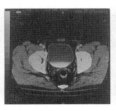

Follow-up CT Scan of bladder after oral administration of TetraAs for 5 mos. reveals no visualize action of previously noted bladder tumors.

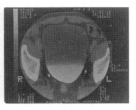

Follow-up pelvic CT Scan after 13 mos. treatment with TetraAs shows no evidence of residue or recurrent tumor in bladder.

가수 서태지의 은퇴 기사가 조그맣게 내 기사 밑에 실릴 정도면 내 일이 그 당시 사회적으로 파장을 일으키고도 남는 뉴스라고 생각한다.

불구속으로 풀려나고 나서 권성동 검사님이 강릉 사람이라는 것을 알았다. 여름휴가 때 권 검사님께서 가족과 부모님을 모시고 두메산골 우리 집에 오시고 나서 가족처럼 지내고 있었으나 권 검사님이 국회의원이 되시고 나서 혹시 권 의원님의 출세에 지장이 생길까 연락하지 않았다.

권성동 의원님이 제일 존경하는 아버님께서 지난봄에 돌아가셨다는 소식을 듣고 강릉아산병원 장례식장으로 문상하러 갔다. 권 의원님께서 아버지 배 선생님이 왔어요, 하면서 아버지는 배 선생님을 더 좋아하셨어요, 하시는데 자주 찾아뵙지 못하여 죄송한 마음이 들었다. 권 의원님 가족들은 자식들이 간호도 못 해 드렸는데 아버님이 갑자기 돌아가셔서 아쉽다고 했다.

권 검사는 정치인으로 성공했으나 너무나 솔직하고 순수하고 거침없는 성격으로 오해를 살 수 있어서 아쉽다. 큰 정치인이 되기 위해서는 오리발 내미는 야바위꾼의 정치를 배워야 하는데 권 의원은 워낙 인품이 어질고 가정교육이 잘 되어서 야합이나 아부를 하는 성격이 아니지만 한국 정치사에 큰 핵을 남길 그릇이라고 생각한다. 국민을 위해서 바이오 신약 개발에도 관심을 가지고 정책을 발의했으면 하는 바람이다.

┃ 구속 담당 길태기 검사님

그 당시 어떻게 구속되었는지는 알지 못했으나 경찰청특수부에서 조사할 때 형사들이 어느 제약회사에서 투고한 자료를 보면서 수사하는 것 같아서 이상하다고 생각했다.

구속되기 2주 전, 식약청 약품 허가 담당 과장님과 저녁 식사를 하는 자리에 중견 제약사 부사장이 함께 있었다. 연구자료를 넘겨주면 그 당시 1,000만 원을 줄 것이며, 약이 판매되면 승용차와 1억짜리 집 한 채를 사준다고 하기에 거절하고 헤어졌다. 검찰에서 불구속으로 풀려나고 이틀이 지나 그 제약사 부사장이 전화해 왔다. 고생했다는 인사치레 뒤에 다시 연구자료를 넘기라는 말을 듣자 마음이 짠하면서 이놈이었구나, 머리를 스치고 지나간다.

제약회사의 부사장이란 돈이 되는 것이 있는지 다니면서 식약청에서 정보를 얻고 좋은 것이 있으면 회사에 알려주어 이익을 창출하는 직책인 것을 나중에 내가 상장사 스카이뉴팜 제약회사를 운영할 때 인맥이 넓은 부사장을 영입하면서 알게 되었다.

몇 년이 지난 후 대구지검특수 부장검사로 재직하던 길 검사님이 연구에 보태 쓰라고 일백만 원권 수표를 넣은 봉투를 내미셨다. 거절하면서 기업에서 뇌물 받았는지 물어보니 기업에서 뇌물 받는 것 없이 검사 생활을 잘 해서 검사장까지 하고 난 후에 변호사를 하고 싶다고 하셨다. 친형님께서 매달 300만 원씩 품위유지비를 도와주셔서 생활에는 지장이 없고, 대학교수인 부인과 같이 넣은 적금이 만기가 되어 수표로 찾아온 것을 연구에 보태라는 뜻이었다. 나는 그것을 받는 대신 회사 유상증자할 때 주식을 드렸다.

인터넷에서 검색하면 검찰총장 후보 명단에 올라 있고 검찰총장 대행 업무 6개월 하시면서 공직자 재산공개에도 항암제 개발회사 천지산 주식을 가지고 있다고 신고하신 훌륭한 검사장님으로 기억난다. 언론을 통해서 법무법인 광장 대표변호사로 재직하고 계시며 사회의 약자와 법의 공정을 위해서 봉사도 하시고 좋은 사회를 만들기 위해 일하시고 있는 것으로 알고 있다. 대구지검 특수부장이 된 이후 만나거나 부탁할 일이 없지만 늘 우리 천지산이 잘되기를 바라는 주주의 한 사람일 것이다.

조선일보 이용연 기자

　뒤에 수록한 기사로 인하여 의사들과 분쟁이 있었다. 약효의 논쟁이 한창일 때 같이 연구하던 박사들도 고초를 겪고 잘 다니던 병원과 연구소에서 감봉을 당하거나 퇴사하면서 연구가 중단되어 한동안 어려움을 겪었다. 해당 기사를 썼던 이용연 기자는 문경사 나팔수라는 청년의사 기사와 MBC 2580 보도로 인하여 동료 기자들과 데스크에서 보내는 따가운 눈총을 받으며 출근해야 했다. 자리만 있을 뿐이지 자신이 글을 써도 기사로 실어주지 않는다고 나를 만나자고 해서 만나게 되었다.

　그는 후속편으로 한동대학교 연구실을 취재해서 시험결과를 보고 환자들을 만나본 뒤 확신을 얻어 글을 쓰게 되었으나 너무나 괴롭고 힘들다며 조선일보 건너편 무교동 낙지집에서 소주를 먹으면서 나에게 하소연했다. 천지산을 빨리 시판해서 자기의 기사 내용이 맞는다는 것을 증명해 명예를 회복시켜 달라고 한다. 약 개발의 어려움과 서로의 처량한 신세타령을 하면서 둘이서 25도 소주 4병을 마시며 병원에서 치료를 포기한 환자들과 보호자들의 애환을 이야기했다. 우리나라 제약회사 신약 개발의 연구에 관해 대화한 뒤 마지막으로 이 기자는 나에게 반드시 자기의 소원을 위해서 약을 개발해 달라고 했다.

마치 죽으러 가는 사람처럼 마지막 소원을 들어 달라고 하니 이상한 마음이 들어 건강 잘 챙기고 머지않아 당신은 기사를 쓸 수 있다고 위로해 주고 내일 한국과학기술원 KIST 연구소에 같이 가기로 약속하고 헤어졌다.

다음 날 사무실 출근해서 전화한다던 이 기자의 전화가 오지 않았다. 오전을 기다리다 점심시간이 지나 조선일보 사무실에 전화했더니 동료 기자가 응대했다. 누구냐고 묻기에 오늘 만나기로 약속한 천지산 배일주라고 하니 반갑게 나를 알아보았다. 소식 모르셨어요, 해서 다른 곳으로 발령 났냐고 물었더니 망설이다 이 기자가 사망했다고 전했다.

강남성모병원 영안실에서 영정사진을 바라보니 한없이 마음이 무겁다. 새벽에 심장마비로 사망했다고 한다. 이용연 기자님에게 반드시 성공해서 당신의 소원을 들어주겠다고 다짐하고 영안실을 떠나는데 너무나 괴로웠다.

내 기사를 쓰지 않았으면 고통받을 일도 없고 짓누르는 심장마비로 죽지도 않았을 것을 하면서 어제저녁 나에게 마지막 소원을 들어 달라고 한 말이 유언이었구나 하는 생각이 들었다.

언론사 기자는 때로는 자극적인 제목과 내용으로 글을 쓰지만, 이용연 기자는 있는 그대로 확인하고 글 쓰는 성실한 기자로 기억에 남는다.

가짜항암제 보도에 항소하다

　의료인들이 바라보는 천지산은 현재도 진행형으로 찬반의 논쟁이 있을 수 있다. 우리 사회는 많은 논쟁을 통해서 발전해 왔으며 과학의 영역은 더욱 많은 반대 의견 속에서 발전해 왔다. 미래도 끝없는 반대의 논리 속에 진화하고 발전할 것이다.

　천지산의 경우를 보자. 그 흔한 의사나 약사 출신도 아닌 배일주라는 사람이 보잘것없는 학벌로 혼자서 항암제를 개발해서 현대의학의 영역에 도전했다는 인상을 심어주었기 때문에 의료계에서 반발이 심했을 것으로 본다. 병원 치료가 안 되는 말기 암 환자들에게 치료 명목으로 돈을 받고 사기를 쳤다며 언론에 보도되고 많은 의사들이 공분을 일으키면서 커다란 논쟁이 되었다.

　논쟁의 발단은 아주 간단하다. 나는 의사가 아니다. 보건범죄에 관한 특별조치법 위반이다. 우리나라에서 위법이지만 다른 나라에서는 합법인 나라가 많다. 중국의 경우는 합법으로 의사고시에 시험을 칠 수 있는 자격을 부여하여 대를 이어 가업의 의술을 계승하고 발전할 수 있도록 장려한다.

　한국에서 태어나고 자랐으니 당연히 한국의 법을 지키고 법의 범위

내에서 연구도 하고 식품의약품안전처의 시판 허가를 받고 의사들이 환자들에게 처방하여야 한다.

그러므로 의사가 아닌 자가 법과 절차를 무시하고 환자들에게 약을 준 사건으로 법원의 판결문에도 항암효과를 논하는 것이 아니고 의료법을 어긴 사건으로 판단했다.

더 이상 의료법 위반 논쟁이 아닌 항암효과에 관한 논쟁으로 암학회에서 많은 토의가 이루어지기를 진심으로 바라면서 연구에 관심 있는 과학자들이 많은 연구를 통해서 천지산테트라스가 시판 허가를 받고 환자들에게 사용된다면 기존 항암제와 더불어 암 환자들은 치료 선택의 폭이 넓어져 많은 사람이 혜택을 받을 수 있을 것이다.

다음 자료는 1996년 법원에서는 천지산의 항암효과와 관련하여 어떠한 판결을 하지 않았으나 일부 언론사들이 가짜항암제로 판결이 났다고 보도했으며 청년의사에서 가짜항암제라고 보도하여 정정 보도를 요청했으나 받아 주지 않아서 아쉽게도 재판을 통해 판결을 받은 내용으로 청년의사 홈페이지 메인에 판결문을 팝업으로 기재하라는 판결문 원본이다.

서 울 서 부 지 방 법 원

제 2 1 민 사 부

판   결

사 건	2017카합50330 반론보도
채 권 자	주식회사 케마스
	서울 강남구 봉은사로 502, 3층 (삼성동, 삼하빌딩)
	대표이사 김흥근
	소송대리인 변호사 이대복, 박장미
채 무 자	주식회사 청년의사
	서울 마포구 독막로 76-1, 4층 (상수동, 한주빌딩)
	대표이사 양경철
	소송대리인 변호사 김주성
변 론 종 결	2017. 11. 7.
판 결 선 고	2017. 12. 19.

주   문

1. 채무자는,

　가. 이 사건 판결을 송달받은 다음날부터 7일 동안 인터넷 '청년의사' 사이트
　　(http://www.docdocdoc.co.kr) 초기화면에 별지 1 기사가 게재되었던 위치와 동

- 1 -

일한 위치에 별지 2 반론보도문(인용)의 제목을 게재하여 이를 클릭하면 반론보
도문의 본문 내용이 검색되도록 하고, 별지 1 기사의 본문 하단에 별지 2 반론보
도문(인용)을 이어서 게재하여 반론보도 대상기사와 함께 검색될 수 있도록 하
되, 제목과 본문의 글자크기 및 활자체는 별지 1 기사와 동일하게 게재하고,

나. 위 기간이 경과한 이후에는 위 반론보도문을 기사 데이터베이스에 보관하여 반
론보도 대상기사가 검색되는 한 함께 검색될 수 있도록 하라.

2. 채무자가 제1항 기재 의무를 이행하지 아니할 경우, 채무자는 위 기간만료 다음날부
터 그 이행완료일까지 채권자에게 1일 500,000원의 비율로 계산한 돈을 지급하라.

3. 채권자의 나머지 청구를 기각한다.

4. 소송비용은 채무자가 부담한다.

청 구 취 지

채무자는 이 사건 결정을 송달받은 다음날부터 30일 동안 청년의사 사이트
(http://www.docdocdoc.co.kr) 메인 화면 최상단에 전체 화면의 1/8 이상을 차지하는
크기의 고정된 상자기사(배너)로 '반론보도문'이라는 제목으로 하여, 이 사건 대상기사
인 「가짜 항암제 '천지산'을 기억하십니까? 종이신문 24년의 발자취 ② 사이비의료와
전쟁 중」 제목과 같은 크기로, 본문은 위 기사의 본문활자와 같은 크기로 하여, 별지
3 기재 반론보도문(청구)을 게시하라. 채무자는 위 게시기간이 끝난 후에도 반론보도의
대상이 된 이 사건 기사와 별지 3 기재 반론보도문(청구)을 동시에 검색할 수 있게 기
사로 유지하여야 한다. 간접강제로 1일당 500만 원 지급신청.

이   유

1. 인정사실

기록 및 변론 전체의 취지를 종합하면 아래와 같은 사실을 인정할 수 있다.

가. 채권자는 의약품 등 연구개발, 제조, 판매 등을 목적으로 하는 회사로서 육산화사비소(As4O6, 약명 '테트라스캅셀')를 주요 성분으로 하는 항암물질을 연구하여 항암제를 개발하고 있는 중이고, 채무자는 인터넷신문사업자로서 '청년의사' 사이트(http://www.docdocdoc.co.kr)를 운영하고 있다.

나. 1996년경 육산화사비소를 성분으로 하는 '천지산'이 말기 암치료에 효능이 있다고 일부 언론매체에 보도되었으나, 채무자가 발행한 청년의사는 천지산이 이른바 '가짜 항암제'라는 취지의 기사를 보도하였다. 당시, 천지산을 개발하여 판매하였던 배일주는 한의사 면허가 없음에도 한의사와 공모하여 영리를 목적으로 암환자들을 진료하고 진료비를 받아 한방의료행위를 업으로 하였다는 보건범죄단속에관한특별조치법위반죄로 1996. 10. 1. 징역 2년에 집행유예 3년 및 벌금 1,000만 원의 유죄판결을 받았고 위 판결은 그 무렵 확정되었다(서울지방법원 96고단1044호).

다. 채권자 회사는 배일주가 사실상 설립하여 현재 사내이사로 있는 회사로서, 종전 상호가 '주식회사 천지산'이었다가 2016. 11. 22. 현재의 상호로 변경하였다. 배일주는 천지산과 관련된 특허권 등을 채권자 회사에게 양도하였고, 현재 채권자가 육산화사비소를 성분으로 하는 천지산을 계속 연구·개발하고 있다.

라. 채무자는 2016. 12. 30.경 "가짜 항암제 '천지산'을 기억하십니까?"를 주제목으로, "종이신문 24년의 발자취 ② 사이비의료와 전쟁 중"을 부제목으로 하여, 일명 '천지산'에 대한 회고기사를 게재하였다. 그 기사 내용 중 이 사건과 관련된 부분은 별지 1 기

- 3 -

사 기재와 같다(이하 '이 사건 기사'라 한다).

2. 판단

가. 관련법리

언론중재 및 피해구제 등에 관한 법률(이하 '언론중재법'이라고 한다) 제16조에 따르면, 사실적 주장에 관한 언론보도 등으로 인하여 피해를 입은 자는 그 보도 내용에 관한 반론보도를 언론사 등에 청구할 수 있고, 그 청구에는 언론사 등의 고의·과실이나 위법성을 필요로 하지 아니하며, 보도 내용의 진실 여부와 상관없이 그 청구를 할 수 있다.

이와 같은 반론제도는 보도내용의 진실 여부나 허위성의 인식 여부를 가리기 위하여 장황하고 번잡한 사실조사에 시간을 낭비케 함이 없이 신속하고 대등하게 반박문 공표의 기회를 부여하려는 데에 그 취지가 있다 할 것이다. 그리고 이러한 반론보도의 내용이 허위일 위험성은 불가피하게 뒤따르게 되지만 이는 반론보도청구권을 인정하는 취지에 비추어 감수하여야 하는 위험이다.

다만 언론중재법 제16조 제3항에 의해 준용되는 같은 법 제15조 제4항 각호에 따르면, 언론사 등은 청구된 반론보도의 내용이 명백히 사실과 다른 경우, 피해자가 반론보도청구권을 행사할 정당한 이익이 없는 경우, 청구된 반론보도의 내용이 명백히 위법한 내용인 경우 등에는 반론보도 청구를 거부할 수 있다(이상, 반론보도청구 제도의 취지, 요건 등에 관하여 상세히는 대법원 2006. 11. 23. 선고 2004다50747 판결, 대법원 2009. 1. 15.자 2008그193 결정 등 참조).

나. 반론보도의무의 발생

1) 위 소명사실에 의하면, 이 사건 기사는 육산화사비소를 성분으로 하는 천지산

- 4 -

에 관한 것으로서 당시의 천지산과 동일·유사하게 육산화사비소를 항암제로 연구·개발하고 있는 채권자로서는 이 사건 기사 내용과 개별적 연관성을 가지고 이 기사로 인하여 인격(신용)이나 영업 기타 연구개발 업무에 피해를 입은 자에 해당하다 할 것이므로, 채무자는 특별한 사정이 없는 한 그 보도 내용에 관한 반론보도를 할 의무가 있다.

2) 이에 대하여 채무자는 법원의 판결로 확인된 사실에 대한 보도이므로 반론보도 청구를 거부할 수 있다고 주장한다. 그러나 배일주에 대한 위 형사판결은 배일주가 한의사 면허가 없음에도 한방의료행위를 업으로 하였다는 사실에 대한 것일 뿐이고, 천지산이 항암제라거나 항암효과가 있는지 여부 등에 관하여 판단하였다고 볼 수 없으므로, 이를 전제로 하는 채무자의 위 주장은 받아들이기 어렵다.

3) 채무자는 이 사건 기사가 과거의 1996년 기사를 회고하는 내용일 뿐인데, 1996년 당시를 기준으로 할 때 천지산은 가짜 항암제임이 명백하고, 이 사건 기사를 보도할 당시를 기준으로 보더라도 채권자가 청구한 반론보도의 내용은 사실과 다름이 명백하다고 주장한다.

살피건대, 과거의 기사를 회고하는 기사라고 하더라도 그 보도로 인하여 현재 채권자의 명예나 권리 등 인격적 법익에 대한 새로운 침해가 발생하였다고 보이므로 반론보도의 대상이 된다고 할 것이고, 반론보도의 내용이 명백히 사실과 다른 것으로 허용될 수 없는지 여부에 대하여는 회고기사를 보도한 현 시점을 기준으로 판단하는 것이 타당하다.

채권자의 반론보도청구 내용 중 천지산이 "약리적 효과가 검증된 항암제"라는 부분에 관하여 살펴본다. 일반적으로 '항암제'라 함은 암세포의 발육이나 증식을 억제하는 물질 또는 그러한 약을 모두 지칭하는 것이나, 약리적 효과가 검증된 항암제라는 표현을 그 전후 맥락 및 별지 3 반론보도문(청구)의 전체적인 반론 취지 등에 비추어 보면, 항암효과가 있는 '약'을 지칭하는 것으로 해석된다. 그런데 약사법은 의약품을 판매하기 위해서는 원칙적으로 식품의약품안전처장의 제조판매품목허가(이하 '품목허가' 라 한다)를 거치도록 규정하고 있고, 품목허가를 받기 위해서는 제1 내지 3상의 임상시험을 거치는 등 관련 절차를 모두 마쳐야 한다. 한편 채권자가 육산화사비소(약명 '테트라스캅셀')에 대하여 제1상의 임상시험만을 마쳤을 뿐 그 이상의 임상시험을 거치지 아니하여 품목허가를 받지 못한 점에 관하여는 당사자 사이에 다툼이 없거나 변론 전체의 취지에 의하여 인정된다. 따라서 채권자가 청구한 반론보도의 내용 중 천지산이 "약리적 효과가 검증된 항암제"라는 부분(내지 그와 유사한 취지의 부분)은 반론보도내용이 사실과 다름이 명백하다. 따라서 이 부분에 관하여는 채무자의 항쟁이 이유 있으므로 반론보도 내용으로 받아들이지 아니한다(또한 인용하는 반론보도 내용에서 천지산이 품목허가를 받지 않았다는 점을 추가로 명확히 기재하기로 한다).

그러나 채권자의 나머지 반론보도청구 내용에 관하여는, 채무자가 제출한 자료들만으로는 채권자가 청구한 반론보도의 내용이 명백히 사실과 다르다는 점을 인정하기에 부족하고, 달리 이를 인정할 자료가 없으므로 채무자의 주장을 받아들이지 아니한다.

4) 채무자는 이 사건 반론보도 청구가 천지산에 대한 상업적 광고만을 목적으로 하는 것이거나, 결과적으로 무면허 의료업자를 용인하는 것으로 명백히 위법한 내용이며, 채권자는 1996년 사건의 당사자가 아니므로 반론보도청구권을 행사할 정당한 이익이 없다고도 주장하나, 채무자가 제출한 소명자료들만으로는 이러한 사정을 인정하기

- 6 -

에 부족하다. 채무자의 이 부분 주장은 모두 받아들이지 아니한다.

다. 반론보도의 방법 및 간접강제

1) 언론중재법 제16조 제3항, 제15조 제5항, 제6항, 제27조에 의하면, 언론사 등이 하는 반론보도에는 원래의 보도 내용을 반론하는 사실적 진술, 그 진술의 내용을 대표할 수 있는 제목과 이를 충분히 전달하는 데에 필요한 설명 또는 해명을 포함하되, 위법한 내용은 제외하며, 언론사 등이 하는 반론보도는 공정한 여론형성이 이루어지도록 그 사실공표 또는 보도가 이루어진 같은 채널, 지면 또는 장소에서 같은 효과를 발생시킬 수 있는 방법으로 하여야 하며, 법원은 게재 또는 공표할 반론보도의 내용, 크기, 시기, 횟수, 게재 위치 등을 정하여 명하여야 하고, 청구취지에 적힌 반론보도문을 고려하여 청구인의 명예나 권리를 최대한 회복할 수 있도록 정하여야 한다.

다만 법원은 청구인이 구하는 반론보도의 전체적인 취지에 반하지 않는 범위 안에서 청구인의 명예나 권리가 최대한 회복될 수 있도록 적절히 수정하여 인용할 수 있다 (대법원 2006. 11. 23. 선고 2004다50747 판결 참조).

2) 이 사건에 관하여 보건대, 이 사건 기사의 내용, 분량, 표현방법 등 기타 변론에 나타난 제반사정을 고려하여 보면, 채권자가 채무자에 대하여 구하는 반론보도의 내용을 별지 2 반론보도문(인용) 기재와 같이 수정하여 게재하도록 하고, 반론보도문의 활자 크기와 게재 방법 및 간접강제에 관하여 주문과 같이 정함이 상당하다.

4. 결론

그렇다면 채권자의 이 사건 청구는 위 인정범위 내에서 이유 있으므로 이를 인용하고 나머지 청구는 이유 없으므로 이를 기각하기로 하여 주문과 같이 판결한다.

재 판 장　판　사　문 광 섭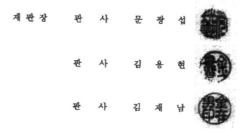

판　사　김 용 헌

판　사　김 재 남

- 8 -

별지 1

기 사

제목 : 가짜 항암제 '천지산'을 기억하십니까?

　　　　 종이신문 24년의 발자취 ② 사이비의료와 전쟁 중

　　　 송수연 기자　　　 승인 2016. 12. 30. 12:16

관련 내용 : (전략) 청년의사는 과거에도 현재도 '사이비의료'와 전쟁을 치르고 있다. 앞으로도 그럴 것이다. 청년의사가 지난 24년 동안 치른 가장 치열한 전쟁 중 하나가 가짜 항암제 '천지산'전(戰)이다. 지난 1996년 5월 월간조선과 주간조선은 비의료인이 한약재를 섞어 만든 천지산을 '기적의 항암제'로 소개했다. 한동대생의학연구소 동물실험 결과 항암효과가 탁월하다며 암환자 7명이 천지산으로 완치했다는 주장도 실렸다. 하지만 이는 사실과 달랐다. 청년의사는 천지산 복용 환자의 임상분석 8례를 입수해 공개하면서 천지산이 가짜 항암제라는 사실을 세상에 알렸다('사이비의료에 멍드는 한국의료', 1996년 6월 28호). (후략)

별지 2

반론보도문(인용)

○ 제목 : 2016. 12. 30.자 "가짜 항암제 '천지산'을 기억하십니까?" 기사 관련 반론보도

○ 본문 : 본 언론은 지난 2016. 12. 30. "가짜 항암제 '천지산'을 기억하십니까? 종이신문 24년의 발자취 ② 사이비의료와 전쟁 중"이라는 제목으로, 1996년 5월경 월간조선과 주간조선이 천지산을 '기적의 항암제'로 소개한 것에 대하여 천지산 복용환자의 임상분석 8례를 입수해 공개하여 천지산이 가짜 항암제라는 사실을 세상에 알렸다는 취지의 보도를 한 바 있습니다.

이에 대하여 주식회사 케마스가 다음과 같이 반론을 제기하고 있으므로, 그 주장 내용을 독자 여러분께 알립니다.

주식회사 케마스는 천지산의 성분인 육산화사비소(As4O6, 약명 테트라스캅셀)에 관하여 서울아산병원의 제1상 임상시험을 마친 뒤, 현재 제2상 임상시험을 준비 중에 있고(의약품 품목허가를 받지는 아니하였다), 시험관 내 혹은 동물실험에서 육산화사비소(As4O6)가 항암 효과가 있다는 취지의 복수의 연구논문이 있으며, 육산화사비소(As4O6)에 관하여 한국, 미국, 일본 등에 특허등록이 되었다.

- 10 -

별지 3

반론보도문(청구)

당사는 2016. 12. 30. 자 승인입력된 기사에서, "가짜 항암제 '천지산'을 기억하십니까? 종이신문 24년의 발자취 ② 사이비의료와 전쟁 중"는 제목 아래 「…청년의사는 과거에도 현재도 '사이비의료'와 전쟁을 치르고 있다. …중략…청년의사가 지난 24년 동안 치른 가장 치열한 전쟁 중 하나가 가짜 항암제 '천지산'전(戰)이다. 지난 1996년 5월 월간조선과 주간조선은 비의료인이 한약재를 섞어 만든 천지산을 '기적의 항암제'로 소개했다. 한동대생의학연구소 동물실험 결과 항암효과가 탁월하다며 암환자 7명이 천지산으로 완치했다는 주장도 실렸다. 하지만 이는 사실과 달랐다. 청년의사는 천지산 복용 환자의 임상분석 8례를 입수해 공개하면서 천지산이 가짜 항암제라는 사실을 세상에 알렸다('사이비의료에 멍드는 한국의료', 1996년 6월 28호).…」라고 게재한 바 있습니다.

그러나 천지산은 서울 아산병원의 임상1상실험(의약품 안전과 65625-4456호 실험책임자 서울아산병원 종양혈액내과 강윤구 교수)을 마쳤고 임상2상승인을 받아 현재 임상 2상을 준비중에 있으며, 유수 대학의 복수의 연구논문상 천지산의 성분인 육산화비소(As4O6)의 효능이 인정되었으며 , 세계 각국의 특허등록이 되어 약리적 효과가 검증된 항암제라는 반론이 있으므로 당사자의 반론권을 보장하기 위하여 이를 알립니다.

- 11 -

정본입니다.

2017.12.20

서울서부지방법원

법원사무관 김동락

※ 각 법원 민원실에 설치된 사건검색 컴퓨터의 발급번호조회 메뉴를
이용하거나, 담당 재판부에 대한 문의를 통하여 이 문서 하단에 표시된
발급번호를 조회하시면, 문서의 위,변조 여부를 확인하실 수 있습니다.

12 / 12

화학요법의 창시자 노벨의학상 수상

매독 치료약 비소

콜럼버스가 1492년 아메리카대륙을 항해한 이후 상인들의 교류가 활발하게 이루어지면서 지역사회의 풍토병이 전 세계로 퍼지는 계기가 되기도 했다. 매독의 경우도 유럽에서 아프리카 아시아로 전염되었으며 몇 세기 동안 전 세계로 확산되어 치료약이 없고 많은 사람이 희생되었다. 최근에는 중국에서 처음 시작된 COVID-19 바이러스가 한두 달 사이에 전 세계로 확산되었다.

독일의 과학자 파울 에를리히(Paul Erlich)는 비소를 연구하여 살바르산(Salvarsan) 606호라는 매독 치료제를 개발하여 인류를 매독에서 해방시켜주었다. 1910년 살바르산 606호가 개발될 당시는 다른 치료 방법이 없었으며 매독을 선택적으로 치료하는 약물로 개발되어 우리나라에서도 60년대까지 매독 치료제로 사용되었으나 푸른색 곰팡이에서 추출한 페니실린이 개발되면서 뒤안길로 사라졌다.

파울 에를리히는 면역학으로 1908년 노벨생리의학상을 수상했으며 다른 면역학을 연구한 프랑스 과학자 일리야 메치니코프와 함께 노벨상을 받았다.

Salvarsan
'compound 606'

Neosalvarsan
'compound 914'

주식회사 케마스에서 개발하고 있는 천지산의 원료물질 AS4O6 합성을 위해서 동분서주하며 파울 에를리히가 의과대학을 다닌 라이프치히 대학교에서 의학 공부를 했다. 유럽에서 천지산 비소 합성 미팅을 할 때 독일 화학자들과 물리학자들이 파울 에를리히의 합성 방법과 유사하다는 것을 확인해 주어 많이 알게 되었다.

한국에서는 더 이상 원료물질 연구를 할 수 없어서 전 세계 어느 나라에서 비소 합성이 가능한지 찾아다녔으며 러시아, 중국, 독일, 영국, 덴마크 등 비소를 연구하고 합성할 수 있는 나라를 찾아서 알아보고 있을 때 파울 에를리히가 연구한 살바르산의 제조 공정과 합성 방법 등 연구 업적과 자료를 수집해서 많은 정보를 얻게 되었다.

120년 전에 시대를 앞서간 천재 과학자는 혈액학 화학, 면역학, 세균학을 두루 공부한 학자를 한 번도 만나보지 못하고 만난 적이 없는데 내가 연구한 AS4O6 합성 방법과 파울 에를리히가 연구한 방법이 매우 유사하다는 것과 천지산의 무독성 합성을 주장한 목적도 비슷하다는 것을 알게 되고 난 후 매우 흥분했었다.

지금도 임상병리학에서는 파울 에를리히가 젊은 시절 면역학을 연구하면서 개발한 방법을 사용하고 있다. 혈액을 뽑아서 원심분리기에 분리하여 혈장과 혈구를 분리하는 기술과 백혈구와 적혈구를 염색 물질로 염색해서 카운트하는 방법은 인류 건강에 많은 공헌을 했다.

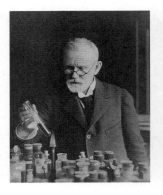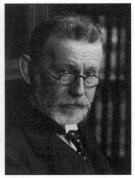

Paul Ehrlich(1854-1915)

천지산을 연구하던 초창기 40년 전에는 우리나라에서 파울 에를리히에 관해 기사 한 줄 소개한 적이 없어서 주로 일본 서적이나 일본 기사들을 보고 알고 있는 소수의 과학자만이 있었다. 최근에는 우리나라의 의사들과 의약학 전문기자들이 간혹 파울 에를리히의 기사를 쓰고 있어서 다행이며 천지산을 부정적으로 보고 있는 많은 의학자들의 마음이 조금이라도 열리는 계기가 되었으면 한다.

우리나라에서는 비소에 관련해서 많이 알고 연구한 과학자는 한국암연구소 이병황 박사님이 계시고 항암치료제가 개발되기 전 1950년대 이미 비소를 암 환자에게 사용한 사실이 있다.

중국 하얼빈의과대학교에서 개발해 상해의대 제2부속병원에서 임상시험을 하고 2000년 미국 FDA에서 응급의약으로 시판 허가를 받아서 사용 중인 삼산화비소도 기존 항암제로 치료되지 않는 전골수성백혈병(APL) 환자들에게 트리세록스(Trisennix)라는 약명으로 처방되고 전 세계에 시판되고 있다.

약을 연구하는 사람들과 의사들도 화학요법 최초의 신약이 비소를 이용한 살바르산606호와 파울 에를리히를 잘 알지 못하여 우리나라에서는 육산화비소가 약으로 시판되기는 어려울 것이라고 생각하는 사람들이 간혹 있다. 지난 정부에서 COVID-19 치료제 개발을 위해 정부 과제로 신청하여 관련된 부서에서 심사하는 과정 중에 비소가 약이 되겠냐면서 아직도 부정적으로 물어보는 교수들이 있어서 합성화학요법 1호가 비소로 만든 살바르산606호라고 알려드렸다.

파울 에를리히도 순탄한 삶을 살지 못했다. 1854년 독일(현재는 폴란드)의 시골 마을 시레지 슈트레헨 지방에서 태어났으며 사촌 형이 운영하는 병리학 연구소에서 아르바이트를 하면서 염색에 관심을 갖기 시작했다. 이를 계기로 라이프치히 의과대학에 들어가 사람의 혈액과 생체조직 염색에 관련한 연구로 학위를 받았다.

여러 연구소를 전전하면서 많은 연구를 하면서 병원균이나 세균을 염색할 수 있다고 생각했으며 세포에 따라서 다른 색상으로 염색된다는 것도 알아내었다. 결핵균염색을 연구하다 결핵에 걸리기도 했고 말라리아 원충 염색도 했다.

파울 에를리히가 비소를 처음으로 연구하게 된 계기는 1901년 라브랑의 연구소에서 진행한 흥미로운 연구였다. 그는 염료를 이용해서 트리파노소미(Trypanosoma)에 감염된 쥐에 비소(Arsenic)를 투여해 치료하는 것을 연구했으나 비소는 독성이 강해서 주사를 놓은 쥐가 모두 죽어버렸다. 비소의 독을 없애고 선택적으로 치료되는 무독성 비소를 만들자는 생각으로 여러 가지의 합성 방법을 달리해서 아톡실(Atoxyl) 무독성 비소를 만들어 보려고 했다.

비소의 강한 독성을 줄여주는 방법을 찾았으나 비소의 합성 방법을 알지 못하여 화학자들의 도움으로 여러 합성 방법을 시도했다. 에를리히는 합성하는 방법에 따라 효능과 독성이 조금씩 다르다는 것을 확인하면서 자신의 이론에 확신을 얻을 수 있었다. 매번 다르게 합성한 비소를 쥐에 주사하고 트리파노소미에 감염된 쥐의 혈액과 조직을 현미경으로 확인했다. 요즘 말로는 약물 스크리닝을 한 것이다. 605번째까지 실패를 거듭하다 연구를 통해 효능이 점차 상승했다. 결정적으로 분자구조를 조금 바꾼 606번째 시험한 약물로 주사한 쥐에서 트리파노소미와 비소 독성이 거의 없다는 것을 확인했다. 비소의 합성물인 아르스펜아민(Arsphenamine)이라는 이름으로 감염학회에 논문을 발표하게 되었다. 화학요법의 창시는 이렇게 하여 케머트라피(Chemotherapy)라는 이름으로 화학 합성약의 대명사가 되어 지금도 암 환자들의 항암치료약이라는 뜻으로 쓰이고 있다.

파울 에를리히의 재능을 알아본 횝스트(Hoechest)라는 회사에서 임상자금과 연구비를 지원해주어 연구는 순조롭게 진행되었다.

1910년 살바르산(Salvarsan)606호는 약물 Screening을 통해서 매독균에 효과가 있다는 것을 확인하고 매독에 감염된 중증 환자를 대상으로 임상시험을 거쳐 606호를 주사한 환자들 모두 매독균이 없어지는 결과를 얻고 난 후 독일 정부에서 시판 허가를 내주었다.

살바르산606호 주사 맞은 사람들이 매독으로부터 해방되었으나 심각한 부작용으로 사망하는 경우가 많아서 찬반 논쟁이 의사들을 중심으로 확산했다. 비소의 합성 과정에서 물질 구조의 불완전한 합성으로 심각한 부작용을 일으키는 것을 알아낸 에를리히는 추가시험을 통해 308번 연구를 더 하고 부작용이 개선된 비소화합물을 1912년에 네오살바르산(Neo Salvarsan Compound)914호라는 이름으로 다시 허가받고 시판했다.

유럽의 문화는 18세기 귀족 중심의 문화로 문화와 예술, 성이 개방되어 유명한 화가나 음악인이 매독에 감염된 경우가 상당했다. 매독에 감염된 환자들은 강제로 살바르산을 주사 맞도록 했는데 부작용으로 사망한 경우가 많아 사망한 가족들이 집단 소송을 제기해서 실형 1년을 선고받은 사실이 있다. 1908년 면역학으로 노벨생리의학상을 수상했고, 수백 년 동안 인류를 괴롭히던 매독을 퇴치한 공로를 인정받아 1912년 노벨화학상 최종후보에 올라갔으나 Arsphenamine의 불안정한 구조로 아쉽게 탈락하게 된다.

파울 에를리히가 1915년 61세의 나이로 사망하고 30년이 지나 2차세계대전이 끝난 뒤, 프랑크푸르트에 있는 왕립 혈청연구소가 파울 에를리히 연구소(Paul Erlich Institut)로 이름을 바꾸고 지금까지 유지하고 있다.

화학요법(Chemotherapy)의 창시자가 연구한 방법으로 기존에 개발되어 시판되고 있는 약들도 약물 재창출 스크리닝을 통해서 새로운 적응증을 찾고 있으며 우리나라의 제약사들과 바이오 벤처회사들의 신약 개발 과정이 약물 재창출 스크리닝하는 수준이다.

독일에는 파울 에를리히를 기념하는 거리와 박물관 학회도 있으며 영화도 제작되었다고 독일의 과학자들과 천지산테트라스 임상시험을 준비하면서 임상 CRO와 미팅할 때 자주 들었다. 한국과 독일의 과학 수준을 보면 다른 분야는 몰라도 약을 개발하고 연구하는 물리, 화학, 약학은 30년 이상 뒤떨어져 있다고 생각한다.

참고자료: 『History of Medicine』

신약 개발 희망이 없는 나라

    신약 개발은 자본과 기술이 결합되어 결과를 도출하는 것이다. 40년이 넘는 세월 동안 수많은 연구자들과 투자회사와 애널리스트를 만나고 전문가라고 자부하는 의사 약사들을 많이 만나 보았으나 우리나라에서 신약을 만들어 FDA와 EMA에서 시판 허가를 받고 시판하고 있는 원천 물질을 보유하고 있는 의약품을 보유한 회사를 한국에서 본 바가 없다. 원천기술을 보유하고 있는 우리 회사 케마스가 현재는 유일하다.

▌기획된 바이오 벤처회사들

    바이오 신약 개발 회사를 창업하는 회사와 오너들을 살펴보면 국내의 과학자들의 기초과학의 수준이 외국 과학자들과 너무나 큰 차이가 있어서 결과물을 도출하지 못하는 현실이다. 대부분은 외국 과학자들이 연구하다 임상시험에서 실패하거나 결과가 좋지 않은 물질과 연구 결과물을 적은 비용으로 구매해 국내 연구진들과 외국의 연구자 몇 명을 끼워 넣어서 회사를 기획부동산처럼 만들어 정부 과제로 연구비를 받는다. 그에 더해 학연, 지연 등으로 엔젤투자를 받고 회사를 조금 더

키워 액면가에서 5배수 10배수 20배수로 투자금을 늘리면서 증권사와 기관을 끌어들이고 투자를 받아서 창업에서 코스닥 상장까지는 평균 5년에서 10년 이내에 상장해서 돈을 번다는 프로그램대로 진행한다.

기획부동산이 기획이 끝나면 사라지듯이 우리나라의 바이오 벤처회사들이 10년을 버티지 못하고 사라지거나 M&A 되어 다른 회사로 수명을 연장하는 것이다. 창업에 가담하고 기획한 사람들은 손해 볼 것이 없으니 투자를 받으면서 회사 이미지 좋게 만들어 지속적으로 연구 결과물을 발표하면서 지분을 처분하고 돈을 벌고 빠지는 작전이다. 언론에 발표되는 기사와 참여하는 연구진의 화려한 이력을 보고 투자하는 소액 주주들이 피해를 본다.

기관이 들어간 회사는 어떻게 되는지 살펴보자. 우리나라에서는 신약 개발이 성공한 예가 없어서 손실 처리를 하여 회계장부를 정리한다. 투자를 결정했던 결정자는 징계받는 선에서 정리하고 다른 회사에 투자했던 주가가 올라가면 털고 빠지는 것으로 앞의 손실을 상계 처리하면 손해 볼 것이 없다.

국내에서 바이오에 투자하여 많은 돈을 벌어 큰 손으로 통하는 회장 두 분도 1조 원 이상의 자금을 투자하는 분으로 다음과 같이 투자를 결정하는 것을 보았다. 회사를 창업할 때부터 참여해서 적은 금액을 투자하면 업계에서는 소문이 난다. 어느 회장이 투자했다는 소문을 내면 업계에서 인정받고 다른 투자자들이 앞다투어 투자한다. 중간에 큰돈을 더 투자해서 코스닥에 상장되면 거래되는 첫날에 여지없이 매도해서 떨고 빠지면서 20배수에서 50배수의 이익을 만들어 부자가 되는 것을 자주 보았다. 바이오 신약 개발에 투자해서 같이 성장하는 미국과 일본 유럽의 장기 투자와는 다른 현상이다. 신약 개발에는 관심이 없고 오직 돈만 벌면 된다고 생각하는 사람들이 엔젤투자에서 기관

투자까지 다양하게 분포해 있다.

몇 년 전 우리 회사에 투자하겠다고 찾아왔던 큰손이라고 하는 회장님 두 분이 새로 회사를 만들고 특허권을 모두 새로 만든 회사에 이양해서 임상시험을 진행하면서 주가를 올리고 상장을 하는 프레임으로 전개하라는 조건을 제시했다. 처음부터 투자해서 회사를 만들면 기존 회사와 주주는 감자해 서서히 회사를 도태시키고 돈을 같이 벌자고 하기에 거절했다. 당신들의 제안은 지금까지 나를 믿고 우리 회사에 투자해 주었던 많은 주주들을 배신하는 것으로, 어려워도 정도로 회사를 운영할 것이고 때를 기다린다고 했다.

우리나라의 바이오 큰손이라는 사람들이 이런 사고방식을 가지고 있으며 삼자 배정 유상증자와 전환사채를 발행했다. 회사의 자금 사정이 어려우면 투자했던 회사가 망하든 말든 자기들은 손해 볼 것 없이 투자금을 회수하는 악덕 투자가들이 판을 치는 세상이 되어서 열심히 회사를 운영하면서 연구하는 오너들이 어려움을 겪고 있는 것이 한국바이오산업의 현주소다.

바이오벤처 회사에서 시총 1조 원 이상 주가를 형성하고 있는 회사들도 원래부터 연구하고 있던 프로젝트를 유지하고 가는 경우는 극히 일부에 불과하다. 투자를 받아서 우수한 연구진과 경영진을 제대로 갖추고 야심 차게 신약을 개발해서 어떻게 임상을 진행하고 언제까지 시판 허가를 받는다고 청사진을 제시했으나 제대로 계획대로 진행되지 못하는 게 대부분이다. 투자받은 돈이 떨어질 때 되면 다시 투자를 받아서 작은 제약회사를 인수 합병하여 매출을 만들고 다른 방법을 찾으면서 회사의 주가를 유지하기 위해서 동분서주한다. 그러나 원천 물질

없이 약을 개발하는 한국바이오산업 환경이 녹록지 않아 많이들 힘들어하는 것이다.

우리나라의 바이오 신약 개발회사들은 원천기술을 확보하지 못하고 외국의 기술을 가져와서 개량 신약 수준으로 연구하고 있다. 결국, 약다운 약이 개발되기 어려운 환경과 자본이 결합한 신약 개발의 불모지가 되었다.

▌소액 주주라면 신약 개발에 투자하지 말라

거품으로 가득 찬 한국의 신약 개발을 봐라. 우리나라의 어느 제약회사가 신약을 만들어 외국 다국적 제약회사에 기술을 이전해 주가는 천정부지로 올라가고 제약회사 오너는 훈장까지 받았다. 하지만 몇 년 지나지 않아서 계약이 취소되고 주가가 폭락하자 큰손들은 돈을 벌고 개미들은 손해를 보고 정산하고 말았다. 3년 전과 현재 바이오 주가를 비교해 보면 3배에서 10배까지 다양하게 곤두박질했다. 손해를 본 사람들은 주가가 올라가서 본전만 되면 매도하려고 애타게 기다리는 수많은 주주들의 아우성을 봐라. 주가가 올라갈 기미가 있는가? 내가 보기에는 전혀 가망이 없으며 현재에서 손절하고 떠나면 건강이라도 지킬 수 있지만 매일 본다고 주가가 올라가는 것도 아니고 주식을 보면 화가 치밀어 고혈압과 심장병으로 제명으로 살지도 못 하게 된다.

▌노벨상 수상자가 없는 유일한 나라

신약 개발을 바라보는 전문가가 없는 나라, 경제 대국 10위 이내에 들어 있는 나라에서 노벨상 수상자가 없는 유일한 나라, 기초과학의 수준이 이웃 나라의 일본에 비해서 30년 이상 뒤떨어지고 하물며 중국에 추월당한 지 오래되었으며 독일에 50년 이상 뒤떨어진 살기 좋은 대한민국을 외치는 나라. 나의 조국에서 신약 허가를 받아서 선진국에 팔겠다고 시작해서 40년을 노력하다 포기하고 독일에서 원료 및 완제품을 생산 개발하고 있어서 가슴이 짠하다. 이론만 빠삭한 소위 과학자라는 사람들은 새로운 물질을 발견하고 연구할 눈이 없다. 새로운 것을 보고도 무엇인지 알지 못하고, 남들이 한 것을 자기가 잘 안다는 듯 가르치는 사람들이 한국 약학계를 지배하고 있다. 신약을 개발하기 어려운 환경과 제도에 놓인 한국의 미래는 밝지 않다.

과학자들이 변해야 나라가 발전한다. 가난으로 공부할 기회가 없었던 인재들을 육성해 오늘날 부강한 나라를 만든 박정희 대통령과 같은 앞날을 내다보고 설계하는 지도자가 필요한 때다. 어려운 환경에서 연구한 과학자들이 우대받는 나라가 될 때, 지금까지 누리던 기득권을 포기하고 후배 과학자들과 격의 없는 토론을 할 때 한 단계 발전된 창조의 머리로, 지혜로운 생각으로 세상을 바라보면 더욱 좋은 아이디어가 떠오른다.

과학자들은 머리에 떠오르는 생각을 현장에서 실험하여 증명할 때 한 단계 발전한다. 본인은 하지 않으면서 다른 사람이 결과를 도출하면 본인도 그 생각을 하고 있었다고 한다. 우리가 어렸을 때 우주로 날아가는 꿈을 꾸고 실천하지 않았지만, 꿈을 꾸고 실천하는 누군가가 세상을 변화시키고 발전하게 만든다.

바이오벤처에 투자해서 돈을 벌겠다고 하는 투자자가 있다면 우리 회사처럼 세계적인 원천기술을 보유하고 있는지 반드시 확인해야 한다. 투자 기간은 5년에서 10년을 내다보고 장기 투자를 하는 것이 바람직하다. 단기 투자를 한다고 하면 언론을 통해서 큰손들이 투자했다고 발표하면 따라서 주식을 사고, 큰손들이 주가를 올리고 빠져나가려고 할 때 한발 앞서 주식을 팔고 나가면 손해 보지 않을 것이다.

▌전문가에게 자문받지 말고 직접 투자해라

선진국과 같이 인류에 공헌하는 사명감을 가지고 연구하는 회사에 직접 투자하는 문화가 형성되어야 하며 우리나라에는 신약 개발 전문가가 없어서 자문을 해주는 분들은 일가친척이나 학연, 지연으로 알음알음 자문을 받는다. 증거 자료 없이 본인의 주관으로 회사를 평가하는 경우가 대부분으로 옆에서 자문해주는 사람은 신약 개발 전문가가 아니고 돈 놓고 돈 먹는 야바위꾼의 자문이라고 보아야 한다. 신약 개발회사에 투자하려면 회사를 방문해서 오너와 개발자 연구자를 직접 만나 보고 올인하지 말고 여유 자금을 두고 투자하는 것이 현명하다고 생각한다.

천지산을 쓰지 못한 나의 누님

유방암에 관해 많은 연구를 했지만, 오래전 가족의 이야기를 하려고 하니 마음이 너무 아프다.

추석날 저녁에 온 가족이 모인 자리에서 누님 갱년기 같은데 어디 불편한 곳이 없냐고 했더니 갱년기는 집 근처 병원에서 주기적으로 호르몬 주사를 맞는다고 대답했다. 누나 호르몬 주사를 의사가 진단 없이 그냥 놓아준다고 했더니 오히려 나를 이상하게 쳐다봤다. 요즘 호르몬 주사를 주기적으로 맞고 유방암이나 난소암에 걸리는 케이스가 논문으로 나와서 내가 학술지들을 많이 보고 있는데 혹시 유방에 몽우리 만져지는 것이 없는지 물었다. 병원에서 검사했는데 괜찮다고 해서 그냥 넘어가면 안 되니 큰 병원에 가서 정밀 검사를 해보라고 했다.

두 달 지나서 누님의 MRI 필름과 조직검사 결과지를 보고 너무나 놀랐다. 병원에서는 환자를 안심시키기 위해서 빨리 발견되었으니 2기라고 했다고 한다. 겨드랑까지 전이된 임파선과 늑골막까지 침범한 암조직은 수술로 제거할 수도 없었다. 고민하다 일단은 누님을 안심시키면서 자료상에는 3기 말로 임파선을 타고 겨드랑이까지 전이되었으니 일단 큰 병원에서 정밀 검사를 더 해보라고 권했다. 그리고 서울아산병원에 의뢰해서 판독하고 예약 날짜를 잡았다. 누님을 모시고 오전에 진료를 본 다음 퇴근도 못 하시고 하루 만에 검사를 모두 해 주신 유방암 담당 교수님 덕분에 오후 6시 넘도록 각종 검사를 했다. 담당의는 3일 후에 각종 검사 판독을 놓고 최선의 치료 방법을 찾아서 치료하기로 했다.

그날이 누님과의 마지막 만남이 될 줄은 몰랐다. 어릴 때는 누님과 친하게 지냈어도 결혼하고 서로 다른 가족이 있으면 어찌할 수 없었다. 누님은 어려운 집안과 결혼해서 아들과 딸 남매를 낳아서 잘 키우고 새로 집도 하나 마련하고 살만할 때 50대 중반에 암에 걸렸다. 그러나 매형은 병원에도 오지 않고 동생인 내가 의사들에게 어렵게 부탁해서 당일 검사를 모두 진행했다. 결과만 나오면 매뉴얼대로 치료하면 되는데 잘난 딸이 TV에 나오는 명의라는 프로그램을 보고 다른 대학병원으로 모시고 가서 치료했다.

치료가 잘 된다고 해서 조카들에게 어머니 검사자료들 복사해서 보여 달라고 했으나 누님이 돌아가실 때까지 조카들과 매형이 보여주지 않았다. 동생이 암에 미쳐서 연구를 하고 천지산을 개발하여 모르는 유방암 환자도 고쳐주었는데 누님은 나의 말을 믿지 않으시고 너는 의사가 아니니까 그래도 의사 면허증 있는 사람이 하는 말을 믿어야지 하면서 열심히 의사들이 시키는 항암치료를 했다. 양쪽 폐와 뼈로 전이되어 숨도 쉬지 못하고 헐떡인다고 여동생이 면회 다녀와서 하는 말을 전해 들었다. 죽기 전에 얼굴이라도 자주 보라고 하면서 발견 당시 내가 3기라고 했던 것에 서운한 마음이 남아 있단다. 매형과 조카들이 나를 무시하는 상황에서 명의를 찾아갔음에도 결과가 좋지 않으니 누님도 다시는 보지 않았다.

누님이 숨을 몰아쉬고 죽는 날 나는 중국 베이징으로 날아가서 유방암을 연구하기로 중국연구소 박사들과 협의하고 유방암 연구를 하여 유전자 분석을 하여 기전에 접근했다. 천지산은 양성 유방암과 삼중 음성 유방암에 모두 좋은 결과를 보였고 이에 관한 논문을 『네이처』 자매지에 발표했다. 유방암은 크게 두 가지로 분류할 수 있는데 양성 유방암은 예후가 좋아서 수술하고 방사선치료나 항암치료를 하면 10년 20년 30년 생존하고 명대로 살고 돌아가시는 경우가 많으나 삼중 음성 유방암인 경우는 수술하고 방사선과 항암치료를 하여도 재발률이 매우 높아서 폐와 뼈에 전이되고 뇌에 전이되는 경우가 많다. 중국에서 연구했던 자료를 기초로 활용하여 유방암을 연구해서 『네이처』 자매지에 유방암 관련 논문을 발표했다.

　천지산은 양성 유방암과 삼중 음성 유방암에 모두 시험한 결과 좋은 결과를 보였다. 30년 전에 유방암 환자들을 치료해 보았던 경험으로 환자에서 효과가 있다는 것을 알고 누님에게 천지산을 쓰자고 했으나 잘난 아들과 딸, 매형이 무식하여 천지산을 부정적으로 보는 닫힌 마음을 열지 못했다.

▎약에 대한 믿음이 없으면 먹지 않는다

　누님 역시 나의 어린 시절만 생각하고 암을 연구하는 동생을 믿지 않아서 죽는 그 순간까지 천지산을 한 번도 써보지 못했다. 시골에서 올라온 누님을 배려해 하루 만에 모든 검사를 하려고 이리저리 뛰어다녔던 그날이 누님을 보는 마지막 날인지도 모르고 마음이 급했다. 검사를 빨리 하고 치료해 드리려고 했는데 다시 보지 못하고 유방암 연구를 위해서 중국으로 향한 날 돌아가신 것이다. 장례식장에도 가지 않았던 것이 늘 마음에 걸려 49재에 참석해 이승을 떠나시는 누님의 영혼을 위로하고 나오면서 한없이 울었으나 누님은 대답이 없었다.

암을 치료하는

세포사멸기전

파이롭토시스

-테트라스 항암제-

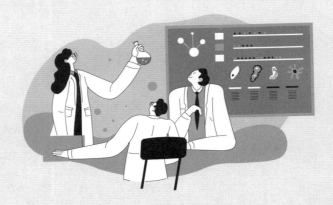

2장

천지산을 둘러싼 사람들

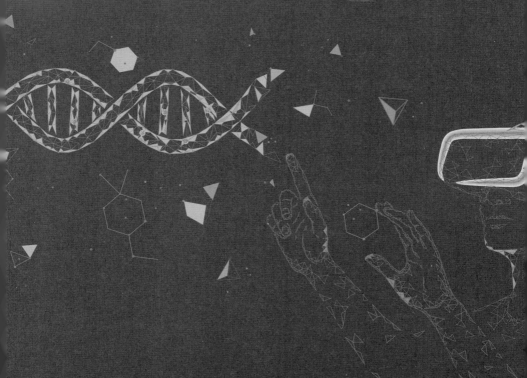

연구의 타당성을 인정한 석학들

| 김종배 교수님

천지산의 중심에는 늘 한동대학교가 있다.

1996년 10월 21일 11시 방영된 SBS 〈그것이 알고 싶다〉에서 천지산의 찬반 논쟁이 한창일 때 김종배 교수가 있었다. 김 교수님 연구실에서 석박사 과정을 진행하던 윤택준, 강태봉, 이주운 연구원과 천지산의 효능시험을 진행해서 특허 출원 발명자에 참여했던 한동대학교 생의학, 화학, 물리학과, 교수님들과 함께 주도적으로 연구를 지휘한 한동대학교 생의학연구소장님이다. 김종배 교수님은 이스라엘 연구소 출신이다.

김종배 교수님은 1995년 천지산을 알고 있던 어느 의사분의 소개로 알게 되었다. 연구를 진행하는 중에 내가 구속되는 사건이 발생하면서 집중적으로 언론에 주목받고 의사들과 천지산의 진실 공방이 벌어졌다. 한동대학교와 김종배 교수님이 한가운데 있어서 본의 아니게 연구진에게 피해를 드리게 되었다. 한창 진행하던 연구도 난항을 거듭하고 우여곡절 속에서 연구는 많이 했으나 사회적인 이슈로 용기가 부족해서 SCI 10점 정도 학술지에 논문을 낼 수도 있었는데 발표하지 못했다. 지나고 나서 돌이켜 보면 아쉬움이 많이 남는다.

지금이라면 정리해서 AACR Cancer Research에 내가 직접 투고했을 것이다. 천지산의 소용돌이에서 같이 연구했던 박사들 대부분은 손을 놓았다. 대표적인 예가 천지산으로 치료하는 환자들을 5년 동안 곁에서 리뷰해 주시던 박사님도, 내가 구속되자 검찰에 가서 효능을 진술해 주신 박사님도 논쟁에 휘말리자 병원을 그만두고 미국으로 연구한다고 가버렸다. 이런 상황이었으니 김종배 교수님도 동료 교수들과 반대편에 있는 많은 사람의 따가운 눈에 용기를 내지 못했을 것이라고 생각한다.

한동대학교 생의학연구소와 포항공대 연구소 등을 2년 동안 포항과 김포공항 노선 KAL 타고 다닌 것이 왕복 50회가 넘었으니 그 당시 나도 많은 의지를 했던 것이 사실이다.

연구를 진행하는 중에 한동대학교 연구소로 많은 암 환자들과 가족이 찾아와서 연구에 지장을 주었다. 그 당시 동물 사육장이 없어서 컨테이너에 마우스 시험실을 만들어 시험했던 윤택준 박사는 어느 대학 연구소장과 학장을 하시고 연구회사에 근무하고 있으며, 이주운 박사는 원자력연구소 연구소장과 식약처 자문위원으로 있다가 2년 전부터 개인사업을 하고 있다. 강태봉 박사는 이스라엘 와이즈만연구소 연구원으로 얼마 전에 『네이처』에 논문을 냈다. 이런 천재들과 함께 지낸 2년이 행복했다.

2년 전 삼성동 우리 회사에서 20년 만에 삼총사들을 다시 만나니 반갑기도 하고 그 당시의 아쉬움과 회한이 머리를 때린다. 윤택준 박사님은 95년부터 현재까지 천지산테트라스 연구에 많은 자문을 해 주고 연구도 많이 하고 있으나 나의 벗이자 나의 스승이다. 회사가 안정화되고 나면 함께 새로운 연구를 하려고 준비 중이며 처음부터 현재까지 많은 도움을 받기만 하고 해준 것은 없지만 언젠가는 보답할 것이다.

연구하는 중에 김종배 교수님의 간곡한 부탁으로 처형 이유인 사모님을 치료해 준 일이 있다. 부인과 암으로 서울대병원에서 수술을 다 하지 못하고 목 임파에 전이된 말기 암 환자였다. 항암제 투여를 중단하고 96년도에 천지산 6개월 치료하고 완치되어 2023년 현재까지 건강하게 생존하고 있다. 완치했는지 추적검사를 위해서 2001년 1월 18일 원자력병원에서 암 전문의 질문 인터뷰 동영상 촬영을 했으며 최근 확인 결과 아주 건강한 상태다. 하늘이 돕고 남편이 천지산을 믿고 사용해서 좋은 결과를 만들 수 있었다.

천지산을 연구하시던 김종배 교수님도 10년 전 위암 3기로 신촌세브란스병원에서 로봇수술 후 항암치료를 중단하고 중국에서 천지산을 구입해서 몇 달 드신 뒤 재발 없이 건강하게 생활하고 계시며 치매로 고생하시는 부인을 위해서 지극정성으로 병간호를 하고 계신다.

김 교수님은 교수면서 학자로 많은 연구도 했지만, 창조과학회 창립 멤버로 많은 업적을 남기고 봉사활동도 활발하게 하는 신앙인이기도 하다. 김 교수님 부부와는 정말 많은 사연이 있으며 포항에 가면 사모님께서 한동대학교에서 포항 시내까지 늘 차를 태워 주시던 기억이 난다.

천재적인 석학 형제를 만나다

내가 연구하는 것이 타당한지 많은 학자들과 논쟁을 했었다. 95년 한동대학교 설립 당시 초대 총장이신 김영길 총장님과 포항공대 김호길 총장님 두 분이 형제이시며 미국 나사에서 근무했다고 한다. 그 공학박사님들로 두 분이 나를 인정해 주셨다. 강남 아미가호텔 커피숍에서 처음 지인의 소개로 김영길 총장님을 만나게 되었으며 언제든지 보고 싶은 책이 있으면 논현동 자택 3층 서고에서 보라고 하시며 나를 자택으로 데리고 가서 서고의 비밀번호를 알려주시고 보고 싶은 원서들을 다 가져가서 보라고 하시며 용기를 주었던 분이다.

미국 나사에 근무할 때 김 총장님의 은사분이 금속학의 대부로 불린 분의 이름을 알려주셨는데 오래되어 기억이 나지 않는다. 그분이 사망하시고 난 후 1주기 추모식 참석자 중에 노벨상 수상자 35명이 모였다고 하셨다. 김 총장님은 금속공학의 대부가 중졸 출신인데 똑같이 중졸인 나를 누가 무시하느냐고 열을 내셨다. 그러고는 한동대학교에 들어와서 공부하고 싶으면 들어오라고 하시며 연구는 학벌과 박사학위는 아무 소용이 없다고 하셨다. 나사의 대부는 금속 물질을 몇 도의 불에 가열하고 무슨 첨가제를 넣으면 어떤 금속으로 변하는지 원리를 터득한 사람으로 나사에 근무하는 금속공학자들은 대부를 스승이라고 불렀단다. 김 교수님 형제도 대부의 도움으로 우주로 올라가는 우주선이 고열에 견디는 새로운 금속을 개발하셨다. 이런 얘기를 들려주시며 연구는 열정과 천재적인 머리에서 나오는 것이고 학위는 중요하지 않다고 하셨다. 하지만 그 당시 학위도 중요하다고 했으면 나도 지금쯤 학위를 받았을 것이다.

미국암학회 정회원이 되고 나서 매년 4월에 개최되는 AACR 학회에 우리가 연구한 연구 결과를 발표하러 가서 많은 학자를 만나다 보면 연구생을 제외한 참석자들은 전부 박사학위자이다. 미국, 유럽 등 전 세계를 다녀보면 학위는 있는 것이 좋다고 생각되어 80살 전에 의학박사 학위를 받으려고 준비하고 있다.

김성진 박사의 열정

천지산을 연구하면서 다양한 질병을 앓고 있는 환자들을 만나면서 의학자, 약학자, 공학자, 물리학자, 수의학자, 분석학자, 통계학자, 수학자, 유전학자, 바이러스학자, 세균학자 등 다양한 분야에서 연구하는 수많은 과학자를 찾았다. 그들과 연구도 함께 하고 때로는 자문도 받고 공부도 하면서 현재까지 올 수 있었다. 2000년 미국암학회 좌장인 주다 포크만 박사님의 공동연구 제안을 거절한 일이 있다. 그때 수락했다면 하버드의대 암연구소와 손을 잡고 NIH, NCI 암 연구 기금으로 연구를 진행할 수 있었을 텐데, 한국에서 개발해서 먼저 시판 허가를 받고 미국 FDA와 유럽 EMA에서 시판 허가를 받으려고 세월을 보내고 난 뒤에야 그것이 기회였음을 알았다.

김성진 박사님과 인연

천지산의 행운이자 배일주의 행운이기도 한 세계적인 석학 김성진 박사님을 만나서 새 출발을 했다. 천지산이 어떠한 메커니즘으로 암세포를 공격하고 작용하는지 학술적으로 새로운 메커니즘을 연구하고 발표했으며 수많은 학자들이 찾지 못한 세포사멸 기전인 Pyroptosis라는 새로운 학명으로 국내에서는 최초로 『네이처』 자매지에 논문을 발표했다.

천지산의 논쟁이 한창일 때는 연구를 하시던 많은 박사들이 용기와 확신이 없어 연구를 중단하고 더 이상 진행하지 못했으며 본인이 연구한 연구 결과물도 학술지에 발표하지 못하는 어리석은 과학자도 있었다.

고국에서 신약을 개발하기 위해 NIH 센터장과 종신연구원을 그만둔 김 박사님이 한국에 들어오시고 2년 후에 어렵게 30분 정도 첫 면담 약속을 잡았다. 그러나 박사님은 두 시간이 넘게 대화하면서 한국에서는 내 연구 결과물을 보고 이해하고 같이 연구할 수 있는 연구자를 찾기 어렵다고 하셨다. 미국의 동료 과학자를 소개해 주시고 임상시험도 남미에서 하는 것을 제안하셨는데 내가 안 된다고 했다.

천지산의 새로운 임상시험 약명 테트라스는 서울 아산병원에서 기존 치료에 반응하지 않는 말기 암을 상대로 임상1상 시험을 성공적으로 마무리했다. 식품의약품안전처에서 임상2상 허가를 받았으나 GMP 시설에서 약을 만들지 못해 식품의약품안전처 고시개정신청을 해서 한국에서 원료를 생산하려고 했다. 그러나 허가를 해 주지 않아서 약을 만들지 못하여 임상시험 2상이 중단된 상태다. 한국에서 허가받지 못하면 외국에서 원료물질을 만들어 MSDS 성적 결과물을 낸 뒤 다시 상의하기로 했다.

이렇게 헤어지고 10년이 지나 2017년에 다시 만났다. 한국에서는 더 이상 연구할 수 있는 연구자도 찾지 못해서 외국의 과학자들을 찾았다. 그렇게 중국 과학자들과 뇌암 연구를 하여 『Nature Medicine』 과학

저널 1저자와 교신저자로 투고했더니 추가적인 시험데이터를 요구했는데 내 실력으로는 해결할 방법이 없었다. 미국 엠디앤더슨 연구책임자에게 공동연구를 제안해 놓고 한국에도 『네이처』나 『사이언스』에 주도적으로 논문을 내시는 과학자분들을 전수조사했으나 찾지 못하고 있었다. 그때 미국에 있던 웨이 장 박사님과 위챗으로 미팅 날짜를 협의해 중국에서 만날 수 있었다. 천진의대 암 연구실에서 베이징 연증린 박사와 첸린린 박사 등과 함께 미팅하고 긍정적인 답을 받아 공동연구를 진행하려고 기다리고 있을 때 김성진 박사님 생각이 문득 떠올라 전화 드렸다. 『Nature Medicine』에 투고했던 논문과 『네이처』 편집실 책임자가 보내준 메일을 가지고 찾아뵙고 난 후 김 박사님과 공동연구를 본격적으로 하게 되었다. 그런데 원료물질이 비소라는 선입견으로 연구원들이 연구를 하지 않아서 김 박사님께서 직접 연구소장 양경민 박사님과 시험하시게 되었다. 비소를 부정적으로 생각하는 연구원을 제외하고 연구에 참여할 연구원만 참여시켜서 연구했으며 육산화비소 테트라스는 선택적으로 암세포에 작용하는 기전을 규명했고 비소 부작용을 줄이는 유전자의 발현도 규명했다.

신약 개발은 열정과 용기, 흔들리지 않는 배짱 없이는 도전할 수 있는 분야가 아니며 돈을 먼저 생각하는 과학자는 성공할 수 있는 분야가 아니다.

지금까지 많은 과학자들을 만났으나 현재까지 오래도록 같이 연구하시는 박사님들은 한결같이 돈을 멀리하시고 연구욕이 불타는 사명감 있는 과학자였다. 중간에 멀어진 박사들은 처음부터 약을 보고 연구한 것이 아니고 나를 적절히 이용해서 돈을 만지기 위해 달려들었던 분들이 대부분이었다. 이력서를 들고 찾아와서 같이 연구해 보겠다고 했던 박사님들은 일정한 이익을 챙기고 멀어져 갔다.

김 박사님은 처음부터 현재까지 어떠한 돈을 요구하거나 지분을 요구한 적 없이 테트라스의 과학적인 연구 결과로 설명해 주시기 위해서 연구하셨다. 내가 이해를 못 하면 보드판에 그림을 그려가며 오래도록 설명해 이해를 시켜주셨던, 나에게는 아버지와 같은 분이다.

한국의 바이오 신약 개발 발전에 전기를 마련하실 박사님으로 생각하고 있으며 테트라스가 박사님의 연구 결과물로 인해서 온 세상에 인정받는 날이 올 것이라 확신한다.

우리가 발표하지 않은 연구들 중에서 코로나바이러스 치료제의 경우는 지난 정부에서 눈이 열린 심사관을 만나지 못해서 과제신청 모두 낙방했다. 그러나 세계 최초로 코로나 치료제로 특허를 출원하고 두 달이 되지 않아 특허를 받았으며 박사님 연구실에서 변종 바이러스까지 원천적으로 복제를 차단하는 것으로 확인되었다. 이 기세로 정부의 코로나 치료제 과제를 신청했으나 우리 회사는 6번 탈락하고, 다른 제약회사들과 바이오 회사에 3,000억 원의 막대한 지원을 해서 개발한 치료제는 현재 효과가 없어서 사용되지 못하고 있다.

우리나라에서 개발된 코로나바이러스 치료제가 전 세계인을 해방시키고 우리나라의 국익과 위상이 높아지는 절호의 기회를 지난 정부에서 선정하여 주지 않아 날려 보내서 아쉽기는 하다. 하지만 유행성 독감 바이러스 같은 새로운 코로나바이러스가 오는 시기는 점점 짧아지기 때문에 김 박사님과 함께 연구하는 성과물이 언젠가는 인류를 구할 수 있는 하나의 방법이 될 것이다.

연구 자금이 마련되면 다하지 못한 연구들을 추가로 마무리하고 새로운 적응증에서의 효과와 연구를 계속 진행할 예정이다. 연구하다 중단된 다른 신약도 박사님의 도움을 받아서 마무리하고 싶다. 연구의 결과물은 후손들이 마음 놓고 연구할 수 있는 연구소에 기부하고 대자연의 우주로 돌아가는 날까지 최선을 다할 생각이다.

주다 포크만의 공동연구 제안

AACR(American Association for Cancer Research)

AACR 학회 일정으로 2000년 10월 11일 미국 시카고에 도착해서 30인승 경비행기를 갈아타고 트래버시티 공항에 도착하니 현지 시각으로 저녁 7시였다. 캐나다 국경과 맞닿은 미국 북부지역, 미시간호숫가에 위치한 작은 도시로서 학회가 열리기에 아주 좋은 도시라는 생각이 든다. 가을의 풍경이, 호수와 아름다운 단풍이 시야에서 떠나질 않는다.

공항에 혼자 도착해서 안내데스크의 도움을 받아 택시를 불러서 공항을 빠져나가는데 도시의 모습이 유럽의 풍경과 흡사한 모습 그대로였다.

호텔에 도착해서는 미리 들어와서 세미나에 참석하셨다는 한국의 어느 병원에서 오신 박사님 두 분과 합류해 세미나실에서 세계 각국의 암 전문의들과 암을 연구하는 과학자들을 만날 수 있었다.

세계 각국에서 오신 암 관련 과학자들 중에는 뉴스와 논문에서 보았던 낯익은 얼굴과 이름들이 눈에 들어왔다. 그중에서도 눈에 확 띄는 과학자 한 분을 만나게 되는데, 그분은 미국암협회 좌장 하버드의대

주다 포크만 박사다.

이 학회를 주관한 주다 포크만 박사님은 몇 년 전 전 세계의 암 관련 뉴스의 장본인으로서 우리나라에서도 특집 프로그램에 출연해 소개되었던 의사이며 과학자로서 처음 보는 순간부터 내 마음을 사로잡았다. 한국에서 오신 박사님들은 같은 세미나장에서 세계적인 석학들과 대화하는 것조차 어렵게 생각하고 있어서 두 분에게 질문을 했더니 정말로 세계적인 학자를 보는 것으로도 만족한다고 했다.

같이 참석한 R 박사님이 어렵게 생각을 하고 있으니 괜히 나도 어렵게 생각이 들고 존경스럽게 느껴지는데 학회가 열리는 다음 날부터 정말로 주눅 들기 시작했다.

아침 6시에 기상해서 밤 11시까지 줄곧 학회를 떠나지 않고 다른 과학자들이 발표하는 것을 끝까지 듣고 질문을 던지고 하는 모습이 너무나 진지했다. 나도 모르는 사이에 그분에게 서서히 매료되면서 4박 5일 동안 정말로 너무나 많은 공부를 하게 되었다.

우리나라의 수많은 학회가 열리는 날이면 어김없이 찾아다녔던 나로서는 충격이 아닐 수 없었다. 이렇게 많은 과학자들이 자리를 떠나는 사람 없이 하나라도 더 듣고 배우려고 좋은 자리를 잡기 위해서 학회가 열리기 30분 전에 홀이 만원을 이루고 있는 모습은 마치 좋은 연극을 보기 위해서 몰려드는 관객으로 착각이 들 정도였다.

학회에 참석하는 비용 700불과 비행기표와 그리고 숙박비 등 경비를 생각하니 참석하기 부담이 되어서 한참을 생각하다 견문도 넓히고 세상 구경도 한다는 생각으로 학회에 가는 것으로 생각을 굳혔으나 이미 학회 접수가 마감되어 어쩔 수 없이 그냥 가기로 마음을 먹고 비행기에 몸을 올려놓았다.

봄에 열리는 AACR 학회는 규모가 어마하게 크고 가을에 열리는 분야별 소학회로 예약한 회원만 받는 것을 몰랐다. 천지산을 같이 연구해서 포스터 발표하는데 나는 등록도 하지 않고 도강으로 학회에 참석했다. 트래버시티의 학회가 열리는 호텔이 만원이라서 700명으로 한정된 참석 인원 중에 도강으로 참석한 사람은 나 혼자고 나머지는 모두 회원 명찰을 목에 걸고 참석했다.

잠시 쉬는 시간이면 괜히 학회 회원 목걸이 없는 것에 미안한 마음이 들었으나 이왕 여기까지 왔으니 계속 학회에 참석해서 공부하기로 했다.

아름다운 시골의 휴양도시 트래버시티까지 700명이 넘는 학자들이 모여든 것을 보니 대단한 의욕 없이는 불가능한 학회라는 것을 알게되었다. 정말로 알고자 하는 학구열과 암을 퇴치하겠다는 사명감으로 모인 것처럼 보였다.

학회가 열리는 기간 동안 아침 6시에 기상해서 7시부터 학회를 시작하면 12시에서 3시까지 점심과 휴식시간이고 다시 오후 3시부터 6시까지 논문 발표하고 6시에서 7시까지 한 시간 저녁과 휴식을 갖고 7시에서 밤 11시까지 학회는 계속되었다.

처음에는 시차를 극복하지 못해서 꾸벅꾸벅 졸기도 했지만, 하루 만에 적응을 끝내고 다음 날부터 본격적으로 공부를 시작했다.

학회를 시작한 지 3일째 되는 날 드디어 우리의 연구결과를 포스터로 발표하는 날이 되었다. 아침부터 초조하고 마음이 가라앉지 않아서 오전 세미나를 끝내고 점심시간과 휴식시간에 같이 가신 R 박사님과 NIH에서 오신 한국 출신 최 박사와 호텔 앞 골프장에서 간단히 긴장을 풀자고 9홀 골프를 치게 되었다. 난생처음 골프장에 들어가서 골프의 규칙과 용어도 모르는 나는 구경만 하기로 했다. 카트 2대를 빌리고 클럽과 신발 장갑 등을 모두 빌려서 3명이 플레이하고 나는 카트를 몰았다. 아름다운 풍경과 골프장을 감상하면서 카트를 몰고 나가니 환상적이었다. 골프는 4명이 한 조가 되어 플레이하는 것도 처음 알았다. 제일 잘하는 분이 최 박사고 다른 박사님은 몇 번 필드에 나가서 경기를 해본 분이라 그런대로 잘 치고 있었다. 하지만 같이 연구하시는 R 박사님은 그전에 2번 나가보고 이번이 세 번째라며 공을 늪지에 빠뜨리고 찾지 못해 플레이 자체가 어려워 보였다. 논문 발표를 앞에 두고 긴장을 풀자고 했던 것이 괜히 열만 받는 게 아닌가 생각이 들 정도였다.

마지막 홀은 거리가 멀고 호수를 돌아가는 파 5홀이었다. 다른 두 분은 앞에 잘 가고 있는데 천지산을 연구하시는 R 박사님은 세 번 필드에 나와서 엉망이다.

드라이브를 쳤으나 페어웨이를 벗어나 옆으로 날아간 두 번째 샷이 잘못 굴러가서 호숫가에 떨어졌다. 호수 건너 깃발이 보이고 거리는 직선거리 150m 정도 되는 거리로 다른 분들도 호수를 돌아서 공을 쳤다. 뒤쪽에서 헤매고 있는 R 박사님도 돌아서 가려고 하고 있었다. 나는 리프트를 몰고 옆에 가서 기회는 이때다 장타를 날려서 강을 건너자고 제안했고, 박사님도 생각 끝에 그렇게 하기로 하고 공을 날려 보냈다. 골프공이 날아서 강을 건너고 폴대를 맞히고 딱 소리와 함께 홀 컵 바로 앞에 떨어지는 것이 아닌가?

홀에 가서 보니 50cm 정도 홀에 붙어 있어서 보기 좋게 버디로 역전했다. 골프장을 나가면서 내가 다 기분이 좋았는데 박사님도 기분이 좋은 눈치다. 다른 두 분의 눈치를 보니 별로 안색이 안 좋아 보였지만 오늘 예감이 좋다. 잘될 것 같은 생각이 든다.

오후 학회는 계속되고 저녁을 먹고 지정된 장소에 미리 준비해 간 포스터를 붙이고 나니 많은 사람이 포스터 발표장을 찾아서 연구 논문들을 베끼고 적고 저들끼리 토의하고 학회장은 웅성웅성했다. 많은 사람이 다녀가고 질문하면 답해주고 이렇게 몇 시간이 흘러갔다.

내가 바라는 것은 이 학회를 주관하는 포크만 박사님이 찾아와서 직접 연구자료를 보고 천지산의 평가를 받는 것이었다. 한시도 눈을 떼지 못하고 서서 다른 사람의 질문에 간단하게 설명하는 중에 드디어 포크만 박사님이 세미나장에 들어와서 다른 쪽을 둘러보고 다른 참석자들과 대화를 나누고 있는 것이 아닌가.

학회에 오기 전에 그동안 실험하고 연구했던 것을 정성스럽게 준비하고 포스터도 거금을 들여서 인화지 한 장에 보기 좋게 만들어 고생하며 여기까지 가져왔는데 오늘 평가받는 날이다.

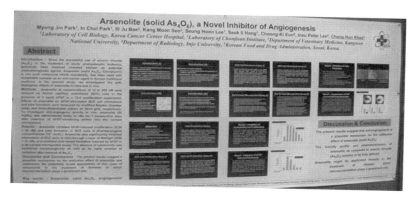

2000년 미국 미시간 AACR 학회 포스터 발표

천지산을 같이 연구하신 박사님은 다른 과학자들의 발표 논문 구경을 위해서 자리에 없었다. 나는 화장실 가는 것도 참고 오직 학회 좌장이며 혈관신생억제 Anti-angiogenesis 암치료제의 메커니즘을 처음 발견하신 주다 포크만 박사님이 우리 논문을 보아주기를 기도하며 자리를 떠나지 않고 있었다.

포스터 발표하는 룸 입구 쪽에 포크만 박사님의 모습이 보이고 다른 논문들을 보면서 안쪽으로 들어오면서 살피시고 있는 것이 아닌가?

저만치서 논문을 둘러보며 한 점의 실수도 용납하지 않는 예리한 눈으로 지적하면서 우리 쪽으로 오시는 것을 유심히 지켜보는데 포크만 박사님을 따르는 분이 20명은 넘어 보였다. 우리 포스터 있는 곳까지 오시면서 많은 발표 자료를 보시던 포크만 박사님은 우리 논문 포스터 앞에 딱 걸음을 멈췄다. 처음부터 끝까지 자세히 읽어 보시더니 나에게 말을 걸었다. 이것을 누가 했는지, 시험 결과에 관해 질문해서 잠시 기다려 달라고 하고 R 박사님을 불러왔다. 포크만 박사님이 흥분하는 것이 역력했다.

다른 포스터를 보느라 포크만 박사님이 오신 것을 모르고 계시던 R 박사님이 한달음에 달려와서 한참 서서 많은 대화를 했다. 포크만 박사님은 논문을 빨리 내라고 알려주시며 리뷰자를 자기로 지정해서 미국 암 최고 권위지 『Cancer Research』에 논문을 내라고 하시며 자기 메모지에 연락처와 주소를 적어주셨다. 환자에게 써보았는지 임상자료를 물어서 비공식적으로 많은 환자를 치료해 보았다고 했더니 임상에서 환자들을 치료했던 자료를 메일로 보내 달라고 한다.

수백 개의 발표 자료 중에 천지산에 관심을 보였으며 우리와 한참 대화를 하고 나가신다. 포크만이 관심을 보이자 많은 과학자들이 몰려와서 질문하고 답하고 녹초가 되어 호텔방에 올라갔는데 너무나 기분이 좋았다. 마치 천지산을 위한 학회였던 것 같았다.

학회는 이렇게 막을 내렸다. 우리는 한국에 도착하면 임상자료를 보내주기로 약속하고 미국의 중심 내륙 고산도시 덴버주립대학교와 다른 곳을 둘러보고 한국으로 돌아왔다.

한국에 도착해서 메일을 열어 보았더니 스팸메일이 너무나 많이 들어와서 포크만 박사님의 메일까지 통째로 쓰레기통에 버리고 말았다. 나에게 메일을 보내도 답장이 없으니 같이 학회에서 대화했던 R 박사님께 메일을 보냈으나 R 박사님도 스팸메일인 줄 알고 쓰레기통에 버렸다고 한다. 메일을 보내도 답을 해 주지 않으니 12월에 하버드대학교 팩스와 우편으로 편지를 보내와서 받았는데 리뷰자를 자기로 지정해서 논문을 빨리 내 달라고 하는 내용이었다.

2000년 10월까지 많은 의사들과 과학자들을 만나서 천지산을 연구했지만, 한국에서는 인정받지 못한 천지산을 미국 암 학회 좌장이고 하버드의대 석좌교수가 알아보고 천지산의 항암효과를 인정하는 다른 과학자가 없으면 논문심사를 자기로 지정해서 내어 달라고 부탁하며 공동연구를 제안한 것이다. 그런데 그 당시 같이 연구하시던 박사님들의 만류로 미국에 건너가지 못했다.

돌이켜 보면 포크만 박사를 만난 것이 행운이었는데 알지 못하여 같이 연구하지 못한 것이 한이 되었다. 천지산 항암제가 조기에 시판의 기회가 온 것을 모르고 한국에서 약을 만들어 외국에 팔려고 했던 나 자신이 한없이 부끄럽다.

이렇게 기회가 온 것도 모르고 한국에서 시판 허가를 받고 미국으로 건너가려고 했으니 지금 생각하면 어리석기 그지없다. 같이 연구했던 박사들이 미국 가면 다 뺏긴다고 못 가게 해도 가서 연구했다면 천지산은 이미 시판되어 많은 사람을 살렸을 것이다.

다음 편지는 포크만 박사님이 논문 리뷰자를 자기로 지정해서 서둘러 내라고 하는 메일을 보냈으나 답이 없자 편지와 팩스로 보내온 내용으로 각각 한 장씩 올려놓았다.

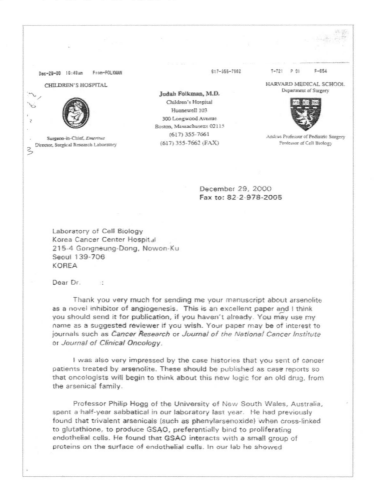

that GSAO inhibits angiogenesis in vitro and in vivo, although it was not as potent as other angiogenesis inhibitors in our lab. He suggested that the efficacy of arsenicals in therapy of leukemia may be partly based on their anti-endothelial activity. He further showed that the trivalent arsenicals are not toxic to mice, while the pentavalent compounds are toxic. He has a small paper in press (in *Nature*) on this subject, although I am not a co-author because it is all his work.

I do not know of anyone else except for you and Philip Hogg who have looked at the antiangiogenic activity of arsenical compounds. Therefore, I hope you will submit your fascinating results for publication.

I enjoyed meeting you at the AACR Symposium in Traverse City.

Sincerely yours,

Judah Folkman, M.D.
(Signed in his absence.)

JF/ejc

용기 없는 자의 편지

　매년 12월 10일 노벨상 수상식을 하는 스웨덴 스톡홀름을 바라보면 수상소감을 질문하는 기자들에게 답하는 내용은 몇십 년 동안 한결같이 같은 내용이다. 연구하는 분야는 다르고 수상자가 달라도 과학자들은 한눈팔지 않고 꾸준히 외길로 달려온 것이 좋은 결과를 얻어 인정받았다고 한다.

　그렇다. 한 분야에 한눈팔지 않고 외길로 연구할 수 있는 용기 있는 자만이 노벨상에 도전하고 신약 개발도 성공하는 것이다. 우연히 단시간에 발견되고 연구하여 성공하기도 한다. 그러나 약 개발은 워낙 오래 걸리고 시판 후에 발생할 부작용까지도 연구해서 안전하게 국민의 생명을 책임질 의무가 있기에 진정한 과학자는 돈보다는 명예를 생각하고 연구에 전념한다. 돈을 생각하는 과학자는 공무원에 불과하여 이직을 자주 한다.

　천지산을 연구했던 많은 과학자들 중에 돈이나 지분을 요구하지 않고 지분을 드려도 거절했던 박사님들은 오래도록 꾸준히 연구하고 있으며 한결같이 좋은 약이 빨리 개발되어 환자들에게 사용되면 연구소 만들어 같이 연구하자고 한다.

진정한 과학자들이고 사명감이 있는 용기 있는 분들이다. 사업이든 인생이든 사람을 잘 만나야 좋은 결과를 얻을 수 있다. 나는 천지산을 연구하면서 어려움이 있었으나 좋은 과학자분들을 많이 만나서 고비마다 슬기롭게 해결하고 마지막 남은 임상시험을 위해 순항하고 있다.

기회주의자 S 박사 한 분 이야기를 하려고 한다. 내 곁에서 환자들 치료 사례를 리뷰하여 주시던 박사는 처음 만났을 때부터 욕심이 많아서 계약서를 먼저 내밀어 서명을 요구하고 본인의 지분을 먼저 챙기고 자료를 봐주었다. 천지산 사건이 사회의 이슈가 되자 용기 있게 나서서 자기가 본 것이 맞는다는 주장도 하지 못하고 월간조선 기자가 찾아가서 천지산에 대해 질문을 하자 개똥이요 했다. 그때까지 자신이 리뷰해 주었던 많은 환자들의 자료가 개똥이라는 것인가?

무책임하고 용기 있게 보고 듣고 한 사실을 말할 수 있는 과학자가 아니라고 생각되며 부모 잘 만나서 의사가 되고 편하게 사회의 상류층에 편승해서 목소리를 내는 분이다.

미국에 들어가 연구해 반드시 성공해 돌아온다고 해서 많은 자료를 김포공항에까지 가져다드리고 배웅했으나 미국에 건너간 지 얼마 되지 않아서 다른 회사와 손을 잡고 우리 약을 특허 출원하고 권리범위에 넣어서 출원했다. 내가 특허청에 이의 제기를 해서 진행이 중단되고 특허가 취소되었다. S 박사님의 작은아들이 얼굴이 돌아가고 눈이 사팔뜨기가 되는 구안와사에 걸려 병원에서 치료하다 차도가 없자 나에게 부탁해서 한 달 만에 고쳐주고 큰아들은 고3 때 사고를 쳐서 내가 여행을 데리고 다니며 정신 치료를 해 주어서 미국에서 대학 졸업하고 결혼까지 했는데 용기 있는 과학자가 되지 못한 것이 아쉽다. 과학자는 본인이 보고 연구한 것은 목에 칼이 들어와도 진실을 말할 수 있는 용기가 필요하다. 지구가 둥글다고 끝까지 주장하다 처형을 당해도 지구가 둥근 사실을 어찌 네모라고 말하고 사형을 면하라는 것인가? 우둔하고 미련하고 모자라 보여도 과학자는 진실을 말할 수 있어야 한다.

미국에 가면서 천지산을 연구해 금의환향으로 돌아온다고 해서 이선원 선배와 함께 김포공항까지 가서 천지산으로 치료한 환자들의 자료를 챙겨드렸다. 그런데 미국으로 연구하러 갔던 S 박사는 얼마 지나지 않아서 다른 회사와 손을 잡고 비소를 연구한다고 하며 절교의 편지를 나에게 보내왔다.

배일주 씨 살피세요.
보낸 팩스는 잘 받았습니다. 그리고 내가 한번 읽었으면 하던 책은 읽었는지요?
오늘은 배일주 씨에게는 상당히 실망스러운 이야기를 전하고자 합니다. 본인과 천지산의 인연이 다했다는 생각에 천지산과 관련하여 본인의 입장을 정리하고자 합니다. 갑작스러운 이야기에 당황되겠지만 결코 갑작스러운 것만은 아니고 그동안 생각은 하고 있었으나 거슨 박사의 책을 읽고 마음을 굳혔습니다. 천지산 문제가 표면화되면서 많은 의혹이 본인에게 쏠려도 나의 동기도 순수했거니와 행동에서도 부끄러움 없었기에, 또 배일주 씨의 도덕적인 문제나 법적인 문제 등은 내가 관여할 일이 아니라는 판단으로 내가 정당하다고만 생각하여왔습니다.
그러나 이번 거슨 박사의 책을 읽고 미국과 같은 합리적인 나라에서도 왜 그렇게 되었을까? 를 생각하면서 나를 정리하게 되었습니다. 나의 동기가 순수하게 고통받는 환자들을 위한 마음이라 했더라도, 또 나의 행동이 정당했고 연구의 가치가 있다 했더라도, 결과를 두고 평가할 때 과연 환자들에게 얼마나 도움이 될 것이며, 사회와 의학 발전에 얼마나 도움이 될 것인가를 생각하고, 그로 인한 부작용이나 피해는 없겠는가를 다시 한 번 가늠하는 계기가 되었습니다.

나는 연구 가치를 주장한 것이지만, 현실적으로는 나의 의견이 배일주 씨의 행위를 정당화시키고 또 그것을 지켜주는 방패막이 역할을 하고 있다는 평가를 받고 있음을 부인할 수 없습니다. 내 처신이 그런 식으로 받아들여져서 독극물로 규정되어 있는 물질이 검증 과정 없이 사람에게 투여되고 그 행위가 영웅적인 것으로 인식된다면 장차 이 나라에 같은 일이 반복해서 일어난다면, 덩달아서 수많은 진짜 돌팔이들이 사회를 어지럽게 한다면 그로 인한 환자들의 피해는 누구의 책임이겠는가? 과연 나에게 책임이 없다 할 수 있겠는가? 를 생각하고 그동안 미루던 결심을 했습니다.

일전 통화에 배일주 씨가 기존 의료에 정면 대응하여 문제 해결하겠다는 강한 의사표시에 본인은 당혹감을 감출 수 없습니다. 거듭 이야기하지만 그런 방식으로는 절대로 문제가 해결되지 않습니다. 왜냐하면 배일주 씨의 행위에 당위성이 결여되어 있기 때문에 그것이 어떠한 명분으로도 정당화될 수 없습니다. 무면허 의료 행위가 도덕적으로 문제가 되고, 배일주 씨의 이름으로 출간된 책의 내용에 사실과 다른 부분이 있기 때문에 진실성이 의심을 받고 있습니다. 이러한 상황에서 정면 대응은 일을 더욱더 부정적으로 만들게 될 것으로 생각합니다.

한 걸음 물러서서, 처음 약 연구를 시작하던 때의 순수한 마음에서 생각을 가다듬어 보면 어떨까요? 처음부터 부와 명예가 목적이 아니라 고통받는 환자를 생각하는 인도적 입장에서 연구가 시작되었다면 타인의 이해를 받을 수 있다고 생각됩니다. 마음을 비우고 순리를 따르시기를 권합니다.

이제 혼란했던 마음을 정리하고 의사로서, 과학자로서의 본연의 자세를 가다듬으며 한 가지를 부탁하고자 합니다.

천지산과 관련하여 본인의 이름이 더 이상 거론되는 것을 원하지 않습

아래의 편지는 천지산의 연구에 도움 주신 박사님께 S 박사가 자신이 다른 제약회사와 손잡은 것을 정당화하기 위해 보낸 3장의 편지 중 나와 관련된 내용이다.

K 박사
우선 결론부터 이야기하겠네.
자네가 들은 것처럼 나는 한국의 중소 제약업체와 손을 잡고 일을 하고 있네. 비소에 관한 연구도 하지만 유전자 치료의 상품화가 우선적으로 추진되고 있는 중이야. 비소에 관한 연구는 삼산화비소로 하고 있으니 그점은 걱정하지 말게나. 주위 사람들이 어떤 사람인지 모르고 어떤 걱정을하고 있는지 모르겠으나, 배일주 씨가 한국과 일본에서 이미 특허를 받았다고 알고 있는데,
현재로서는 AS406나 그 유도체에는 별 관심이 없네. 내 주된 연구는 방향을 약간 달리해서 가고 있고 여기서 다른 사람과 접촉도 별로 없으며 AS406에 대하여 다른 사람에게 이야기한 적도 없으니 그 점에서는 안심하라고 일러주게. 그러나 나중 내가 관계하는 회사와 천지산 회사와 경쟁이 생길 가능성은 없다 하기는 어렵네. 경우에 따라 생길 수도 있다고 생각하네.
그러나 미국 사람이 AS2O3로 특허도 받고 FDA에서 Acute Promyelo-

cytic Leukemia의 치료약으로 정식 인가 받은 상황에서 여러 가지의 경쟁은 어쩔 수 없는 현실이 아닌가 생각되네.

비소를 알게 된 것이 배일주 때문인 것은 사실이나, 그 일로 인하여 나는 막대한 피해를 입었네. 또 비소에 대해서는 약으로 승인까지 받은 상황이고, 세계적으로 비소 연구하고 있는 시점에서까지 내가 그것을 고려해야 할 이유가 없다고 생각하고 있네.

자네의 의문 중 내가 왜 배일주 씨와 같이하지 않는가를 궁금하게 생각하는 것 같은데 나도 그 점을 가장 안타깝게 여기고 있네. 왜냐하면 나 개인적으로 배일주 씨를 좋은 사람이라 생각하고 있으며, 특히 불굴의 의지는 존경할 만하다 여기고 또 그가 가진 재주도 아깝고, 여건이 허락하면 계속 가까이하고 싶은 사람이라는 것이 나의 솔직한 마음이야.

그러나 현실적으로 매우 어려운 일이 아닌가 여기고 있네, 배일주 씨의 파행적인 행동도 문제가 되고, 그가 현재로서는 수습하기 어려울 정도로 일을 벌여 놓았어. 지금 배일주 씨는 천지산이란 이름을 고집하고, 유일한 부작용 없는 항암제다, 많은 과학자가 연구하고 있어 자기가 암에 대해서 가장 많이 알고 자기만큼 암에 대하여 많이 연구한 사람은 없다는 식의 논리를 자기의 천지산 홈페이지를 통하여 유포하고 있네. 그것이 모두 사실과 거리가 멀지 않는가, 그는 자기가 옳다고 생각하기에 기존의 사회적 관념에 막무가내로 도전하고 있는 것 같은데 설혹 그의 생각이 모두 옳다고 하더라도 그 도전이 성공할 가능성에는 의문을 갖네. 또 사실 여부와 관계없이 그는 의학자도 아니고, 천지산이 암에 특효도 아니라는 것, 그리고 천지산 이란 이름이 사회적으로 많은 거부감과 경계심을 가지고 있다는 사실을 관과 해서는 아니 되네, 나의 견해로는 지금 그는 살얼음판 위를 걷고 있는 것과 같은 매우 위험한 일을 벌여 놓았다 생각되네, 내가 같이 일할 수 없는 가장 큰 이유가 여기에 있네.

배일주 씨는 천지산을 위하여 모든 것을 바칠 수 있을지 몰라도 내가 그 일을 위하여 내 인생을 바칠 수 없지 않은가? 비소 효과에 대해 언급하지 않을 수 없구나, 천지산이 연구의 가치는 있지만 아직 약은 아니라는 사실을 잊으면 안 될 것이야. 우선 적법한 절차를 거치지 않았다는 것 이외에도 아직은 과학적으로 비소에 대해 아는 것이 많지 않아. 비소가 암에 긍정적인 작용을 하는 것은 틀림이 없으나 그것이 전부가 아니지 않는가? 비소 연구는 이제 시작일 뿐 아직도 풀어야 할 난제들이 많이 있어. 그런데 비소가 암의 특효이고 승인만 받으면 많은 환자들을 치료할 수 있다는 생각이 곤란하다고 생각한다. 물론 배일주는 내가 천지산을 잘 몰라 이런 소리 한다고 강변하겠지만. 자네 생각에 그가 그런 판단을 할 능력이 있다고 생각하는가?

내가 지금의 회사와 일을 시작하기 직전 배일주 씨와 만나 내가 하려는 일에 대해 간단히 설명했고, 동참을 권유했지만 거절했어. 이유는 제약회사를 설립 혹은 인수해야만 하고 손잡는 것은 아니 한다 했어. 오늘 내가 자네에게 한 이야기도 할 생각이었으나 더 이상의 설명이 무의미하다 생각되어 그만두겠어. 이미 일을 저렇게 벌여 놓은 상태에서 내 이야기가 들리겠는가? 어찌 되었든 나는 그가 성공하기를 바라네. 인연이 닿으면 장래에 같이 일하게 될지 누가 아는가?

바쁜 자네에게 논설이 너무 길었지만 나를 이해하는 기회가 되었으면 좋겠고, 기회 되면 배일주 씨에게 나의 충고 전해주길 바라네. 그리고 이참에 자네에게 부탁하나 하세. 배일주 씨가 천지산 회사 주식을 나에게 분배한 것으로 이야기 들었네. 그러나 그것은 일방적으로 행해진 것이니 없애 주라고 이야기 좀 해주겠나? 내가 그것을 위해 도장이나 서류를 해준 적이 없네. 일전 만났을 때 그리고 그 이후 이야기하려 했으나 내가 하는 일을 경계하는 눈치라 미루고 있었네만 이야기 난 김에 정리했으면 하네.

자네를 거듭 성가시게 해서 미안하네.

2001년 1월 16일

Detriot에서 S

한 번 배신은 영원한 배신

S 박사의 이야기는 가능하면 안 하려고 한다. 천지산을 가지고 직접 연구해서 논문을 발표한 사실도 없고 그냥 보통 의사이다. 많은 세월이 흘렀으나 참 용기와 실력이 많이 부족하지 않았나 생각한다. 다른 제약사와 손을 잡고 삼산화비소를 연구한다고 특허 출원하고 권리범위에 육산화비소를 포함해 심사받는 중에 천지산의 이의 제기로 특허가 무산되자 연구를 중단하고 한국에 들어온 것으로 그 당시 알고 있었다.

연구 논문도 한 편 내지 못했으나 한국에 돌아와서 의원을 개업하고 있을 때 천지산 회사는 제약회사도 인수하고 상장회사를 인수해서 잘나가던 시절이었다. 삼성병원 원무부장 출신 천지산 회사 김덕진 감사님이 하도 부탁해서 S 박사를 만났다. 점심을 먹는 자리에서 그동안 잘못했다고 사과한다. 천지산이 성공하는 데 힘을 보태고 싶으니 같이 일하게 해 달라고 사정하는 게 아닌가. 한 번 배신한 사람은 다시 배신하는데 하면서 걱정이 되지만, 나이도 먹을 만큼 먹었고 그동안 다른 제약회사와 손도 잡아보고 헤어지고 한국 돌아와서 의원 개업해서 먹고살려고 하는데 큰마음으로 한번 용서하기로 했다. 환자들 봐준 인연도 있으니 믿어보기로 결심해 승낙해 주었다. 주식회사 천지산 부사장으로 명함을 파고 천지산에서 오후 잠시 두 시간 일하고 연봉 3억 원 이상 자동차와 운전기사까지 제공받고 급여를 받아 갔으나 회사에 보탬이 되지 못하고 회사의 연구비가 떨어지자 의원으로 돌아갔다.

지금까지 천지산 연구에 도움이 되지 못했으며 청년의사 측의 질문에 성실하게 답하지 못하고 천지산이 개똥이라고 답했던 용기 없는 의사 중 한 사람이다.

지난 일이기도 하고 내 생각이 틀릴 수도 있지만, 나는 지금도 S박사를 이해하지 못한다. 청년의사에서 천지산에 대해 말해 달라고 했을 때 왜 개똥이라고 했을까? 청년의사 사무실을 찾아가고 설득해서 안 되면 근무하는 병원을 찾아가서 본인이 몇 년 동안 천지산을 지켜보면서 보고 듣고 환자를 직접 입원도 시켜 검사했던 사실을 보여주고 설득해서 천지산을 같이 검증해 보자고 했으면 청년의사도 열린 마음으로 검증했을 것으로 생각한다.

천지산 연구와 임상시험에 관련해서는 S 박사와는 무관한 일로 단지 S 병원에 근무할 당시 내가 치료해 준 환자들 자료를 보아 주었던 일로 언론에 조명되면서 본의 아니게 피해를 본 의사들 중 한 분이다.

S 박사에 관련하여 지금도 회사로 걸려 오는 전화 때문에 간단하게 입장을 정리한 것이며 다른 오해가 없기를 바란다.

은충기 원장님과 마우스 시험

　천지산(테트라스)을 오랜 세월 동안 연구하며 많은 과학자들과 의사 분들을 만나서 자문을 받았다. 때로는 같이 환자들을 보면서 연구했던 수많은 의사들 중에서 천지산(테트라스) 연구와 임상시험에 도움을 주신 의사분들 중에서도 제일 먼저 은충기 교수님과의 인연을 소중하게 생각한다.

　은 교수님은 인품과 성품이 남다르시고 내가 아는 의사 중 어려운 환자들과 주위의 어려운 사람들을 조건 없이 많이 도와주신 유일한 분으로 기억한다. 인제의과대학교 교수협회 회장님을 하신 존경을 받는 분으로 재단에서도 성실함을 인정하여 해운대 백병원 신축을 할 때 총괄하시고 초대 병원장님을 하신 훌륭한 교수님이다.

　경상도와 부산, 마산, 창원 등 영남권에서 천지산을 찾는 환자들이 문의할 때가 있었다. 서울까지 올라와서 검사하기 어려운 환자는 부산 백병원과 부산대병원, 고신의료원, 동아대병원 등에 가서 정밀 검사를 해보라고 권했다. 은충기 박사님은 백병원에서 검사받은 환자와의 인연으로 처음 만났다. 천지산 연구에 많은 도움을 주셔서 부산에 갈 때는 은 박사님을 자주 찾아뵈었다. 가톨릭의대 암연구소장 안웅식 교수님과 연구할 때 1990년경 당시 큰 금액인 일천오백만 원을 주셔서 일본에서 누드마우스를 사 와서 시험할 수 있었다. 안웅식 교수님과 연구할 수 있도록 프로토콜과 연구 기획을 함께 의논했으나 연구 논문에은 교수님과 나의 이름을 빼고 출판했다가 취소되기도 했다. 나중에 논문을 낼 때는 공동 저자로 발표했다.

은충기 교수님은 그 이후에 재단을 설득해서 부산 백병원 연구동에 영남권 최고의 연구소를 개원해서 많은 연구를 진행했다. 의대를 졸업하고 임상의사를 포기하고 연구자의 길을 선택하신 박세광 교수님께서 연구책임자로 함께하면서 천지산과 방사선치료의 병용요법인 상승효과와 관련한 연구를 하여 권위 있는 학회지에 발표했다. 우리나라에서는 처음으로 기획하고 진행한 연구로 많은 어려움이 있었다.

요즘은 동물 방사선치료기가 개발되어 애완동물이 암에 걸리면 항암제 투여와 방사선치료를 진행할 수 있으나, 연구 당시는 치료 방식이 마땅치 않아 안락사를 시키는 게 최선이던 시절이다.

마우스에 암을 이식하고 암 종양이 자라면 사람에게 쓰는 치료기기를 이용하여 방사선치료를 하는 방식이었다. 백병원 방사선치료 의사들의 도움을 받아서 낮에는 환자들이 방사선치료를 받고 밤에는 우리 연구에 기기를 쓸 수 있었다. 작은 동물인 마우스가 계속 움직여서 방사선치료를 하지 못해 애를 태우다 박세광 교수님께서 아이디어를 내어 아크릴판을 잘라서 마우스 한 마리가 들어가서 움직이지 못하게 틀을 만들어 방사선치료를 했다. 게다가 시험동물 수가 방대하여 많은 시간이 소요되었다. 대조군과 시험동물이 워낙 작은 동물이라서 방사선량을 조절하는 데도 많은 어려움이 있었으며 박세광 교수님과 방사선과 교수님들이 고생을 많이 하셨다. 다행히 결과가 좋아서 좋은 학회지에 논문을 낼 수 있었다. 임상의사의 길을 포기하고 기초과학의 길을 택하신, 우리나라에서는 찾기 힘든 인재인 교수님을 만나서 너무나 행복했다. 연구 열정이 불타는 박 교수님이 기초과학 발전에 이바지하는 많은 업적을 남길 것으로 기대한다. 우리나라도 기득권의 틀을 허물고 의과대학을 많이 증설하고 많은 의사를 배출해서 여러 분야에 의대 출신들이 참여했으면 한다. 젊은이들이 박세광 교수님의 연구 사례를 접해 의대를 졸업하고 기초과학을 연구 발전하는 계기가 되기를 바란다.

은충기 교수님과의 인연은 천지산테트라스가 미국 FDA에서 시판 허가를 받고 난 후 자서전을 출판할 때 자세히 쓰려고 계획 중이다. 은 박사님의 도움으로 산부인과 김기태 교수님 정대훈 교수님과 연구하여 산부인과 학회지에 연구 결과를 발표할 수 있었다.

김기태 교수님은 연구욕도 넘치고 인품이 어질어 환자를 위해 헌신하는 분이다. 부산지역 산부인과 환자들이 많이 찾는 의사 중 한 사람으로 환자들이 김 교수님을 매우 존경하는 것으로 알고 있다.

은충기 교수님의 지금까지도 천지산테트라스를 연구하고 개발하면서도 뒤에 머물러 나서지 않는다. 또 천지산이 성공하여 많은 환자에게 사용되기를 진심으로 바라시는 분이시다.

다음 논문은 지면상 내용 전체를 공개하지 못했으며 논문 전체를 보고 싶은 분은 인터넷에서 논문 제목을 검색하면 자세히 볼 수 있다.

Tetra-arsenic oxide (Tetras) enhances radiation sensitivity of solid tumors by anti-vascular effect

Cancer Letters 277 (2009) 212–217

Contents lists available at ScienceDirect

Cancer Letters

journal homepage: www.elsevier.com/locate/canlet

Tetra-arsenic oxide (Tetras) enhances radiation sensitivity of solid tumors by anti-vascular effect

Sae-Gwang Park [a,*], Jeong-Joo Jung [a], Hae Jeong Won [a], Mi Seon Kang [b], Su-Kil Seo [a], Il-Whan Choi [a], Choong Ki Eun [c], Ki Jung Ahn [d], Cheol Woo Park [d], Soo-Woong Lee [a], Young S. Lew [e], Ill-Ju Bae [e], In-Hak Choi [a]

[a] Department of Microbiology, Busanpaik Hospital, Inje University College of Medicine, 633-165 Gaegum-Dong, Jin-Cu, Busan 614-735, Republic of Korea
[b] Department of Pathology, Busanpaik Hospital, Inje University College of Medicine, 633-165 Gaegum-Dong, Jin-Cu, Busan 614-735, Republic of Korea
[c] Department of Radiology, Busanpaik Hospital, Inje University College of Medicine, 633-165 Gaegum-Dong, Jin-Cu, Busan 614-735, Republic of Korea
[d] Department of Radiation Oncology, Busanpaik Hospital Inje University College of Medicine, 633-165 Gaegum-Dong Jin-Cu, Busan 614-735, Republic of Korea
[e] Chunjisan Co. Ltd., 2804 Bonghae-dong, Seocho-gu Seoul 137-853, Republic of Korea

ARTICLE INFO

Article history:
Received 2 October 2008
Received in revised form 5 December 2008
Accepted 8 December 2008

Keywords:
Caner therapy
Tetra-arsenic oxide
Radiation therapy enhancement

ABSTRACT

Tetras (tetra-arsenic oxide, As_4O_6) is a derivative of arsenic used in Korean traditional medicine for the treatment of cancer, but its mechanism remains largely undefined. Recently, a similar arsenic derivative, diarsenic trioxide (As_2O_3, ATO), has been shown to mediate antitumor activity, therefore reigniting interest in the therapeutic effect of arsenic compounds. Here we report that Tetras can effectively mediate an anti-vascular effect on tumors, leading to delay in tumor growth and increased survival. Our study demonstrates for the first time the potential use of Tetras as a radiation therapy enhancement agent for solid tumors. These findings reveal an unappreciated role of Tetras in cancer therapy and its potential application to radiotherapy in achieving local tumor control.

Crown Copyright © 2009 Published by Elsevier Ltd. All rights reserved.

1. Introduction

The efficacy of arsenic compounds as potent anti-cancer agents has been well documented in medical history. However acute toxicities and oncogenic effects after prolonged exposure limited its therapeutic application in cancers [1]. Then for the better part of the 20th century the use of arsenic compounds became largely abandoned with the arrival of more reliable antibiotics and chemotherapeutic agents. However, recent success acheiving remission in 85% of adults with refractory acute promyelocytic leukemia (APL) by diarsenic trioxide (ATO, As_2O_3) has revived the idea of using arsenic compounds in cancer therapy and has provided new insights into the pathogenesis and malignancies of cancer [2–4]. ATO has been shown to also mediate anti-tumor activity in APL by the induction of cellular differentiation, tumor cell apoptosis, degradation of specific APL transcripts, inhibition of tumor cell growth, and modulation of redox balance and/or mitochondrial membrane potential [5,6]. Furthermore, on well-established murine solid tumors, such as fibrosarcoma, a high dose of ATO has been shown to abrogate vascular networks and cause blood flow to tumors to shut down, subsequently causing necrosis [7,8]. ATO has also been shown to increase the anti-tumor effects of hyperthermia [9] and radiation in vivo [7,10–12]. However, the therapeutic ratio could be further improved if the toxicity of intravenously administered ATO was reduced. Adverse reactions to arsenic containing compounds include elevated serum transaminases, nausea, vomiting, abdominal pain, constipation, electrolyte imbalance, hyperglycemia, dermatitis, and headache [13].

* Corresponding author. Fax: +82 51 891 6004.
E-mail address: micpsg@inje.ac.kr (S.-G. Park).

S.-G. Park et al./ Cancer Letters 277 (2009) 212–217

Tetra-arsenic oxide (Tetras, As_4O_6; 2,4,6,8,9,10-Hexan-oxa-1,3,5,7-tetraarsatricyclo[3.3.1.1^{3,7}]decane) (Fig. 1A) is another well documented arsenic compound derivative that has been used as an empirical anti-cancer agent in Korean alternative medicine. A recent report has shown that Tetras shares similar anti-tumor effects as ATO in inhibiting tumor cell proliferation, inducing apoptosis of tumor cells, and inhibiting angiogenesis by arresting cells in the G1 or G2/M phases of the cell cycle [14].

A notable effect of ATO on solid tumors is the synergy with fractionated radiation in abrogating tumor vasculature [7,8,11,12,15]. Controlling primary tumor growth can lead to a better prognosis and preclude the development of metastases which is the primary cause of mortality of many cancer patients. Targeting the primary tumor with radiotherapy as part of a standard treatment has been shown to reduce the local tumor burden, but often fails to elicit complete regression. Established tumors form physical and immunological barriers that hinder targeted destruction by radiotherapy alone. In this study, we show that when local radiation was combined with the administration of Tetras, tumor growth was arrested for 6–7 weeks *in vivo* in not only murine fibrosarcoma, but also in human squamous tumors. This study is the first to report the effects of Tetras on shutting down vascular supply to solid tumors and its potential use as a radiation therapy enhancement agent.

2. Materials and methods

2.1. Mice and tumor cell lines

Balb/c and Balb/c nu/nu female mice, 6–8 weeks of age and weighing 20–25 grams were obtained from Orient bio (Taejun, Korea). WEHI164 tumor cell lines (derived from Meth-A induced fibrosarcoma) and FaDu tumor cell lines (originated from a human nasopharyngeal squamous cancer) were purchased from KCCB (Seoul, Korea). WEHI164 cells (5×10^5) or FaDu cells (1×10^6) in 50 ul MEM were inoculated into the hind leg subcutaneously in the Balb/c or Balb/c nu/nu mice. Tumor growth was monitored. All animal procedures and care were performed using guidelines approved by the Animal Ethics Committee of the College of Medicine at Inje University.

2.2. Tetra-arsenic oxide (As_4O_6, Tetras)

Tetras supplied from Chunjisan (Seoul, Korea) was dissolved in H_2O by continuous stirring. Tetras solution was

kept at 4 °C as a stock solution. Dilution was made with phosphate buffered saline to a final concentration of 0.5 mg/ml. Dextrose was added to a final concentration of 5% to minimize acute arsenic toxicity [16].

2.3. Radiation and Tetras treatment

Radiation was delivered to tumors using a cobalt-60 unit (Theratron 780; AECL, Kanata, Ontario, Canada) with a secondary collimator of 2-inch-thick cerrobend. A 2 cm-thick tissue-equivalent bolus was used to bring the maximal radiation dose onto the surface of the target tissue. Tetras (8 mg/kg) was administered i.p. 1 h after to each radiation exposure.

2.4. Tumor growth

Tumor volume was assessed two or three times a week. Tumors were measured with a caliper, and tumor volumes were calculated using the formula $a \times b \times h/2$, where a, b, and h are the minor and major dimensions and height from normal skin area, respectively.

2.5. Histopathology

Animals were treated with 8 mg/kg Tetras. At selected time points tumors were excised and fixed in 10% neutral formalin and embedded in paraffin. Paraffin-embedded tissues were sectioned for routine staining with hematoxylin and eosin.

2.6. Confocal microscopy

To examine the effect of Tetras on the tumor vasculature, fluorescein isothiocyanate-labeled dextran (dextran-FITC) (2×10^6 MW, Sigma) were used as previously reported [7]. Briefly, 100 ul of PBS containing 1 mg dextran-FITC was administered intravenously into anesthetized mice with 200 ul of anesthetics (10 mg/ml ketamine and 1 mg/ml xylazine). After 3 min, the tumor tissues, kidney, and normal skins were excised. Resected tissues were embedded in Tissue-Tek (Sakura Finetek, Netherlands) and snap frozen in liquid nitrogen. Fifty micrometer thick cryostat sections were cut and mounted on superfrost plus slides. Tissue-sections were post-fixed for 30 min at room temperature. After drying, tumor cells were stained with propidium iodide (PI) and the slides were mounted in fluoromount-G (Southern Biotechnology Associates Inc., Birmingham, AL), and the fluorescence was visualized using a Zeiss LSM 510 laser scanning confocal device (Carl Zeiss, Germany).

3. Results

3.1. Administration of Tetras to tumor bearing mice can retard tumor growth and prolong survival

To evaluate the direct effect of Tetras on tumor growth, 8 mg/kg of Tetras was administered intra-peritoneally (i.p.) in the Meth-A tumor bearing mice. Repeat administration (R TTO) or single administration (S TTO) of Tetras delayed the tumor growth rate when compared to that of 5% dextrose treated control group ($P < 0.05$) (Fig. 2A). However, the

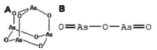

Fig. 1. Structures of arsenic chemicals. (A) Tetra-arsenic oxide (Tetras). (B) Diarsenic trioxide (ATO).

:: Tetraarsenic oxide and cisplatin induce apoptotic synergism in cervical cancer

ONCOLOGY REPORTS 29: 1540-1546, 2013

Tetraarsenic oxide and cisplatin induce apoptotic synergism in cervical cancer

JUNG MI BYUN[1], DAE HOON JEONG[1,2], DAE SIM LEE[1,2], JOO RAN KIM[1,2], SAE GWANG PARK[3], MI SEON KANG[4], YOUNG NAM KIM[1,2], KYUNG BOK LEE[1], MOON SU SUNG[1] and KI TAE KIM[1,2]

[1]Department of Obstetrics and Gynecology, [2]Paik Institute for Clinical Research, and Departments of [3]Microbiology and [4]Pathology, Busan Paik Hospital, Inje University, Busan 614-735, Republic of Korea

Received November 16, 2012; Accepted December 14, 2012

DOI: 10.3892/or.2013.2243

Abstract. Tetraarsenic oxide (As_4O_6, TAO) is a new arsenic compound that inhibits cell growth and induces apoptosis in human cervical cancer cell lines. In the present study, we report that the growth of tumor cells (CaSki) was inhibited by treatment with TAO alone or in combination with cisplatin or paclitaxel in vitro and in vivo. Proliferation was assessed by WST-1 assay, and apoptosis was assessed by Annexin-V/PI FACS analysis in the CaSki cell line treated with a single agent or with the combinations of two agents. Expression of apoptosis-related proteins was analyzed by western blot analysis. A mouse xenograft model using CaSki cells was used to determine the in vivo activity of tetraarsenic oxide alone and in combination with cisplatin or paclitaxel by estimation of tumor size. At the end of the experiment, tumor tissue from each mouse was removed and processed for TUNEL analysis for confirmation of apoptotic cells. TAO was able to inhibit cell proliferation in a time- and dose-dependent manner. A combination of TAO and cisplatin effectively induced apoptosis by activating caspase-3. Using a mouse xenograft model, the sizes of tumors which were treated with a single agent and with a combination of agents decreased in a time-dependent manner. A combination of TAO and cisplatin resulted in a significantly reduced tumor size (P<0.05). The data for the histochemical staining of TUNEL-positive cells showed that the number of apoptotic cells was significantly increased by the combination of TAO and cisplatin. Thus, TAO is a good candidate for use in a combined regimen with cisplatin for patients with cervical cancer.

Correspondence to: Professor Ki Tae Kim, Department of Obstetrics and Gynecology, 633-165 Gaegeum-dong Busanjin-gu, Busan Paik Hospital, Inje University, Busan 614-735, Republic of Korea
E-mail: hellojungmi@naver.com

Key words: apoptosis, cervical cancer, cisplatin, tetraarsenic oxide

Introduction

Cervical cancer is the third most common cancer among females worldwide. Approximately 530,232 new cases of cervical cancer were diagnosed and an estimated 275,008 deaths were reported in 2008 (1). Although the overall mortality of patients with cervical cancer has decreased over the past few years due to the widespread availability of effective screening programs, cervical cancer is a major cause of morbidity and mortality in women. Overall, the 5-year survival rate is 73%, yet the prognosis for advanced cervical cancer or recurrent cervical cancer still remains poor (2).

Most women with early stage cervical cancer (stage Ib-IIA) are treated with surgery, radiation or chemoradiation therapy. Since patients with locally metastatic or advanced lesions are at significant risk for recurrence, they require concurrent chemoradiation therapy (3). To eradicate micrometastases and sensitize radiation, concurrent chemotherapy has been added to pelvic radiation, with an apparent improvement in survival rates compared to radiation therapy alone (4-8). Patients with distant metastases are rarely curable, and most of the patients are treated either with chemotherapy or supportive care.

Cisplatin is the most active agent against cervical cancer, with a response rate of 17-21% (9). The most common non-platinum-based agent for cervical cancer is paclitaxel; its response rate is 17% (10). Single-agent chemotherapy plays a limited role in improving survival rates among patients with distant metastasis. Therefore, combination chemotherapy with existing agents is necessary to improve response rates and patient survival. Combination chemotherapy includes drugs that have demonstrated single agent activity (antitumor effects), different toxicity spectra, and synergistic activity with no increase in toxicity to improve response rates and survival of patients. A classic example of a combined regimen is cisplatin-based chemotherapy (11). Cisplatin-based combination chemotherapy with paclitaxel in stage IVb, recurrent, or persistent cervical cancer has a 36% response rate but does not improve the median survival when compared with the use of cisplatin alone (12). A recent phase III trial (GOG 204) evaluated the toxicity and efficacy of four cisplatin-based doublet combinations (cisplatin/paclitaxel, cisplatin/vinorelbine, cisplatin/gemcitabine, and cisplatin/topotecan) among patients with advanced and recurrent cervical carcinoma (13).

The response rates for cisplatin/paclitaxel, cisplatin/vinorelbine, cisplatin/gemcitabine and cisplatin/topotecan were 29.1, 25.9, 22.3 and 23.4%, respectively. That study was closed early since cisplatin/vinorelbine, cisplatin/gemcitabine and cisplatin/topotecan did not exhibit superior efficacy to cisplatin/paclitaxel. Therefore, other regimens are needed to improve survival in patients with advanced and recurrent cervical cancer.

Arsenic compounds have been used to treat leukemia, particularly chronic myeloid leukemia and Hodgkin's lymphoma, since 1865 (14). Tetraarsenic oxide (As_4O_6; TAO) is a new arsenic compound. TAO is more effective at inhibiting human cervical cancer cell (SiHa cells) growth than arsenic trioxide (As_2O_3) (15). TAO may exert potential anticancer activity via vascular shutdown (16). TAO exhibits a synergistic effect with paclitaxel in gastric, cervix and head and neck cancer cell lines by inducing caspase-3 and poly(ADP-ribose) polymerase-dependent apoptosis (17).

The present study was conducted to investigate the antitumor effect of TAO compared with cisplatin and paclitaxel, which are conventional chemotherapy agents. The effects of a combination of TAO and conventional chemotherapeutic agents were evaluated and analyzed in vivo and in vitro using a cervical cancer cell line.

Materials and methods

Cell lines and chemical reagents. HPV 16, an immortalized human cervical carcinoma cell line, and CaSki cells (CRL-1550; American Type Culture Collection, Manassas, VA, USA), were cultured in RPMI-1640 medium (Gibco, Gaithersburg, MD, USA) supplemented with 10% fetal bovine serum (Gibco-BRL, Grand Island, NY, USA), 100 U/ml penicillin and streptomycin (Gibco-BRL) at 37°C in a humidified 5% CO_2-95% air incubator under standard conditions.

Paclitaxel (Genexol®, Samyang Co., Seoul, Korea) and cisplatin (Unistin®, Korea United Pharmaceutical, Seoul, Korea) were purchased and used, and TAO (Tetras®) was provided from Chunjisan (Seoul, Korea).

Cell viability. To evaluate the inhibition of tumor cell viability, a water-soluble tetrazolium salt (WST)-1 assay (EZ-CyTox Enhanced Cell Viability Assay kit; DaeiLab Service, Seoul, Korea) was used according to the manufacturer's instructions. Briefly, $5x10^3$ cells were treated with various concentrations of cisplatin (10-500 μM) and/or paclitaxel (0.001-10 μM) and/or TAO (0.5-25 μM) for 72 h, and the WST-1 solution was added. After 4 h, cell viability was measured at an absorbance of 480 nm using BIO-TEL™ (EL-800). The experiment was repeated three times.

Apoptosis. Apoptosis in the CaSki cell line was measured using the Annexin V-FITC Apoptosis Detection kit (BD Bioscience, San Jose, CA, USA). After a 24-h incubation in 6-well plates at a density of $2x10^5$ cells/well, the cells were treated with a single agent or with a combination of agents at the IC_{50} concentration for each agent. Cells were washed twice with cold PBS, resuspended in 100 μl binding buffer, and incubated with 3 μl Annexin V-FITC (BD Bioscience) and 10 μl propidium iodide (PI; BD Bioscience) at room tempera-

ture for 15 min. Fluorescent intensities were determined by flow cytometry (Becton-Dickinson, San Jose, CA, USA). The experiment was repeated three times.

Western blot analysis. CaSki cells were plated in a 6-cm dish at $1x10^6$ cells/dish and incubated for 24 h. After a 24-h incubation with the drugs, the CaSki cells were washed with PBS and lysed with a mammalian tissue lysis/extraction reagent including a protease inhibitor. After the protein was quantified with a BCA protein assay kit, the proteins were separated using 10% sodium dodecyl sulfate-polyacrylamide gel electrophoresis and immunoblotted with anti-caspase-3, anti-cleaved caspase-3 and anti-α-tubulin at 4°C overnight. Goat anti-rabbit or anti-mouse-conjugated alkaline phosphatase secondary antibodies were applied for 1 h at room temperature, and the membrane was developed using an AP-Conjugated Development kit (Bio-Rad Laboratories). The developed protein bands were quantified using the Multi Gauge V2.2 program.

Treatment of human cervical cancer xenografts with cisplatin, paclitaxel and TAO. BALB/c nu/nu female mice (age, 6 weeks; weight, 20-25 g) were obtained from Orient Bio Inc. (Seongnam, Korea). All animal procedures and care were performed under the guidelines approved by the Animal Ethics Committee of the College of Medicine at Inje University. CaSki cells ($2x10^6$) were injected subcutaneously into the backs of mice anesthetized with a mixture of ketamine (90 mg/kg) and xylazine (10 mg/kg).

After 24 days, the mice were randomized into the following 7 treatment groups with 6 mice in each group and treated for 35 days. Each agent was administered by intraperitoneal injection: i) control (0.9% sodium chloride injected once per week), ii) cisplatin (4 mg/kg body weight per injection, once per week), iii) paclitaxel (20 mg/kg body weight per injection, twice per week), iv) TAO (8 mg/kg body weight per injection, once per week), and v) cisplatin and paclitaxel and vi) TAO and cisplatin and vii) TAO and paclitaxel at the same doses and schedule.

Tumor sizes were assessed twice per week. Tumor size was calculated using the formula: Tumor size = length x width.

Histological examination. Tumor tissue was removed from each animal at 24, 48 and 72 h following the administration of each agent, and a terminal deoxynucleotidyl transferase-mediated dUTP nick end labeling (TUNEL) assay was carried out.

Assessment of cell death was carried out via the TUNEL method using an In Situ Cell Death Detection kit conjugated with horseradish peroxidase (Roche Applied Science, Indianapolis, IN, USA), according to the manufacturer's instructions. Five equal-sized tissue section fields were randomly chosen and analyzed under a Leica DMI microscope (Leica, Wetzlar, Germany).

Statistical analysis. Statistical analyses were performed using the MedCalc version 10.0 program (Frank Schoonjans, University of Gent, Belgium). The Mann-Whitney U-test, analysis of variance, and the Kruskal-Wallis tests were used. P-value <0.05 was considered to indicate a statistically significant result.

천재 의사들과 의형제 맺다

존경하는 동생 K 박사

천지산을 같이 연구하며 논문도 몇 편 내고 했던 박사님에게서 급하게 전화가 왔다. 우리 아들이요, 하고 울먹이면서 말을 못 잇는다.

K 박사는 우리가 많은 연구를 해서 좋은 업적을 남겨 후손들이 잘살도록 하자고 의형제를 맺은 삼 형제 중에 막내다. 첫째 형님은 어느 병원의 신경외과 의사이시고 둘째는 나다. 셋째인 동생 교수의 6살짜리 외아들이 서울대병원 소아병원에 입원했는데 간암 말기라고 했다. 덩어리가 너무 커서 수술도 안 되고 치료할 방법이 없다고 의사들이 결론을 내렸다고 한다. 평소에도 가족끼리 자주 만나기도 했고, 우리 막내딸 나랑이와 동갑이라 생일 때 두 가족이 모여 함께 축하할 정도로 내 아들 같은 아이가 간암 말기라니 믿어지지 않는다.

K 교수에게 당장 만나서 상의하자고, 서울대병원 차트, CT, MRI 결과 사본을 가지고 K 병원에 몇 시까지 오라고 했다. 아는 의사분께도 시간을 내어 달라고 해서 모두 모인 뒤 자료를 검토한 결과 서울대학병원 의사들이 본 것과 같은 결론이 나왔다. 하기야 모두 서울대 의대 출신이라 같은 진단을 내리는 것이 당연했다. 종양 사이즈가 너무 커

서 명치 밑이 불룩하게 튀어나왔고 현대 의학적인 치료는 불가능하다는 소견이 나왔다.

K 박사는 초주검이 되어 어쩔 줄 몰라 했다. 나는 천지산으로 간암을 고쳐본 경험으로 K 박사를 달랬다. "내가 고쳐줄게. B형 바이러스 간염에서 경화를 동반한 간암인데 경화를 풀면서 천지산을 쓰면 종양이 줄어들어. 이왕 이렇게 되었으니 최선을 다해 종양을 줄이고 간경화약을 쓰면 되고, 간경화약은 내가 만들면 시간이 걸리니 대구에 아는 지인에게 부탁해서 만들어 줄 테니 천지산을 잘 쓰자. 체중이 많이 안 나가니까 성인의 한 번 먹을 양을 몇 번 나누어 먹이고 병원에서 해 주는 것이 없으니 퇴원해서 집에서 치료하자." K 교수는 방법이 없으니 내 말을 들을 수밖에 없었다.

1년이 지나 종양은 많이 줄어들어 수술로 완전히 제거할 수 있을 정도로 작아졌다. 병원에서 정밀 검사 결과 완전히 절제하고 이식 수술을 하는 것이 좋겠다는 의사들의 권유로 어머님의 간 일부를 이식했다. 그 뒤 퇴원해서 정상적인 생활을 했으며 20년이 지난 현재 대학을 잘 다니고 있다.

수술을 앞두고 간 이식할 비용이 부족하니 내가 준 주식 일부를 팔아서 수술비에 보태도 되냐고 묻는 전화가 와서 그렇게 하라고 했었다. 돈이야 벌면 되지만 생명은 하나니 마땅히 그래야 했다. 지금 생각하면 나도 돈이 없으니 내 주식이라도 팔아서 수술비를 보태 주었어야 했는데 대주주는 주식을 팔면 안 된다고 주위에서 조언해서 수술비도 못 보태 주어 지금도 미안한 마음이다.

K 교수는 우리나라 탑 대학교 학과장을 하고 현재는 연구에만 몰두하고 있다. 자주 보지 못해도 늘 마음속에 있고 생각만 해도 언제나 사

랑에 빠진 연인같이 가슴이 두근거리는 동생이다.

▌영원한 형님 H 교수

형님은 우리나라에서 전국 수험생 중 차석으로 좋은 대학 의과대학에 입학해 엘리트 교육을 받아서 훌륭한 의사가 되었으며 미국의 3대 암 병원 엠디앤더슨에서 연수를 하고 한국에 돌아온 천재다. 나와 대화한 모든 내용이나 한번 본 의서는 머리에 저장되는 것 같은 암기력이 특징이다. 셋이 만나면 늘 리더였고 과학적인 마인드가 있으나 다른 사람을 대할 때면 배타적인 부분과 피해 의식이 있어 보였다.

형님 박사는 내가 지금도 존경하고 있다. 연구하면서 의견 차이도 있고 우여곡절이 있었는데 지금까지 같이 가지 못하고 헤어져서 아쉽다.

요즘 대장동 사건이 한창인데 의형제를 맺은 사람들이 원수가 되어 법정에서 사투를 벌이는 것을 보면 의형제란 자기에게 돌아오는 이익에 따라 손을 잡았다가 등을 돌리는 사이인가 싶어 앞으로 그런 관계는 안 맺는 것이 좋겠다고 다짐하게 된다.

H 교수는 미국에서 암 연수를 하고 한국에 돌아와 나를 찾았다고 한다. 어떻게 나를 알게 되었는지 물어보았더니 미국의 암 병원에 근무할 때 우연히 SBS 〈그것이 알고 싶다〉를 봤다고 했다. 저 사진은 절대 인위적으로 만들 수 없다, 저걸 보고도 연구를 안 하면 의사가 아니다, 한국 들어가면 반드시 연구해 보겠다고 결심했다고 한다. 나를 처음 만난 날 이력서와 지금까지 연구한 논문을 내밀며 연구에 참여하겠다고 하여 합류해서 많은 연구를 하고 논문도 발표했다.

2002년 중국의 천진 중국 국제 암학회에 초청받아 둘이 다녀왔다. 그동안 연구한 천지산 연구자료를 영어로 발표하여 찬사를 받았으며 한국과 중국 암 학회 세미나를 만들어 격년제로 원자력병원과 천진의 대 암센터와 교류전을 하고 있다. 내가 사비를 들여 김현택 박사님의 자료를 번역해서 교류를 성사하는 데 일조했다.

김현택 박사는 중국 암 협회를 창립한 조선인 의사이다. 미국에서 암을 전공하고 고국으로 돌아오려 했으나 일본 통치하에 중국으로 건너가서 중국 암학회를 만들었다. 중국의 암 연구 발전에 이바지한 공을 인정받아 마오쩌둥 주석이 암 분야 최고의 주석 자리를 하사하신 분이다.

중국 사람들은 한국인인 김현택 박사를 중국 암의 아버지라고 칭한다. 동상은 천진 암센터에 있다. 3년 전에 천진의과대학교 암센터에서 미국 엠디앤더슨 웨이장 박사와 미팅하고 나오면서 김현택 박사님의 동상에 화환을 두고 왔다.

H 교수님은 평생을 같이 연구하기로 했으나 천지산 회사가 설립되고 투자도 받고 임상시험도 아산병원에서 성공적으로 마무리되어 추가적인 많은 연구를 하여야 할 무렵 중간에 이간질하는 사람들의 모략에 빠져 헤어지면서 서로 다른 길을 가고 있다. 지금까지 만나본 의사들과 같이 연구의 욕심은 있으나 환자를 진료하는 의사들은 직접 연구실에서 연구하는 것이 거의 불가능하고 랩에 있는 Ph. D 박사들의 도움을 받아서 연구를 진행하다 보니 한계가 있다는 것이다. 내가 보기에도 낮에는 외래환자보고 수술하고 회진 돌고 하다 보면 연구실에 들어가서 연구하는 것이 쉽지 않아 보였다.

존경하는 인제의대 박세광 교수님처럼 의대 졸업하고 임상의사를 포기하고 연구자의 길로 들어서기란 의사로서는 쉽지 않은 결단이다. 인생의 승부수를 던질 용기와 신약을 개발하겠다는 자신감이 없으면 불가능하다. 용기 있는 교수님들을 만날 때면 먼저 존경심부터 든다.

형님은 아쉽게 더 이상 연구를 같이하지 못했으나 언제나 멀리서 천지산이 잘되기를 바라보고 계실 것이다. 2000년 천지산 설립 후 20만 주 넘는 주식을 드린 지 얼마 지나지 않아 50억 원 투자를 받고 나서 주당 액면가 500원짜리 주식이 장외 시장에서 3만 원 넘게 거래되었다. 그러자 형님은 평생 같이 연구하자고 드린 주식 중 부인 명의로 된 것만 조금 남기고 다 팔아서 강남의 좋은 아파트를 마련했다.

고통으로 죽어 가는 암 환자를 보는 의사로서 어찌 연구하고 싶은 마음이 없겠는가? 우리 셋 모두 돈은 없어도 용기는 대단했다. 그 당시 2000년 나는 환자분이 살던 집을 주셔서 대방동 공군본부 자리 아파트에서 살았다. 동생인 K 박사는 처가살이하고 H 박사도 작은 집에 전세로 살았다. 내 집을 강남구에 마련할 수 있는 몇십억 원이 갑자기 들어왔으니 유혹을 뿌리치기는 쉽지 않았을 것이다. 다만 천지산이 시판될 때까지 함께 연구해서 좋은 결과를 내자는 의미로 드린 주식을 팔아서 강남에 좋은 아파트를 사고 난 후 천지산 연구를 그만둔 것에는 아쉬움이 많이 남는다.

나는 많은 환자를 보면서 돈 없는 사람은 무료로, 돈 많다고 자랑하는 사람은 돈을 받고 고쳐주었다. 한번은 종로에서 사는 폐암 환자를 치료해 드리고 청와대 다음으로 큰 개인소유의 15,000평 저택 대원군 자택 석파정을 주셔서 잠시 살아본 적이 있다. 하지만 문화재라서 관리도 힘들고 해서 되돌려 드렸다. 석파정의 아름다움과 운치 있는 고풍의 기와집과 청와대 너머 떠오르는 보름달을 보면서 명, 청나라 사신이 머물며 차를 나누던 정자각 울창한 참나무 숲과 사랑채 앞에 소나무 분재는 매년 삼성그룹 이건희 회장님 부부가 오셔서 감상을 하고 가시는 우리나라의 최고 분재로 오수전 회장님께서 평생을 살려고 마련하신 집을 나에게 선뜻 주시던 모습이 눈에 선하다.

석파정 이야기는 언젠가 시간 날 때 기록으로 남기려고 한다. 사람이 분수가 있어야지 내가 해야 할 일은 약을 허가 받아 의사들이 많은 암 환자들에게 처방해서 고쳐주는 일이기 때문이다. 돈을 멀리하며 오직 연구만 하기로 했다. 내 것은 이 세상에 아무것도 없고 죽을 때 육신도 못 가져가는데 좋은 논문 몇 편 남기고 돈이 무엇이 필요한가? 연구하고 시험하는 돈 이외에는 돈을 탐하지 않기로 했더니 지금도 서울에서 월세 사느라 이사를 자주 다녀서 색시가 고생이다.

▌뇌암환자 청년

일요일 오후, H 박사로부터 얼른 병원에 오라고 전화가 왔다. 급하게 순환로를 타고 병원에 들어가서 재미있는 이야기를 듣게 되었다. 병원 출입하는 월주차를 끊어 놓고 연구소를 드나들던 시절, 시험이 잘못된 줄 알고 걱정했는데 뜻밖의 이야기를 듣게 되었다. 뇌암 말기라는 21세 청년의 이야기였다.

그는 서울대학병원에서 수술했으나 신경과 혈관으로 확장된 암을 모두 들어내지는 못하고 일부를 제거해 항암치료를 했으나 악화되어 더 이상 방법이 없는 상태였다. 마침 새로 개발되어 미국 FDA 승인은 받았으나 국내 시판은 허가받지 않은 뇌암치료제 테모달을 쓰려고 했다고 한다.

환자는 중환자실에서 기도를 절개해 삽입한 인공호흡기로 숨을 쉬고 있었다. 혼수상태로 언제 숨이 멈출지 죽을 시간을 기다리고 있는 환자에게 의사로서 더 이상 해 줄 것이 없어서 콧구멍을 통해서 위에다 튜브를 삽입하고 천지산을 7일 투여했단다. 그런데 회진에서 환자 동공 반응과 촉진 반응이 있어 CT를 촬영했더니 종양이 조금 줄어든 것이 보여 급하게 나를 찾았다고 한다. 자료를 보여주는데 정말 종양이 작아져 보였다.

H 박사님은 신경외과 의사로서 뇌암에 관심이 많아서 나에게 그동안 뇌암환자들을 치료해 보았는지 물었다. 몇 건의 치료했던 사례를 이야기해 드리고 천지산이 뇌암에 효험이 있어도 뇌종양 의사들과 함께 치료를 잘 하는 것이 중요하다고 말했다. 뇌압이 올라가면 머리뼈에 구멍을 뚫어서 조절해야 한다고 알려드리고 아래층 실험실에 가서 지금까지 연구한 결과를 둘러보았다. 그러고 나서 박사님 집 근처 상계동 삼겹살 식당에서 소주 먹으면서 많은 대화를 했다.

뇌암환자의 아버지는 대기업의 사장으로 외동아들 잘 키워서 서울 상위권 대학 경제학과 재학 중 입대 영장을 받아 놓고 뇌암 판정을 받아서 수술과 항암치료를 해도 종양이 커지고 악화했다고 한다. 어린 나이에 암 투병 중인 환자를 지켜보던 의사가 오죽했으면 허가도 받지 않은 천지산이나마 투여해 보고 싶은 마음에 나와 상의도 없이 그랬을까.

천지산을 투여하고 상태가 많이 호전되어 중환자실에서 일반병실로 옮기고 얼마 지나지 않아 걸어서 퇴원 후 20년이 지난 현재까지 잘 생존하고 있다. 그러나 병원에서 기관지를 절개한 후유증으로 지금까지도 식사를 입으로 하지 못하는 불상사가 있어 환자와 부모는 지금도 애간장을 태우고 계신다. 몇 달 전에 환자의 아버지와 같이 식사했는데 이제는 나를 원망한다. 그 당시 나를 만나지 않고 천지산을 연구하던 의사를 만나지 않았으면 아들을 그때 보내줬을 테니 지금도 아들만 보면 가슴이 미어진다고 하신다. 입으로 식사를 못 하고 위로 직접 음식을 공급해 주고 있으니 얼마나 마음이 아프면 나에게 이런 말씀을 하시는지 모른다. 그 당시 너무나 빨리 악화되어 숨도 잘 쉬지 못하는 아들을 병원에 데리고 가서 급하게 기관지 절개 수술을 하면서 신경을 다쳤단다. 그 여파로 음식이 기도로 넘어가서 신경이 회복되지 않았다고 했다. 음식을 먹지 못하는 고통으로 살아가는 아들을 보면 부모로서 마음이 미어지는 것은 이해한다.

환자의 아버지 민 회장님께서 하염없이 눈물을 흘리시면서 지나온 이야기를 해서 나도 모르게 미안합니다, H 박사가 나 몰래 천지산을 써보고 나를 소개하지 않았으면 이런 고통의 세월을 보내지 않아도 되는데 하면서 함께 한동안 같이 울었다. 음식을 앞에 두고 먹지 못하는 것이 얼마나 고통이 큰지 그날따라 민 회장님과 오래도록 술을 함께 많이 먹고 며칠 고생했다. 암을 고쳐주고 이렇게 미안한 마음은 처음이다. 신경약도 개발해서 신경도 살려 달라고 하시는 말씀이 귓가에서 떠나지 않는다.

신약 개발은 열정과 용기 어떠한 어려움에도 버틸 수 있는 배짱과 자신감이 없으면 도전하기 어려운 분야로 벤처정신이 필요하다. 실패하면 다시 일어나고 좋은 결과를 얻을 때까지 끝없이 연구하고 연구해서 결과를 얻는 과정이다. 실패를 두려워하는 자는 성공하지 못한다. 요즘은 임상자금과 연구비가 없어서 자금 구하러 밤낮없이 다니고 있으나 돈이 구해지면 신바람 나게 연구하고 시험해서 시판 허가를 빨리 받을 것이다.

:: Tetraarsenic oxide, a novel orally administrable
angiogenesis inhibitor

INTERNATIONAL JOURNAL OF ONCOLOGY 22: 1271-1276, 2003

Tetraarsenic oxide, a novel orally administrable
angiogenesis inhibitor

MYUNG JIN PARK[1], IN CHUL PARK[1], ILL JU BAE[4], KANG MOON SEO[5], SEUNG HOON LEE[6],
SEOK IL HONG[1,3], CHOONG KI EUN[7], WEI ZHANG[8] and CHANG HUN RHEE[1,2]

[1]Laboratory of Cell Biology, Departments of [2]Neurosurgery and [3]Clinical Pathology, Korea Cancer Center Hospital,
Seoul 139-706; [4]Laboratory of Chonjisan Institute, Seoul 150-727; [5]College of Veterinary Medicine,
Seoul National University, Seoul 151-742; [6]Neurooncology Clinic, National Cancer Center, Goyang, Gyonggi 411-351;
[7]Department of Radiology, College of Medicine, Inje University, Pusan 633-165, Korea; [8]Department of Pathology,
The University of Texas M.D. Anderson Cancer Center, Houston, TX 77030, USA

Received December 18, 2002; Accepted February 4, 2003

Abstract. Arsenic compounds have been used to treat angiogenic diseases such as cancer, psoriasis, and rheumatoid arthritis in traditional oriental medicine. In recent years, arsenic trioxide (As_2O_3, diarsenic oxide) has been successfully used to treat acute promyelocytic leukemia. We investigated the antiangiogenic properties of tetraarsenic oxide (As_4O_6), another trivalent arsenic compound. In *in vitro* studies, tetraarsenic oxide inhibited the proliferation ($IC_{50} = 99.7$ nM), migration into the denuded area ($IC_{50} = 27.4$ nM), and invasion through a layer of Matrigel ($IC_{50} = 73.5$ nM) of basic fibroblast growth factor (bFGF)-stimulated bovine capillary endothelial (BCE) cells in a dose-dependent manner. Tetraarsenic oxide also inhibited the tube formation of human umbilical vein endothelial cells. Tetraarsenic oxide induced cell cycle arrest of bFGF-stimulated BCE cells in the G_2/M phase and inhibited the secretion of matrix metalloproteinase-2 from BCE cells. Orally administered tetraarsenic oxide (50 mg/kg/day) inhibited bFGF-induced new-vessel formation in a rat corneal micropocket assay, and reduced by about 54% the number of experimental pulmonary metastatic nodules in mice implanted with B16F10 melanoma cells. Thus, we provide evidence that tetraarsenic oxide has effective antiangiogenic activities.

Introduction

Angiogenesis is a multistep process in which new blood vessels form from endothelial vasculature (1). In traditional oriental medicine, arsenic compounds have been used to treat angiogenic diseases such as cancer, psoriasis, and rheumatoid arthritis (2). Arsenic trioxide (As_2O_3, diarsenic oxide) has been successfully used in the treatment of acute promyelocytic leukemia (3,4). Diarsenic oxide also has an antivascular effect in well-established murine solid tumors (5), and prevents capillary tubule and branch formation in an *in vitro* endothelial cell differentiation assay by inhibition of vascular endothelial growth factor (VEGF) production in the leukemic cell line HEL (6). This emerging recognition of diarsenic oxide as an anticancer agent possessing antiangiogenic activity prompted us to investigate the antiangiogenic effects of tetraarsenic oxide (As_4O_6, 2,4,6,8,9,10-Hexaoxa-1,3,5,7-tetraarsatricyclo[3.3.1.1^{3,7}]decane, Fig. 1A) (7), one of the trivalent arsenic compound with different physical and chemical characteristics from diarsenic oxide (8), in both *in vitro* and *in vivo* studies.

Materials and methods

Animals. Male Sprague-Dawley rats weighing around 200 g were provided by Kangwon National University (Chunchon, Korea) and used for the corneal micropocket assay. Specific pathogen-free, 6-week-old male C57BL/6 mice (Charles River, Tokyo, Japan) were used for the experimental lung metastasis studies.

Reagents. Tetraarsenic oxide (As_4O_6, more that 99.9% purity; Chonjisan Institute, Seoul, Korea) was dissolved to a concentration of 5×10^{-2} M in 1 N NaOH as a stock solution. The stock solution was free of endotoxin (Limulus Amebocyte Lysate test kit, Bio-Whittaker, Walkersville, MD, USA), and

Correspondence to: Dr Chang Hun Rhee, Department of Neurosurgery, Korea Cancer Center Hospital, 215-4 Gongneung-dong, Nowon-Ku, Seoul 139-706, Korea
E-mail:changhun@kcch.re.kr

Abbreviations: BCE, bovine capillary endothelial; BCS, bovine calf serum; bFGF, basic fibroblast growth factor; DMEM, Dulbecco's modified Eagle's medium; HUVECs, human umbilical vein endothelial cells; SD, standard deviation; VEGF, vascular endothelial growth factor; MMP, matrix metalloproteinase

Key words: arsenic, tetraarsenic oxide, angiogenesis, angiogenesis inhibitor

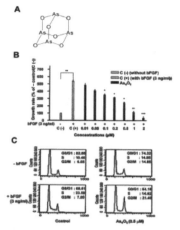

A

B

C

Figure 1. Inhibition of BCE cell proliferation by tetraarsenic oxide. A, Structure of tetraarsenic oxide. B, Tetraarsenic oxide in indicated concentrations were administered to BCE cells in the presence of bFGF (3 ng/ml) in proliferation experiment. Data are shown as the percentage of cells compared with control cells without bFGF stimulation in culture wells at the end of treatment and are the means of three separate experiments; bars ± SD. $^*0.01<P<0.05$; $^{**}0.001<P<0.01$; $^{***}P<0.001$. C, FACS analysis of BCE cells. Response of BCE cells cultured in complete medium in the absence or presence of bFGF with or without tetraarsenic oxide. After 24 h, cells were harvested and stained with propidium iodide for analysis.

the maximum concentration of NaOH in the culture medium had no influence on the growth of endothelial cells.

Cell culture. Bovine capillary endothelial (BCE) cells, provided by Dr T.H. Lee (9), were maintained in Dulbecco's modified Eagle's medium (DMEM) supplemented with 10% bovine calf serum (BCS), L-glutamine (2 mM), antibiotics (penicillin and streptomycin), and 3 ng/ml recombinant human bFGF (R&D Systems, Minneapolis, MN, USA), and incubated at 37°C in 10% CO_2 in air. Human umbilical vein endothelial cells (HUVECs) (obtained from ATCC, Rockville, MA, USA) were cultured in M199 supplemented with 20% fetal bovine serum, sodium heparin (100 units/ml, Sigma, St. Louis, MO, USA), endothelial cell growth supplement (50 µg/ml, Sigma) and antibiotics.

Endothelial cell proliferation assay. The endothelial proliferation assay was performed as described by Cao *et al* (10). Approximately 12,500 cells were added to each well

of gelatinized 24-well plates and incubated at 37°C under 10% CO_2 for 24 h. The medium was replaced with 0.25 ml of fresh DMEM containing 5% BCS, and various concentrations of tetraarsenic oxide were added to each well. After 1 h of incubation, media were added to a final volume of 0.5 ml of DMEM containing 5% BCS with or without bFGF at a concentration of 3 ng/ml. After 72 h of incubation, the cells were trypsinized and counted using a hemocytometer.

Cell cycle analysis. To determine the DNA content, BCE cells grown in a 60-mm culture dish in the presence or absence of bFGF (3 ng/ml) treated with or without tetraarsenic oxide at a concentration of 0.5 µM for 24 h were trypsinized and resuspended in PBS and stained with propidium iodide using the CycleTest™ Plus (Becton Dickinson, Bedford, MA, USA) as described in the manufacturer's protocol. The DNA content was determined using a FACStar flow cytometer (Becton Dickinson).

In vitro angiogenesis assay. To determine the effect of tetraarsenic oxide on the BCE cells *in vitro*, we performed a wound-migration assay (11), invasion assay (12), gelatin zymography (13), and tube formation assay (14) as described previously.

Rat corneal micropocket angiogenesis assay. The corneal micropocket assay was performed using a slight modification of a reported procedure (15). Briefly, male Sprague-Dawley rats were anesthetized with ketamine. A corneal pocket was made by inserting a cataract knife, with the pocket's base 1-1.5 mm from the limbus. A micropellet of sucralfate (Sigma) coated with poly (2-hydroxyethyl methacrylate) (Sigma) containing ~50 ng of bFGF was implanted into the pocket, followed by a single topical application of erythromycin ointment on the surface of the cornea. The treated animals were given water and fed daily from the day of implantation by gastric lavage that included 50 mg/kg of tetraarsenic oxide powder. The control group was fed the same foods but without tetraarsenic oxide. The corneal neovascularization in both eyes of all animals was examined daily with a slit lamp, and the angiogenic responses were evaluated on day 7.

Experimental lung metastasis study. Murine B16F10 melanoma cells (obtained from ATCC) were grown in DMEM with 10% FBS at 37°C with 5% CO_2. For tumor cell inoculation, B16F10 cells were trypsinized, and then 100 µl of 7.5×10^3 cells/ml in culture medium was injected via the tail vein into male C57BL/6 mice weighing around 20 g. After this, either vehicle alone (100 µl of 1% of methylcellulose) or 50 mg/kg tetraarsenic oxide suspended in vehicle was administered orally for 22 consecutive days to the two groups of mice. Mice were sacrificed under anesthesia at 22 days after tumor injection, and their lungs were fixed in 10% formalin solution. Tumor colonies at the surface of the lung were counted under a dissecting microscope.

Statistical analysis. All results are expressed as the mean ± standard deviation (SD) or S.E.M. Statistical significance was determined using Student's t-test and Mann-Whitney test.

---

* 논문 전문은 인터넷에서 제목을 검색하면 열람할 수 있다.

:: Tetraarsenic oxide induces apoptosis in U937 leukemic cells through a reactive oxygen species–dependent pathway

INTERNATIONAL JOURNAL OF ONCOLOGY 23: 943-948, 2003

Tetraarsenic oxide induces apoptosis in U937 leukemic cells through a reactive oxygen species-dependent pathway

IN-CHUL PARK[1], MYUNG-JIN PARK[1], SANG-HYEOK WOO[1], HYUNG-CHAHN LEE[1], SUNGKWAN AN[1], HO-SHIN GWAK[1,2], SEUNG-HOON LEE[1,2], SEOK-IL HONG[1], ILL-JU BAE[3], KANG MOON SEO[4] and CHANG HUN RHEE[1,2]

[1]Laboratory of Cell Biology and [2]Department of Neurosurgery, Korea Institute of Radiological and Medical Sciences, Seoul 139-240; [3]Laboratory of Chonjisan Institute, Seoul 150-727; [4]College of Veterinary Medicine, Seoul National University, Seoul 151-742, South Korea

Received April 4, 2003; Accepted May 30, 2003

Abstract. In the present study, we investigated the effect of tetraarsenic oxide (As_4O_6, 2,4,6,8,9,10-Hexaoxa-1,3,5,7-tetraarsatricyclo[3.3.1.1^{3,7}]decane) upon induction of apoptosis in arsenic trioxide (diarsenic oxide, As_2O_3) resistant U937 leukemic cells. As_4O_6 induced apoptosis in U937 leukemic cells at much lower concentrations than As_2O_3 via an early increase of cellular reactive oxygen species (ROS), and a decrease in cellular mitochondrial membrane potential, followed by cytochrome c release and caspase-3 activation. As_4O_6 generated ROS and induced caspase-3 activation more potently than As_2O_3 in U937 cells. Incubation of the cells with N-acetyl-L-cysteine and catalase resulted in significant suppression of As_4O_6-induced apoptotic cell death. These results show that the generation of ROS leads to the consequences associated with apoptosis induced by As_4O_6. In conclusion, As_4O_6 might be a new arsenic compound which may induce apoptosis in U937 leukemic cells by activating unique apoptotic signaling mediated by ROS more potently than As_2O_3, and deserves further evaluation.

Introduction

In many countries arsenic compounds have been used in traditional medicine for a treatment of several diseases including cancer, and in recent years they have received renewed attention since the successful clinical application of arsenic trioxide (diarsenic oxide, As_2O_3) in the treatment of acute promyelocytic leukemia (APL) (1-3). Although the mechanism of the anti-leukemic effect of As_2O_3 is not clarified, treatment with clinically allowable concentrations of As_2O_3 has been shown to induce apoptosis in the APL cells, which may be mediated through the modulation of the PML-RARα fusion protein (4). More recently, it was demonstrated that the As_2O_3 as an oxidative agent triggers apoptosis via a reduction in mitochondrial membrane potential, cytochrome c release, and caspase activation. Evidence also demonstrates that As_2O_3 induces apoptosis in leukemia and melanoma cells by modulating expression of bcl-2 protein family (5).

Reactive oxygen species (ROS) such as superoxide, hydrogen peroxide (H_2O_2), and organic peroxide are toxic by-products of various metabolic reactions and are also produced in response to various stimuli. It has recently been revealed that ROS modulate the physiological state of cells and influence cell death (6). A relationship between ROS and apoptosis has been suggested through many experimental findings. Apoptosis is induced by pro-oxidant agents such as H_2O_2, diamide, etoposide, and semiquinones (7,8), and other apoptotic stimuli, such as treatment with tumor necrosis factor α and ceramide, elevate intracellular levels of ROS (9,10). On the other hand, antioxidants such as N-acetyl-L-cysteine (NAC) suppress apoptosis by acting as ROS scavengers, and their actions provide additional evidence that ROS act as signaling molecules to initiate apoptosis (11).

Tetraarsenic oxide (As_4O_6, 2,4,6,8,9,10-Hexaoxa-1,3,5,7 tetraarsatricyclo[3.3.1.1^{3,3}]decane) (12), is one of the trivalent arsenic compounds with different physical and chemical characteristics from As_2O_3 (13,14). The fact that As_2O_3 was found to be an anti-cancer agent prompted us to investigate the effects of As_4O_6 in leukemic cells. In the present study, we found that As_4O_6 induced apoptosis at concentrations lower than As_2O_3 in leukemic cell line U937, which has been known to be relatively resistant to As_2O_3 (11,15), by generating larger amounts of ROS, especially H_2O_2, than As_2O_3. We now present for the first time evidence that As_4O_6 might be a new arsenic compound that activates unique apoptotic signaling pathways mediated by ROS with high potency and efficiency.

Correspondence to: Dr Chang Hun Rhee, Laboratory of Cell Biology, Korea Institute of Radiological and Medical Sciences, 215-4 Gongneung-Dong, Nowon-Ku, Seoul 139-240, South Korea E-mail: changhun@kcch.re.kr

Key words: tetraarsenic oxide, arsenic trioxide, apoptosis, leukemic cells, reactive oxygen species

Materials and methods

Cell culture and reagents. The human U937 myelomono-cytic leukemia cell line was obtained from Korean Cell Line Bank (KCLB®, Seoul, South Korea) and maintained in RPMI-1640 medium (Gibco, Grand Island, NY). It was supplemented with heat-inactivated fetal bovine serum (Gibco Chemical Co.), penicillin (100 U/ml) and strepto-mycin (100 μg/ml) at 5% CO_2 in a humidified incubator at 37°C. Cells in logarithmic growth were seeded at 1×10^5 cells/ml for studies that were performed in duplicate and repeated at least three times. As_4O_6 supplied by Chonjisan Institute (Seoul, Korea) and As_2O_3 from Sigma Chemical Co. (St. Louis, MO) were dissolved at 5×10^{-2} M in 1 M NaOH as a stock solution. The concentration of NaOH introduced into culture medium had no effect on cell growth of this cell line. Z-DEVD-FMK and N-acetyl-L-cysteine (NAC) were purchased from Calbiochem (San Diego, CA) and catalase was from Sigma, and they were dissolved in phosphate-buffered saline (PBS). Antibodies to caspase-3 and cytochrome c were from PharMingen (San Diego, CA). 3,3'-dihexyloxacarbo-cyanine iodide [$DiOC_6(3)$] and 2',7'-di-chlorodihydro-fluorescein diacetate (H_2DCFDA) were obtained from Molecular Probes (Eugene, OR).

Evaluation of apoptosis. Apoptosis was determined by staining cells with both annexin V-FITC and propidium iodide (PI); annexin V can identify externalization of phosphatidylserine during the apoptotic progression and detect cells in early apoptotic process. To quantitate apoptosis, cells were washed with cold PBS and then resuspended in binding buffer [10 mM HEPES/NaOH (pH 7.4), 140 mM NaCl, 2.5 mM $CaCl_2$] at a concentration of 1×10^6 cells/ml. Five μl of annexin V-FITC (PharMingen, San Diego, CA) and 10 μl of PI (PharMingen) were added to these cells, which were then analyzed with FACScan flow cytometer (Becton-Dickinson).

Evaluation of caspase-3 activation. Caspase-3 activation was measured using the CaspaTag™ caspase activity kit (Intergen, Purchase, NY). According to the manufacturer's instruction, 5×10^5 cells were treated with As_2O_3 or As_4O_6 for 18 h and 10 μl of FAM-DEVD-FMK was directly added to the cell suspension. Cells were then incubated for 1 h at 37°C under 5% CO_2, while protected from light. After washing with working dilution wash buffer, the samples were analyzed via flow cytometry. For the detection by fluorescence micro-scopy, Hoechst 33342 and PI were added to the cells, and the cells were incubated for 5 min and observed under a fluorescence microscope using a bandpass filter (excitation 490 nm, emission ≥520 nm) to simultaneously view green fluorescence and PI. Caspase-3 positive cells appeared green and PI stained dead cells red.

Mitochondrial transmembrane potential assay. Change in the mitochondrial membrane potential was analyzed using $DiOC_6$ fluorescent dye. After the cultured cells were treated with As_2O_3 or As_4O_6, $DiOC_6$ was applied to the cells, which were then incubated for another 10-15 min at 37°C. They were washed twice with PBS and harvested for analysis by flow cytometry.

Assay for cytochrome c release. Cells were induced to undergo apoptosis by exposure to As_2O_3 or As_4O_6, and harvested by centrifugation at 800 x g for 5 min. Cell pellets were resuspended in mannitol-sucrose extraction buffer containing protease inhibitors (220 mM mannitol, 68 mM sucrose, 50 mM PIPES/KOH, pH 7.5, 50 mM KCl, 5 mM EGTA, 2 mM $MgCl_2$, 1 mM DTT, 1 mM PMSF, 10 μg/ml leupeptin, 10 μg/ml aprotinin) and were disrupted in a Dounce homogenizer with 40 strokes of a B-type pestle after 30 min incubation on ice. Cell homogenates were centrifuged at 20,000 x g for 20 min, resuspended in the same supernatant and centrifuged again as before. Protein concentration in the cytosolic fraction was assayed using a BCA method. Equal amounts of each lysates were then resolved by SDS-PAGE and immunoblotted for cytochrome c.

Flow cytometric analysis of intracellular H_2O_2 concentration. Intracellular H_2O_2 concentration was determined by staining cells with 2,7-dichlorodihydrofluorescin diacetate (H_2DCFH-DA; Molecular Probes, Eugene, OR), which was oxidized to dichlorofluorescin (DCF) by H_2O_2. U937 cells were exposed to 2.5 μM As_2O_3 or As_4O_6 for 1-5 h, loaded with 20 μM H_2DCFH-DA at 37°C for 30 min, and analyzed by flow cytometry (Beckton-Dickinson; $\lambda_{excitation}$ 488 nm). Catalase (500 U/ml) was used to scavenge intracellular H_2O_2 before the addition of the As_2O_3 or As_4O_6.

Results

As_4O_6 induces apoptosis at lower concentrations than As_2O_3. Induction of apoptosis by As_4O_6 in U937 human leukemic cells was investigated by staining cells with PI and FITC-annexin V. As shown in the flow cytometric photographs in Fig. 1A, the proportion of apoptotic cells increased in a dose-dependent manner by exposure to As_4O_6 at the various concentrations for 18 h. Approximately 53% of the U937 cells treated with 1 μM As_4O_6 and 16% of 1 μM As_2O_3 treated cells stained positive to FITC-labeled annexin V, whereas 3.5-5% of the untreated were positive (Fig. 1B). The half maximal inhibitory concentration after 18 h of As_4O_6 treatment for U937 cells was 0.2002 μM, whereas that of As_2O_3 was 2.314 μM. These results suggested that As_4O_6 effectively induced apoptosis in U937 leukemic cells at concentrations much lower than As_2O_3, ranging from 0.5 to 2.5 μM.

As_4O_6 induces loss of mitochondrial membrane potential and cytochrome c release. We next employed ampholytic cationic fluorochrome $DiOC_6$ to monitor changes in mitochondrial transmembrane potential after treatment with As_2O_3 and As_4O_6. U937 cells were treated with 2.5 μM As_2O_3 or As_4O_6 for 6 h and then analyzed by flow cytometry after $DiOC_6$ labeling. As shown in Fig. 2A, cells treated with As_2O_3 or As_4O_6 showed significant reduction in cellular uptake of the fluorochrome and the uptake decreased further with longer

* 논문 전문은 인터넷에서 제목을 검색하면 열람할 수 있다.

공짜로 병을 고치려 하지 말라

사람은 태어나서 죽을 때까지 수많은 일들 속에서 좌절과 실패를 거울삼아 성장하고 발전하여 뜻을 이루는 사람과 뜻을 이루지 못하고 평민으로 살아가는 사람들이 대부분이다. 나름대로 성공했다고 하는 사람은 극소수의 성공한 사람들을 말하는 것이다.

명예와 부의 잣대로 사람을 평가하는 것은 잘못된 방법이다. 성공의 기준은 누가 정하는 것이 아니고 본인이 설정한 인생관의 기준에서 평가하는 것으로 타인이 함부로 평가하기는 곤란하다.

죽을병이 들어 사경을 헤매는 암 환자들의 생활과 삶을 들여다보면 죽어 가면서도 미련을 버리지 못하고 돈의 노예가 된 예도 있다. 제대로 죽지도 못하고 괴로워하는 사람들을 보면 안타까워 보이기도 한다.

죽을 때 육신과 명예도 영혼도 버리고 가는데, 돈을 가져가겠다는 착각을 버려라!

사람은 태어나서부터 죽을 때까지 타인의 신세를 지지만, 이승에서 만난 인연은 해가 떠오르면 없어지는 이슬과 같다. 명예와 돈과 땅과 건물을 아무리 많이 가지고 있어도 죽을 때는 원래 있던 그 자리에 놓아두고 가야 한다.

돈이 있든 없든, 성공 여부와 상관없이 사람은 두 가지 형태로 죽는다.

첫째는 남을 원망하면서 죽는다.

성공하고 부자인 경우는 더욱 세상을 원망하고 가족을 원망하고 의사를 원망하고 하나님이나 부처님을 원망하고 생을 마감한다. 본인은 죽으면 그만이지만 남겨진 가족은 고통에서 어려움을 호소하는 경우를 많이 보았다.

내가 돌봐 주었던 30년 전의 어느 40세 초반 환자를 잠시 소개하겠다. 부모님 잘 만나서 풍족한 유년기를 보내고 부모님의 덕으로 사업이 일찍 성공해 서울 종로구 평창동 부촌에서 남부럽지 않게 사는 사람이었다. 그런데 절제되지 못한 문란한 생활로 암에 걸려 대학병원에서 수술하고 항암치료를 받았으나 항암제에 내성이 생겨 의미 없는 치료를 계속하는 대신 그대로 퇴원했다. 호스피스병원이 활성화되지 않았던 시절이라 뼈와 가죽만 남아 집에서 죽을 날만 기다리는 말기 암 환자를 지인의 소개로 환자 집을 방문하게 되어 환자를 처음 만났다. 집 안에는 적막이 흐르고 저승사자는 환자를 데려가려고 한다.

젊은 부인과 부모님이 천지산을 달라고 간곡히 부탁했지만, 내일 죽을 환자에게 약을 써도 효과를 보지 못할 것인데 먹지도 못하는 환자에게 드릴 수 없다고 거절하고 일어나려고 했다. 그때 환자가 약을 달라고 하며 코에 삽입한 콧줄로 약을 넣어 보겠다고 하여 사흘 치의 약을 돈도 받지 않고 주게 되었다. 3일 후 환자 부인에게 전화 와서 다시 방문했더니 환자가 효과도 없는 약을 3일 동안 먹었다고 역정을 냈다. 기력도 없는 죽어가는 환자가 정신은 또렷하고 말도 잘했다. 나에게 사기 치지 말라고 하며 가까이 오라고 해서 다가갔더니 힘도 없는 손으로 나의 얼굴을 때렸다. 하도 어이가 없지만 때리고 싶으면 때리라고 얼굴을 대어주니 몇 번 때리고는 힘이 없어서 손을 들지도 못한다.

젊은 말기 암 환자는 지금까지 살아오면서 많은 사기도 당하고 사기도 쳐서 성공했는지 모르나 본인의 잣대로 인생을 살아오면서 얼마나 약자들에게 갑질을 했을지 짐작이 됐다. 자기에게 좋은 약을 구해 주지 않는다고 부모와 부인을 원망하고 달달 볶아대다 결국 오래 살지 못하고 사망했다고 한다. 혼자 남겨진 젊은 부인과 가족들은 고통에서 벗어나기까지 많은 시간이 필요했을 것이다.

둘째는 고마워하면서 생을 마감한다.

특히 가정교육이 잘 되어 있고 정신세계의 자아를 실현하는 사람일수록 죽을 때 고상하고 아름답게 생을 마감하면서 주위 사람들에게 고마워한다. 죽을병이 들어 증세가 깊어져도 남을 원망하지 않고 조용히 돌아갈 준비를 한다. 생을 살아오면서 겪은 희로애락을 가슴속에 묻어 두고 숨을 몰아쉬면서도 입가에는 미소를 띠면서 느려지는 심장 박동 소리를 들으며 눈을 감는다.

아름다운 생을 마감했던 우리나라 비행기 승무원의 이야기를 잠시 하고자 한다. 미주노선을 오가던 어느 날 미국에 도착했을 때 어지럼증으로 기내에서 쓰러진 26세 승무원이었다. 응급조치하고 귀국해 인천공항에서 구급차로 S 병원으로 이송되어 입원하고 한 달 동안 검사해도 병명을 찾지 못했다. 부모님은 피지도 못한 맏딸이 병원을 옮기기까지 했는데 어떤 병인지 알지도 못하고 검사만 하고 있다고 도움을 요청해 왔다. 두 곳의 대학병원에서 검사했던 자료들을 가지고 나를 찾아와서 봐달라고 하며 인연이 시작되었다.

병원에서는 암을 의심하지 않고 뇌 관련 검사와 다른 검사도 많이 한 듯했다. 자료를 검토하다 내가 의사라면 척수액을 뽑아서 원심분리기로 분리한 뒤 현미경으로 보면 어떠한 병명이 보일 것 같다는 이야기를 환자 부모님께 설명하여 주었다. 주치의와 상의해서 척수액 검사를 해보라고 했는데 정말로 암이 발견되었다.

척추에 방사선치료를 하자는 의사의 권유 이후 환자 아버지가 나를 찾아와 상담을 청했다. 나는 방사선치료를 잘못하면 전신마비가 올 수 있으니 내 딸이라면 동의하지 않겠다고 했다. 그랬더니 천지산을 달라고 해서 한 달분을 드렸다. 환자가 부작용 없이 잘 먹는 와중에 다시 찾아온 아버지는 의사들의 말대로 방사선치료를 진행하겠다고 했다.

나는 반대하며 치료가 잘못되면 영영 걸을 수 없고 휠체어를 타야 하니 잘 생각해 보라고 했다. 환자 아버지가 약을 더 달라고 해서 약을 주고 얼마 지나지 않아서 어머님이 찾아왔다. 결국 방사선치료를 진행한 딸의 전신이 마비되어 걱정이라고 했다. 병원에서 주치의가 무슨 말을 하더냐고 물어보니 기다려 보면 마비가 서서히 풀리고 정상으로 돌아올 거라고 했다고 한다.

몇 달 후 척수액을 뽑아서 암 검사를 했으나 암은 발견되지 않았다. 그러나 전신이 마비되고 방사선치료를 받은 자리와 엉덩이에 욕창이 생겨서 더 이상 대학병원에 입원하지 못하고 일산병원에 입원해 있다고 했다. 내게 우리 딸을 만나서 용기를 달라고 간곡한 어머님의 부탁을 받고 일산병원 입원실에서 환자를 처음 대면할 수 있었다. 키도 크고 이목구비가 선명하고 잘생긴 모습이다. 나를 처음 찾아왔을 때 예쁘고 효녀라고 딸을 자랑하던 어머님이 옆에서 딸을 간병하신다. 금방이라도 일어날 것 같은 따님은 나에게 반갑게 인사한다.

선생님, 저 언제쯤 일어날 수 있어요? 좋아지겠지요. 어머님이 너무 고생하시는데 차마 다시는 일어나지 못한다고 말할 수 없었다. 등과 엉덩이에 생긴 욕창 드레싱을 하는 것을 보았는데 너무 심해서 몇 년을 버티기 어렵겠다고 생각했다. 그래도 환자에게는 상처가 조금 아물면 휠체어를 타고 산책도 할 수 있다는 희망을 주었다. 가끔 내가 면회를 가면 언제나 해맑고 소박했던 꿈과 항상 긍정적인 생각을 가지고 짜증 한번 내지 않고 부모님을 항상 걱정하는 모습을 보였다. 자기를 이렇게 만든 의사까지도 원망하지 않았던 환자는 몇 년 후 잠시 소풍 왔던 가족의 품을 떠나 영원의 안식처인 하늘나라로 돌아갔다.

나는 미국과 유럽학회나 외국을 다니면서 그 승무원이 근무했던 비행기를 이용한다. 기내에서 서빙하는 다른 승무원을 보면 지현이라는 승무원 생각이 많이 난다. 의학은 실수하면서 발전해 왔다. 많은 사람을 죽여 본 의사가 명의라는 말이 있으나 생각하지도 못했던 곳에서 일어나는 산업재해와 같이 병원에서 일어나는 실수도 환자는 입증하기 어려운 것이 현실이다.

두 가지 일화에서 봤듯이 극과 극의 형태로 생을 마감하는데 당신은 어느 형태의 방법으로 생을 정리하고 떠날 것인가?

나는 두 가지의 형태로 나의 손을 잡고 하늘나라의 별이 되는 사람들을 보면서 어린 나이에 일찍 생로병사를 알게 되었다. 우리는 태어날 때 육신은 부모의 몸을 빌리고 영혼은 조상이 준 혼이 들어와서 완전한 인간으로 태어난다. 본인의 의지로 태어나고 싶어서 태어난 사람은 아무도 없다. 태어날 때 부모를 선택할 수 있는 권리가 있다면 여러

분은 어떤 부모 밑에서 태어나기를 원하는가?

가난하고 못생긴 부모를 두었든 잘생기고 권력과 부을 가지고 있는 부모를 두었든 세상에 태어난 본인과 자기를 낳아준 부모님께 감사하는 것은 본성의 차이인 것이다.

남을 원망하면서 죽는 사람들은 세상의 고마움을 모른다. 본인이 죽을 병이 들면 죽어가면서 자식과 부모 형제들을 원망하고 사회를 원망하면서 죽는다. 내가 너희를 어떻게 키웠는데 약을 안 구해온다고 죽어가면서 살아있는 사람들을 너무 괴롭히는 환자들을 보면 가슴이 아프다.

▌ 공짜로 병을 고치려 하지 말라

죽기도 싫고 돈도 없애기 싫다는 환자들은 전 재산을 버리고 목숨과 바꿔라. 작은 병이든 큰 병이든 대가를 지불해야 병은 좋아진다. 하물며 죽어가는 암에 걸렸는데 대가 없이 병을 어찌 고칠 수 있겠는가? 사람은 태어나면서부터 모든 사람에게 신세를 지고 태어나서 명예와 부를 축적했다. 다른 사람에게 피해를 주고 부를 얻은 것인데 본인이 잘나서 돈을 많이 모은 것으로 착각한다. 죽을병이 들었는데 모아 놓은 돈이 없어질까 봐 약도 제대로 써보지도 못하고 죽어가면서 자식들에게 물려주는 것을 보았다. 자식에게 물려주어도 지킬 그릇이 안 되면 자식은 망가지게 되고 재산도 몇 년 못 지키고 날려 보낸다.

본인이 벌어 놓은 재산은 죽기 전에 사회에 기부하고 본인을 위해서 모두 써야 홀가분하게 쉽게 갈 수 있다. 그러나 남겨둔 재산이 많으면 제대로 죽지도 못하고, 죽었다 깨어나고 산소호흡기를 몇 년씩 착용하고, 죽고 싶어도 제대로 죽지 못하고 자식들이 상속을 정리해야 저세상으로 보내준다.

그룹 회장님도 혼자서 죽는다

회사가 잘 나가고 힘이 있으면 회장님 하면서 잘 보이고 승진과 자기의 이익을 위해서 아부하는 사람이 많지만, 회장님이 죽을 때는 따라 죽는 사람 없이 혼자서 죽는다.

몇 년 전의 일이 생각난다. 천지산테트라스 연구와 유럽과 미국 임상시험 비용을 위해서 회사에 투자받으려고 동분서주하고 투자자들을 많이 만나고 있을 때 어느 그룹 회장님의 비서와 중역들이 우리 회사를 찾아왔다. 환자의 병원 자료를 보여주기에 이분은 오래 살아야 두 달 남짓이며 조금 있으면 복수 고이고 간으로 전이된 암은 근본적으로 수술은 안 된다고 했더니 다음 주에 수술하기로 했다고 한다. 내가 외과 의사라면 환자와 보호자를 설득해서 수술할 것이다. 그래야 제자들에게 연구용으로 수술하는 방법을 가르쳐주고 나중에 훌륭한 의사를 만들어 줄 것이니 말이다. 좋은 케이스를 만났으니 당연히 한다고 했겠지만, 결과는 누구도 책임지지 않을 것이라고 알려주었다. 췌장암이 간으로 전이된 케이스로 워낙 암이 많이 주위에 전이되어서 두 달을 넘기기 어렵다고 하고 임원진을 돌려보냈다.

이 회사에 투자회사가 있는데, 그 회장님 사무실에서 우리 회사를 설명하고 투자를 요청한 적이 있다. 그러나 자신이 투자하고 싶어도 다른 임원들이 반대해서 못 한다고 하셨다. 주로 금융과 부동산에 투자해 엄청난 부를 이루었음에도 할 수 없다고 하니 회장님 개인 돈으로라도 부탁드린다고 했으나 거절당했다. 꺼져가는 생명 앞에서 돈을 부여잡았던 그 회장님은 병원 자료를 확인하고 두 달이 채 되지 않아서 언론을 통해 사망 소식이 전해졌다. 비서와 통화를 하니 수술 후 갑자기 상태가 악화되어 어떠한 약도 써보지 못하고 돌아가셨다고 한다.

그렇게 많은 돈이 있으면서도 죽을 때 가져가지도 못하는 돈을 더 벌기 위해 먹지도 자지도 못하고 잘 마시지도 못하는 접대술을 먹으며 명예와 부를 이루고 계열회사를 30개가량 소유해서 무슨 소용이 있는가? 죽기 전에 우리 회사에 100억만 투자해 달라고 했는데 못 한다고 해서 회장님 편찮으시면 연락 달라고 했더니 연락은 왔으나 약 한번 써보지 못하고 하늘나라로 가셨는데 죽을 때 얼마나 억울하게 눈을 감았을까?

우리가 연구한 천지산테트라스는 췌장암에 탁월하게 효과가 있다는 연구를 진행하고 동물시험과 유전자 분석을 마친 상태로 논문을 준비하고 있다. 또한 췌장암에서 어떤 기전으로 효과를 나타내는지 다양한 연구를 더 진행하고 단독요법에서 효과가 탁월하고 기존에 시판되고 있는 항암제와 병용요법을 같이 했을 때 동물시험에서 좋은 연구 결과를 얻었다. 논문이 발표되기 전에 이 책에서 연구자료 일부를 공개하기로 한다.

이 책을 보시는 많은 말기 암 환자들 사이에서 미국 사람들처럼 암 연구를 위해 전 재산을 기부하고 생을 마감하는 문화가 형성되어 암으로 고통받는 환자들에게 새로운 약이 개발되어 밝고 웃음이 넘치는 사회가 되기를 바란다.

천지산테트라스 췌장암 연구

췌장암은 가장 낮은 생존율을 보이며, 췌장 이외의 부위까지 전이된 경우에는 5년 생존율이 1~2% 수준으로 매우 낮다. 다른 암의 경우 좋은 임상 데이터가 많이 나오고 있으나 췌장암 연구는 임상3상에서 대부분 실패하고 있다. 실제 최근 주목받고 있는 면역 항암제의 경우도 췌장암에서는 좋은 결과가 나오지 못하고 있다.

따라서 췌장암의 전임상 연구에서 천지산테트라스 투여가 항암제의 단독 효과가 있을 뿐만 아니라 면역항암제와의 병용 투여 시 췌장암 성장 억제의 상승효과를 보인다는 것은 매우 기대할 만한 성과이다.

TetraAs

Control   TetraAs low   TetraAs high

PD-L1   TetraAs low + PD-L1   TetraAs high + PD-L1

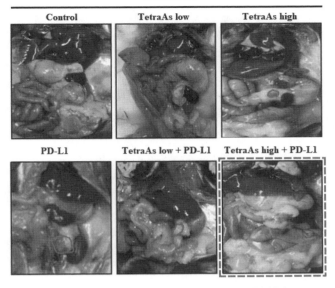

TetraAs

Control TetraAs low TetraAs high

PD-L1 TetraAs low + PD-L1 TetraAs high + PD-L1

Combination effects of of TetraAs with PD—L1 inhibitor

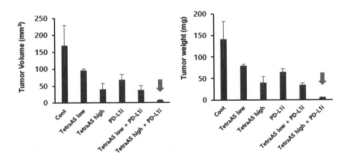

위와 같은 실험 결과들을 볼 때, 천지산테트라스는 기존 항암제의 불용성 및 부작용 문제를 해결할 수 있는 새로운 치료법이 될 뿐만 아니라, 난치성 암 환자의 치료 및 생존율 증가에 효과적인 치료제로 사용될 가능성이 매우 높다.

암을 치료하는

세포사멸기전

파이롭토시스

-테트라스 항암제-

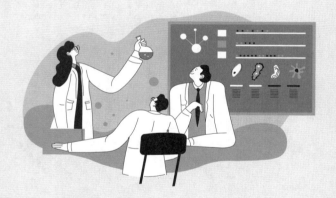

3장

장가갈 때까지 살아 주세요

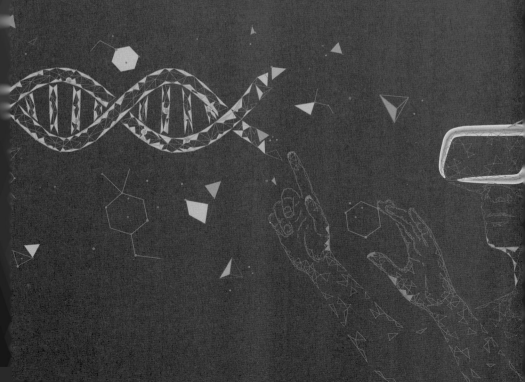

난소암을 치료하다

대검에 근무하시는 어느 김 부장검사님이 며칠 뒤에 같이 점심 식사할 수 있는지 물었다. 어떠한 일로 전화했는지 물어보니 전에 모시고 계시던 선배 검사님의 부인이 암 말기라고 했다. 수소문해서 연락처를 알게 되었다고 하고 도와 달라고 해서 2003년 6월 환자의 남편과 환자 그리고 다른 분들 5명과 정부 과천청사 건너편 호프 관광호텔 7층 청도 일식당에서 점심 식사를 함께하는 자리에서 처음 환자의 자료를 보게 되었다.

2003년 당시 52세 난소암 말기 환자 양 사모님은 신촌 세브란스병원에서 수술하고 항암치료를 받았으나 종양이 임파선과 소장, 대장에 전이되었다. 강남성모병원에서 다시 정밀검사를 진행하고 항암제를 투여했으나 더 이상 항암제의 반응이 없고 악화되자 현대의학적인 치료는 더 이상 무의미하고 다른 요법이라도 해보라는 주치의의 권유로 방법을 찾기 시작했다고 한다.

점심 식사 자리에서 준비해 온 CT와 MRI 필름을 보니 주먹 크기의 종양이 하복부 소장과 대장을 막고 있는 상태로 멀지 않아 장 유착과 장이 막혀서 변을 보기 어려울 것이라고 알려드렸다. 생존 기간을 물어서 사람에 따라 차이가 있을 수 있으나 1년 정도 예상되지만 6개월 정도 되면 거동이 불편할 것 같다고 말해주었다. 아직까지 복수가 고이지 않아서 다행이지만 천지산은 난소암에 잘 들지 않는다고 핑계를 대어 환자에게 약을 만들어 줄 수 없다고 거절했다.

실은 다른 난소암 환자인 강남성모병원 암연구소장 안웅식 교수님 어머님을 치료해 봐서 효능을 알고 있었다. 이번에도 약을 써보고 싶은 충동이 있었으나 두 곳의 대학병원에서 치료하다 포기한 환자가 천지산을 먹는다고 효능을 본다는 보장이 없으니 다른 방법을 찾아 보라고 했다.

당시 법무부에 근무했던 이 검사장님은 점심시간을 이용해서 암을 고친다는 사람 얼굴이나 보자는 후배 검사의 권유를 거절할 수 없어 반신반의하며 나온 것이었다. 거동이 불편한 부인도 함께 나왔다. 나에게 부인을 고칠 자신이 있느냐고 해서 병원에서 치료하다 항암제와 어떤 치료를 해도 더 이상 반응하지 않는 환자를 감히 고칠 수 있다고 하는 사람들은 돌팔이 사기꾼이라고 했다. 의사들도 자신 있게 고쳐 준다는 얘기를 못 하고 최선을 다해 치료해 보자는 말밖에는 하지 않는데 허가도 받지 않은 천지산으로 내가 어떻게 고쳐 드린다고 말할 수 있겠는가. 천지산을 한두 달 써보고 효험이 없으면 천지산도 더 이상 사용할 수 없다고 했다.

천지산을 병원 치료가 더 이상 되지 않는 말기 암 환자들에게 사용해 본 경험으로는 10명 중에 많이 들으면 7-8명 효험을 보고 전혀 효험이 없는 환자도 2-3명 있었다. 효험을 본다고 다 완치되는 것도 아니고 생명 연장의 개념으로 보는 환자도 많았다고 알려 드렸으며 천지산은 써보지 않고는 효험을 말할 수 없다고 했다. 검사들 틈에서 불편하게 식사를 하는 둥 마는 둥 하고 서둘러 자리에서 일어났다.

다음 날 검사장님께서 우리 집으로 직접 찾아오셔서 현대의학으로 방법이 없으니 치료를 해보겠다며 천지산 한 달 분을 달라고 했다. 약을 드리면서 천지산의 효험이 없으면 오래 살아도 1년을 넘기기 어렵고 6개월 이후는 거동이 불편하고 복수가 고일 것이라고 앞으로 진행될 예상 증상들에 관해서 자세히 설명을 해드리고 기도 많이 하시라고 일러드렸다.

이후 통화를 자주 하며 증상을 자주 물어보았으며, 약이 떨어져 추가로 약을 달라고 해서 한 달이 지난 일요일 환자와 같이 오시라고 해서 환자의 증상을 살펴보자고 했다. 환자와 통화를 하면 증상은 많이 호전되고 복부의 통증이 완화해 대변을 편하게 본다고 해서 직접 보고 싶었다.

일요일 아침 10시, 우리 집에 방문한 환자에게 증상을 물어보았다. 전화 통화 내용과 같이 식사를 하면 더부룩하고 소화가 안 되고 변이 잘 나오지 않았던 것이 천지산을 먹고 난 후 식사도 많이 좋아졌고 대변도 잘 나온다고 했다. 남편에게 배를 좀 만져봐도 되는지 물어보았더니 배 선생님 얼마든지 만져보세요, 한다. 얼마 전까지는 배일주 씨 하던 분이 배 선생님이라고 해서 의아했다.

우리 집은 소파가 없어서 거실 바닥에 누워 보시라고 했더니 머쓱하게 누우신다. 남편이 지켜보는 가운데 복부를 만져보았는데 한 달 전에 만져지던 종양 덩어리가 줄어들어 거의 손에 잡히지 않을 정도로 작아졌다. CT 촬영을 해보자고 했더니 어디엔가 전화한 남편이 병원으로 가신다고 한다. 원래 계획은 나에게 약을 받아서 교회에 가서 기도나 올리는 것이었는데 당장 신촌세브란스병원에 가서 CT 촬영을 한다고 한다. CT 촬영 후 복사해서 지난번에 찍은 CT 사진과 같이 가져오시면 보아 드리기로 약속했다.

며칠을 기다리지 못하고 병원에서 판독 결과도 나오지 않았으나 이 검사장님은 아내의 CT 사진을 가지고 그날 밤 10시에 왔다. 지난번 것과 비교해 보니 종양이 50% 이상 줄어들었다. 천지산 이외의 다른 약은 쓴 것이 없다고 한다. 한 달 먹고 이 정도의 효과라서 나도 놀랐다. 몇 년 전 가톨릭의과대학교 암연구소장 안웅식 교수 어머님 난소암을 치료한 일화를 설명해 드리니 사모님의 얼굴에서 생기가 나며 좋아하신다. 약의 효능도 중요하지만, 환자 스스로 치료가 된다는 확신과 자신감과 약에 대한 믿음을 갖는 것이 얼마나 중요한지 다시 설명해 드렸다.

암 환자들은 주위에 어설픈 사람들이 많으면 병을 못 고친다. 특히 병원에서 포기한 환자들은 무엇이 좋다고 하면 가족들이 무엇이든 구해다 주어야 하며 구해주지 않으면 서운해한다. 면회 오는 사람들이 이구동성으로 좋다는 약은 다 사 들고 와서 암에 특효라고 한다. 99.9%는 효과가 없고 사기일 가능성이 매우 높다고 보아야 한다. 병원의 기존 치료를 제외하고 된장부터 인삼까지 많은 식품과 풀뿌리들이 암에 특효라고 알려져 있다. 그러나 내가 40년 넘는 세월 동안 그것들을 섭취하고 병이 호전되었다는 객관적인 자료와 재현성을 확인한 것이 없어서 믿지 말라고 일러주곤 했다.

양 사모님은 1년 치료하는 도중에 장 유착과 폐쇄로 인하여 수술도 했고 몇 번의 어려운 과정도 있었으나 잘 버티고 치료가 잘 되어 건강한 모습으로 남편과 행복하게 잘 사시는 모습이 너무나 아름답다.

그 당시 치료가 끝나고 부부 동반으로 안산제일에서 운동을 했으며 남편은 대검중수부장, 수원지검장, 남부지검장, 인천지검장, 법무법인 대표변호사를 거쳐 어느 의과대학교 총장님으로 세 번 연임하시고 현재는 어려운 환경에 있는 어린이를 돕는 장학재단을 설립하여 세계 각국의 어려운 환경에 처해있는 많은 어린이들을 돌보고 계시는 분이다. 부인이 완치되자 천지산 연구에 보태서 많은 연구를 하라고 하시며 거금의 연구비를 지원해 주신 분으로 인류의 의학 발전에 더 큰 공헌을 하실 것으로 기대된다. 부인 양 사모님은 남편이 공인이라 공식 자리에서 천지산으로 완치했다고 말할 수 없지만 천지산이 시판되면 누구보다 좋아하실 분들이다. 이사장님과 사모님에게 누가 될까 항상 조심스럽다.

2022년 8월 18일 여름 두 분 부부의 홍천별장에서 우리 부부를 초대하여 식사했다. 20년 전 생사가 오가던 이야기로 눈시울을 적시는 사모님은 지금까지 배 선생님 덕분에 20년 넘게 건강하게 살고 있다고 말씀하셨다. 옆자리에 같이 초대받아 오신 분은 미국과 FTA 협상을 할 때 언론에 자주 나오시던 김종훈 회장님 부부에게 자랑도 하셨다. 배 선생님이 온다고 해서 홍천강의 강가에서 조약돌을 주워서 숯불에 구운 고기가 식을까 봐 돌을 불에 데워서 고기를 올려주시던 모습과 달맞이꽃과 이름 모를 꽃을 따서 정성스럽게 접시에 꽃으로 장식하고 요리를 해 주셨다. 마음과 정성이 들어간 음식과 꽃의 향기와 사람의 냄

새가 나는 음식은 난생처음 대접받아 보는 요리로 평생 살아오면서 처음이다. 여름밤이 깊도록 많은 대화를 했으며 물 맑고 공기 좋은 홍천강의 심산계곡에서 며칠 푹 쉬고 싶은 마음이 들었었다.

사모님은 고상하시고 예술 감각이 뛰어나 보이고 보기에도 부잣집 외동딸같이 마음이 맑고 청순하신 어린이 같은 분으로 남편과 애정이 남달라 보였다. 두 분의 건강과 행복이 함께하길 바란다.

난소암은 현대의학이 발달했어도 아직 불치병으로 많은 환자들이 고통을 받고 있다. 난소암은 재발과 전이가 잘 되어 폐와 뇌, 뼈로 번지기까지 하는 암으로 천지산이 하루속히 시판 허가를 받아 많은 사람을 살리는 약이 되기를 바라고 있다.

남편 이 검사장님은 어느 의과대학 총장님 제안을 받고 거절했으나 대학재단 이사장님의 설득으로 결정했다고 하시며 취임사에서 부인의 병에 대해 이야기했다. 검사장 출신이 의대 총장으로 온다고 하니 의대 교수들의 반대도 있었으나 부인의 난소암이 계기가 되어 의대 총장으로서 의학 발전에 도움이 되고자 한다고 당당하게 말씀하셨으며 나도 초대받고 가서 지켜보았다.

이번 독일에서 하는 임상시험에 난소암이 들어가지 않았으나 필요한 추가시험을 조금 더하고 난소암 임상을 진행할 계획이다. 난소암의 경우는 조기에 수술할 수 있으나 다른 장기나 임파에 전이되면 항암제가 잘 반응하지 않아서 아직도 불치병으로 분류하고 있다.

중국에서 처방되는 천지산

천지산은 중국 베이징 중서결합병원에서 천지산익시소류조방이라는 이름으로 중국 의사들이 처방하여 한국과 일본, 중국 등지의 많은 사람이 찾았다. 한국 사람들도 병원에서 현대 의학으로 치료를 포기한 말기 환자들이 베이징에서 처방받아서 효과를 보고 정상적인 생활을 하는 사람들이 있다. 그 당시 한 달 분 90캡슐에 5,000$에 처방을 했으나 꺼져가는 생명줄 앞에서 다른 방법이 없으니 항공료와 호텔비용 교통비를 드려서 많은 환자들이 처방받았다고 들었다. 다행히도 효과를 보고 치료가 잘 된 사람도 있으나 효과를 보지 못하고 돌아가신 환자분도 있었다. 베이징에서 치료받은 환자 중에 기억나는 사람이 있다.

▌A 환자

나는 그 당시 연구를 하다 가끔 시간이 날 때 막내딸 골프 시합을 데리고 가기도 했다. 무안CC에서 연습 라운딩을 하는 날 일본 동경대 박사 출신인 박상회 박사님의 전화를 받으니 배 선생님 어디에 있느냐고 급하게 나를 찾는다. 무안CC에서 막내딸 연습 라운딩을 하고 있다고 했더니 마침 잘 되었다고 환자 자료 좀 봐 달라고 한다. 환자는 전라도 어느 대학에서 행정직으로 근무하는 42세 여성이었다. 질 출혈이 있어서 지방대학병원에서 자궁암 진단을 처음 받은 환자로 자궁에서 출혈이 멈추지 않아 구급차를 타고 서울아산병원 응급중환자실에 있으나 출혈이 멈추지 않아서 수혈을 받고 있으며 생명이 위급하여 수술이 어려운 환자라고 한다.

남편이 전라도 고위직 공무원으로 자료를 가지고 무안CC까지 나를 찾아와서 처음으로 자료를 봐주었다. 자궁경부암이 주위로 많이 진행되어 종양 덩어리가 질과 자궁에 전이되어 출혈이 발생한 것이었다. 아무리 질에 거즈를 패키지해도 지혈이 안 되어 수혈을 계속하고 있다고 하며 아산병원에서도 손을 쓸 수 없다고 하는 말기 암 환자였다. 생사를 가름할 수 없는 상태로 좋은 말을 해줄 수 없고 남편에게 혹시 다른 사람이 있으면 언제 돌아가실지 모르니 아내는 포기하라고 했다. 그러나 다른 사람 없이 오직 부인을 사랑한다고 하며 아이에게 어머니가 필요한 시기에 갑자기 부인이 사경을 헤매고 있어서 온 가족이 근심한다고 했다. 친척들은 죽기 전에 얼굴이라도 보겠다고 면회를 오는데, 얼마나 생존할지 가늠할 수 없는 상태라고 한다.

자료를 모두 보아주고 남편과 많은 대화를 했다. 방법이 하나 있기는 한데 나는 의사가 아니라서 어떻게 해 줄 방법이 없음을 분명히 했다. 사모님과 아주 흡사한 케이스를 고쳐본 경험은 있지만 지금은 내가 약을 가지고 있지 않아서 꼭 천지산을 써보고 싶으시면 중국 베이징에 가서 천지산을 처방받아서 일주일만 복용할 것을 권했다. 일주일 이내에 지혈이 되고 호전되면 효과를 보는 것이고 출혈이 멈추지 않으면 효과가 없는 것이라고 했다.

남편은 지금 부인이 사경을 헤매고 있는데 중국 비자를 받으려면 빨라야 3일이고 보통 일주일 정도 걸린다고, 당장 방법을 알려 달라고 애원했다. 더 이상 나는 알려줄 수 없다고 했으며 연습 라운딩 끝나고 나오는 시간이라 일어나려고 하는데 베이징에서 처방받아 치료하는 사람이 있으면 알려달라고 해서 얼마 전에 전화상담을 했던 환자 연락처를 알려주었다.

현명한 공무원 남편은 다음 날 비자 서류를 중국대사관에 제출하고 베이징병원에서 치료하는 환자와 연락해서 일주일 분을 빌려 먼저 부인에게 천지산을 투여하고 비자가 나오면 중국에 가서 천지산을 구입해서 빌린 천지산을 갚아 주기로 했단다. 천지산의 효험은 빨리 나타나면 하루에 알 수 있고 늦어도 3일이면 차도가 있을 수 있다고 알려주었다. 부인의 생사는 아무도 모르고 오직 하늘이 알 것이며 기도 열심히 하라고 했다.

며칠 후 중국에 약을 구입하러 가는데 보호자로서는 입원 중인 환자를 데리고 갈 수 없었다. 그래서 내가 베이징병원에 전화해 응급중환자실에 있는 환자로 비행기를 탈 수 없고 거동이 어렵다고 일러주고 보호자가 찾아가면 잘 부탁한다고 했다. 남편은 부인이 천지산을 3일 먹고 출혈이 서서히 멎어 하루에 3봉지 수혈하던 것이 하루에 한 봉지로 줄었다고 전했다.

환자분은 병원 치료 없이 천지산을 3개월 투여하자 종양이 거의 없어졌다. 재발 방지를 위해서 몇 달 더 복용한 뒤 정상적인 생활을 하고 직장에도 복직했다. 딸을 데리고 군산CC에서 시합 전 연습 라운딩을 하고 나오니 환자와 남편이 골프장에 찾아와 있었다. 부부는 같이 연습 라운딩한 선수 4명과 보호자 4명에게 군산CC 앞 한우 고깃집에서 고기를 사 주셨다. 같이 연습 라운딩을 한 선수들과 보호자들은 무슨 일인지도 모르고 고기를 잘 얻어먹고 고마워했었다.

2014년 죽음의 터널을 나와서 현재까지 직장 생활 잘 하고 계신다고 한다. 환자를 소개해 주신 박상회 박사님의 말을 믿으시고 천지산을 신뢰하고 나를 찾아와서 울면서 살려달라고 애원하시던 남편분의 모습이 눈에 선하다. 아산병원에서 죽어 가는 환자를 마지막 얼굴이라도 한번 보려고 면회를 했던 가족분들 그리고 수혈만 하면서 아무것도 할 수 없이 죽어가는 환자분의 마음은 오죽했을까? 지금도 수많은 환자들이 길을 찾지 못하고 어려운 환경에서 외롭게 죽음을 맞이하는 사람들이 천지산의 혜택을 받아서 조금이라도 오래 생존하는 그날이 어서 오기를 기다린다. 나를 믿고 천지산을 믿으시고 언어도 통하지도 않는 베이징까지 가서 부인의 약을 구해 오신 남편분께 감사드리며 금실 좋은 부부와 자식들이 함께 오래도록 행복했으면 한다.

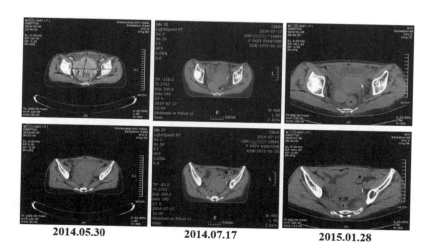

| 2014.05.30 | 2014.07.17 | 2015.01.28 |

B 환자

대구에 살고 있는 49세 된 여성 환자로 우측 유방암 완전 절제를 경북대학교병원에서 시행하고 재발 방지를 위해서 지속적으로 항암제를 투여하고 몸 관리를 했으나 몇 년 지나 양쪽 폐로 전이되어 호스피스 병동에 입원하여 산소호흡기로 연명했다. 입 주위와 얼굴과 피부에 청색증을 보였으며 병원에서는 일주일에서 한 달 정도 생존을 예상한다고 남편이 찾아와서 말한다.

천지산 회사에 수십억 원 투자해 주었던 어느 회장님의 부탁으로 환자의 자료를 보아주었다. 회계사인 남편은 점잖고 인품과 정직함이 보였으며 부인을 위해서 최선을 다하려는 마음이 있어 보였다. 병원에서 가망이 없다고 하는 부인을 위해서 마지막으로 천지산을 써보는 것이 소원이라고 했다. 숨을 쉬지 못하는 부인이 애처로워 볼 수 없으며 숨을 쉬게 해달라고 하면서 며칠이라도 더 볼 수 있게 해달라고 매달려서 3시간 이상 상담했다. 천지산을 써도 효과를 보지 못하고 돌아가시면 돈만 낭비하는 것이니 포기하고 보내 드리는 것도 부인을 위해서 좋은 방법이라고 했으나 울면서 살려달라고 애원을 한다.

남편은 마침 회계업무 차 중국 비자를 가지고 있어서 다음 날 중국 베이징병원에 가서 천자산을 처방받아서 부인에게 투여했다. 며칠 후부터 몰아쉬던 숨이 좋아지고 입가가 붉은색으로 돌아왔다고 전했다. 의사들이 무엇을 쓰고 있는지 물어서 중국에서 한약을 사 와서 먹였다고 했다는 전화가 왔다. 점잖은 남편에게서 수시로 전화가 와서 상담을 해줬는데 천지산을 투여하고 환자가 좋아졌단다. CT 촬영을 해서 비교 판독도 했다.

3개월이 지난 어느 날 환자와 남편이 나의 사무실에 찾아와서 고맙다고 한다. 환자 상태가 너무 좋아지자 주치의가 몇 달 전에 맞은 항암제가 늦게 효과를 보이는 수도 있으니 항암제를 다시 투여하자고 했다며 남편이 문의했다. 나는 더 이상은 조언을 할 수 없다고 했으며 남편은 중국에 가서 천지산을 구입해서 부인을 치료했다. 그 뒤 주기적으로 CT 촬영을 하여 종양이 거의 없어질 무렵 다시 항암제에 의존하다 사망한 환자로 유방암을 연구하는 좋은 자료를 남겨 주었다.

　환자와 남편은 많이 좋아지자 병원 차트와 각종 검사 기록들을 복사해서 나의 사무실에 찾아왔었다. 유방암 환자들의 기록을 리뷰하는 것이 연구에도 좋고 다음 연구 과제를 찾는 데 도움이 된다. 호스피스병원까지 가서 죽음을 눈앞에 두고 천지산을 먹고 여행도 다니고 많이 좋아져서 정상적인 생활을 하는 환자였다. 그 뒤에도 항암제를 한 번 더 투여해 보자는 의사의 말을 거절하고 천지산만 쭉 복용했더라면 하는 아쉬움이 남는다. 환자와 보호자는 주치의가 이렇게 많이 좋아졌는데 한 번만 더 항암제를 투여하자는 말을 거절할 수 없었다. 어떠한 기준이나 판단 없이 한 번만 하다가 영원히 돌아오지 못하는 경우가 있다. 대구에 있었던 이 환자는 내가 애착을 가지고 지켜본 환자로 끝까지 지켜드리지 못한 것이 늘 마음에 걸린다.

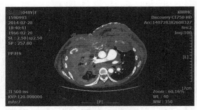

2014.07.28

2015.03.24

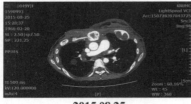

2015.08.25

2015.08.25

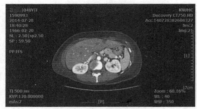

2014.07.28

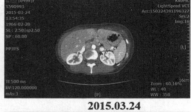

2015.03.24

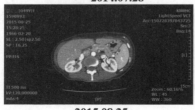

2015.08.25

2015.08.25

┃ C 환자

경기도 안양에서 사업을 하는 59세 된 남자 환자로 소화가 안 되고 통증으로 한림대병원에서 검사해 담낭암 진단을 받고 아산병원에서 다시 정밀 검사를 했던 환자로 기억난다. 중국에 갈 때도 아내를 대동할 정도로 아내 사랑이 지극했다. 사업을 확장하려고 준비하는 과정에 암이 발견되어 병원에서 수술과 항암치료를 권했다. 하지만 직원들이 알면 동요한다며 치료를 미루고 베이징에 가서 천지산을 구입해 먹고 두 달 만에 담낭암이 없어졌다. 그 뒤로 나와 가족처럼 지냈으며 몇 년이 지나 사업이 잘되어 평택에 공장을 새로 크게 지어서 이전했다. 그 과정에서 몸을 혹사하고 무리해서 간에 종양이 1cm 발견되어 일본에 가서 중입자 암 치료를 하고 왔다는 연락을 받았다. 그 이후에 아산병원에 들렀다 나를 찾아왔는데 안색이 안 좋아 보였다.

얼마 지나지 않아 갑자기 돌아가셨다는 사모님 전화를 받았다. 안양 장례식장에 문상을 갔다 왔는데 묘한 인연이 들었다. 사업 확장하지 말고 사모님과 사업을 정리하고 편하게 사실 것을 당부했으나 어떠한 이유인지는 몰라도 사업을 확장하고 꿈을 이루지 못하고 생을 마감하여 아쉬움이 많이 남는 환자로 기억난다. 담낭, 담도, 췌장 부위에 생기는 암은 예후가 좋지 않은 암으로 아직 풀지 못한 숙제이지만, 많은 과학자들이 연구하고 있다.

다음 자료는 병원 치료 전혀 없이 중국 베이징에서 천지산만 사용하고 암이 없어진 그분의 자료이다. 몇 년이 지나 간에서 재발하여 병원에서 치료하다 사망했으나 담낭암을 연구하는 기초 자료로 활용하고 있으며 담낭암, 담도암, 췌장암 환자들에게 많은 도움이 되기를 바란다.

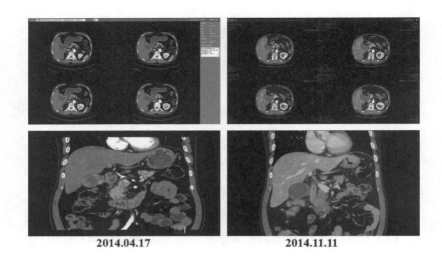

2014.04.17   2014.11.11

어머니를 위한 안웅식 교수님의 결단

여보세요. 천지산 씨 바꿔주세요.

저는 배일주라고 합니다. 천지산 씨는 없습니다. 무슨 일로 전화를 하셨습니까?

천지산 씨 언제 들어옵니까?

천지산은 개발 중인 항암제 이름이고 제가 연구하고 있습니다.

차분하고 점잖은 목소리로 가톨릭의대 암 연구소장이며 강남성모병원 산부인과 안웅식 과장이라고 자기소개를 하면서 찾아오겠다고 한다. 무슨 일로 만나자고 하는지 물어보니 어머님이 난소암 수술하고 난 후 항암제를 투여했으나 몇 달 후 뇌에 전이해서 어머님께 천지산을 구해 써보고 싶다고 한다.

90년대는 환자들 대부분이 천지산을 모르고 있는 시절이라 어떻게 천지산을 알게 되었는지 물어보았다. 본인이 근무하는 병원에서 동료 의사들이 수술하고 현대의학으로 할 수 있는 방법은 다 해보았으나 차도가 없어 새로운 치료 방법이 있으면 어머님을 위해 무엇이든 찾았다고 했다. 미국 FDA에 새로운 약이 허가 신청된 것이 있는지 알아보다 한국인으로서 항암제 심의관으로 있는 이인수 박사님이라는 분이 천지산 씨를 소개해 주었다면서 당장 집으로 오겠다고 하신다.

나의 연구 일정이 있어서 이틀 후에 만나기로 하고 강남성모병원 의무기록사본과 수술 전 CT, MRI, PCT 자료와 재발 후 자료를 모두 복사해서 가지고 오라고 했다. 그런데 본인이 어머니 증상과 치료 과정을 알고 있으니 만나서 얘기한다고 해서 그렇게 말로만 할 바에는 오지 말라고 했다. 의사가 환자를 보지 않고 처방하는 일은 없지만, 나는 환자는 안 만나도 자료는 직접 확인한다고 했다. 차트를 볼 줄 아는지 묻기에 가지고 와서 같이 보고 상의하자는 약속을 잡고 전화를 끊었다.

　이틀 후 저녁, 안 박사님은 어머님 병원 차트 원본과 CT, MRI 원본 필름을 모두 가지고 집으로 찾아왔다. 필름 판독을 해보니 뇌에 전이된 종양이 3개였다. 종양이 소뇌와 대뇌 사이에 전이했으니 운동 신경이 마비되어 한쪽을 사용 못 하게 되었을 것이라고 알려 드렸더니 자기도 판독을 못 하는데 어떻게 판독하는지 물었다. 차트를 보면서 항암제 사용 후 면역기능 떨어진 혈액 수치와 앞으로 치료 방향 등에 관해서 여러 가지로 상의하면서 만일 어머님이 좋아지시면 어떻게 할지 알려 달라고 하고 돌려보냈다.

　며칠 후 안 교수님이 다시 찾아와서 어머니에게 천지산을 드리고 싶다고 했다. 독성에 관해서 많은 질문을 해서 본인이 먹어보고 부작용이 없으면 어머님께 드려 보라고 했다. 그 당시는 안전성시험을 제대로 하지 못해서 우리나라에서는 전임상시험 안전성시험을 할 수 있는 기관이 없어서 일본 연구기관을 찾고 있을 때였다.

　둘째인 자신을 어머님이 공부시켜서 가톨릭의대에 들어가 산부인과 의사가 되고 미국 엠디앤더슨 암센터에 연수도 다녀와서 암 전문의사가 되었으나 어머님을 위해 해드릴 것이 없어 슬퍼하셨다. 어머님께 천지산을 써보고 효과가 있으면 함께 연구하기로 합의하고 1개월분 300만 원을 받고 약을 드렸다. 며칠에 한 번씩 안 교수나 어머님과 통화해 경과를 확인했다. 한 달 어머님의 마비된 다리에 힘이 생기고 조금씩 좋아진다고 하며 다시 약을 달라고 해서 약을 드렸다. 천지산을 투여하고 두 달 지나 CT를 찍어 보니 뇌로 전이된 종양이 많이 줄어들었고 버스를 탈 수 있게 되어 좋아하셨다고 전했다. 음료수를 사 들고 집으로 와서 필름을 형광등에 비쳐 보면서 같이 의논했던 일들이 주마등처럼 지나간다.

안 교수님은 어머님이 좋아지시자 연구를 하고 싶어서 안달이다. 그 당시 가톨릭의대에는 동물시험을 할 수 있는 시설이 갖추어지지 않아서 병원 뒤 산밑에 하얀색 건물 5층에 마우스 시험을 준비했다. 그 당시 우리나라에서는 시험동물을 구할 수 없어서 일본에 의뢰해 시험동물을 김포공항으로 들여와야 했는데 95년경에는 누드마우스 150마리를 김포공항에서 통과를 시켜주지 않아서 고생했다. 동물 수입 대행업자가 사전에 허가를 받고 수입해야 하는데 제도적으로 미비하던 시절이었다. 공항에 들어와도 통과를 못 하면 시간이 지나 쥐가 다 죽을 터였다. 다행히 지인의 도움으로 일단 동물을 통과시키고 서류는 나중에 주기로 하여 강남성모병원 앰뷸런스로 쥐를 실어 갔다. 필요한 서류는 다음 날 만들어 병원장직인 받고 내가 가져다 공항에 주었다. 당시 연구 비용은 인제의대 부산백병원 방사선과 과장 은충기 박사님이 일천오백만 원 자비를 대어주어 연구를 하게 되었다.

은충기 원장님은 인품과 사람의 됨됨이가 남달라서 인제의대 전체 교수회장과 백병원그룹총괄 병원장님을 역임하시고 부산해운대 백병원을 진두지휘하여 건축하고 개원하여 초대 병원장님을 역임하시고 정년 은퇴하신 분으로 내 평생을 살아오면서 귀하고 존경스러운 박사님 중 한 분이시다. 은 박사님 도움이 없었다면 여기까지 오지 못했을 것이다.

안 박사님과 연구해서 함께 쓴 논문 몇 편이 있다. 연구를 기획하고 시험 비용과 시험 물질을 제공하고 시험계획을 같이 의논했는데 안 교수님이 연구에 욕심이 나서 내 이름과 은충기 박사님 이름을 넣지 않고 시험 물질은 자기들이 만든 것으로 논문에 넣어서 SCI 탑저널에 냈다. 그러나 시험 물질 AS406의 출처가 어렵게 되자 나에게 자료 요청이 와서 거절했다. 어머니를 고쳐주었는데 인간적으로 배신감이 들어 안 교수에게 학자로서 해야 할 일과 하지 말아야 할 일을 말해주며 화를 냈지만, 연구 욕심이 부른 일로 이해해 주고 용서해 주었다. 그 이후 내 이름이 들어간 논문을 다시 냈다. FDA 심의관 이인수 박사님이 한국 식약청 불광동 자문으로 파견 나와 계실 때 안 교수님과 몇 번 같이 만나서 여러 가지 시험에 관해 의논하고 신약 개발 과정 미국에서의 허가 절차 등에 관해 천지산이 어떤 연구를 해야 하고 안정성시험은 어떻게 해야 하는지 많은 자문을 하여 주었다.

당시 70대 초반이었던 안응식 교수님 어머님은 천지산을 드시고 8년을 더 생존하시고 돌아가셨다. 안 박사님은 나에게 고맙다고 여러 번 밥을 사주시고 자주 만나 의논했으며 아산병원에서 임상시험을 할 때 성모병원에서 산부인과 암 임상을 하자고 했으나 더 이상 진행하지 못했다. 안 교수님도 연구 욕심이 많아 업적을 다수 남긴 분으로 기억한다. 새로운 연구 방법에 도전하기보다는 외국 과학자들의 논문을 보고 리서치하는 수준으로는 한계가 있어서 천지산의 더 이상 새로운 메커니즘 연구를 못 하게 되어 아쉽다.

뇌에 전이된 난소암이 천지산 효험이 있다는 사실을 알려주고 고인이 되신 안웅식 교수님 어머님께 깊이 감사드리며 임상 허가도 시판도 받지 않은 천지산을 구해서 어머님께 쓰신 용기 있는 안 교수님 존경합니다. 어디에 계시는지 몹시 보고 싶습니다. 이 글을 보시면 연락해 주세요. 저의 핸드폰 전화번호는 그대로입니다.

안웅식 교수님과 공동 연구해서 발표한 몇 편의 논문 중 1편 논문을 첨부한다.

:: Comparison of diarsenic oxide and tetraarsenic oxide on anticancer effects: relation to the apoptosis molecular pathway

INTERNATIONAL JOURNAL OF ONCOLOGY 30: 1129-1135, 2007

Comparison of diarsenic oxide and tetraarsenic oxide on anticancer effects: Relation to the apoptosis molecular pathway

HONG-SEOK CHANG[1], SU-MI BAE[2], YONG-WAN KIM[2], SUN-YOUNG KWAK[2], HYUN-JIN MIN[2], IL-JU BAE[4], YOUNG-JOO LEE[5], JONG-CHUL SHIN[3], CHONG-KOOK KIM[6] and WOONG-SHICK AHN[3]

[1]Department of Therapeutic Radiology, [2]Catholic Research Institutes of Medical Science, [3]Department of Obstetrics and Gynecology, College of Medicine, The Catholic University of Korea; [4]Laboratory of Chonjisan Institute, [5]Department of Bioscience and Biotechnology, Sejong University; [6]College of Pharmacy, Seoul National University, Seoul, Korea

Received August 11, 2006; Accepted October 26, 2006

Abstract. As_2O_3 has been reported to induce apoptosis and inhibit the proliferation of various human cancer cells. We evaluated the ability of a novel arsenic compound, As_4O_6, along with As_2O_3 in vitro and in vivo. To examine the levels of apoptosis of HPV 16-positive SiHa cervical cancer cell, flow cytometry and Western blotting were employed at various time intervals after two arsenic compound treatments. Ingenuity Pathway Analysis (IPA) was applied to investigate the differential cell death pathway of As_4O_6 and As_2O_3. The results showed that As_4O_6 was more effective in suppressing SiHa cell growth in vitro and in vivo compared to As_2O_3. In addition, the cell cycle was arrested at the sub-G_1 phase by As_4O_6. Western blot analysis showed that the proliferating cell nuclear antigen (PCNA) and Bcl-X_L with sequence homology to Bcl-2 were significantly suppressed by As_4O_6. However, the apoptosis-related proteins such as p21 and Bax were overexpressed by As_4O_6. IPA suggested that there is a significant difference between As_2O_3- and As_4O_6-induced cell death pathways. Taken together, As_4O_6 has a specific cell death pathway and possesses more potent anti-tumor effects on human cervical cancer cells in vitro and in vivo.

Introduction

Arsenical compounds As_2O_3 and As_4O_6 have been demonstrated to possess life-preserving qualities in cancer

Correspondence to: Dr Woong-Shick Ahn, Department of Obstetrics and Gynecology, College of Medicine, The Catholic University of Korea, 505 Banpo-Dong, Seocho-Ku, Seoul 137-040, Korea
E-mail: ahnws@catholic.ac.kr

Key words: cervical intraepithelial neoplasia, diarsenic oxide, tetraarsenic oxide, apoptosis, molecular pathway

treatment. Promising results with patients were reported showing that diarsenic oxide (As_2O_3) treatment could offer an alternative to chemotherapy for acute promyelocytic leukemia (APL) (1-3). Cytopathological studies showed induction of apoptosis in APL cells. Recent reports suggested that arsenical compounds inhibit the proliferation of human umbilical vein endothelial cells (HUVEC) via G_1 and G_2/M phase arrest of the cell cycle. In addition, these inhibitory effects on bFGF- or VEGF-stimulated cell proliferation suggest antiangiogenic potential of these arsenical compounds (4). It has been reported that diarsenic oxide suppresses the growth of tumor cells by cell cycle arrest, induction of cyclin-dependent kinase (CDK) inhibitors and apoptosis in a myeloma cell line, MC/CAR (5). Diarsenic oxide also causes cell death through apoptosis in a human leukemia cell line, NB4 (6), a human papillomavirus (HPV) 16 infected cervical carcinoma cells (7), and a human pancreatic cancer cells (8). On the other hand, tetra-arsenic oxide (As_4O_6) was reported to have antiangiogenic effects on the new vessels induced by NGF in the rat cornea compared to control group and As_2O_3 group (9). It has been suggested that As_4O_6 might be a new arsenic compound as it induced apoptosis in U937 leukemic cells at much lower concentration than As_2O_3 (10). However, attempts to establish the efficacy of its anticancer activity in vitro and in vivo are technically challenging.

Human papillomaviruses (HPV) have been consistently implicated in causing cervical cancer. Especially high-risk types (HPV 16, 18, 31, 45) have been strongly associated with cervical cancer (11,12). Surgical, radiation, chemo-therapies have had only limited success. Also, relapsing cervical cancers are problematic, adding importance to developing anti-cervical cancer drugs.

Here we evaluated the ability of As_4O_6 along with As_2O_3 to suppress cell growth in HPV 16-positive SiHa human cervical cancer cells. We observe that As_4O_6 is more effective in inhibiting the SiHa cell growth in vitro and in vivo compared to As_2O_3. In addition, there is a significant difference in functional profiles between As_2O_3- and As_4O_6-induced cell cycle and cell death pathways. Thus, these data suggest that a novel arsenic compound, As_4O_6 possesses more potent anti-tumor effects on human cervical cancer cells *in vitro* and *in vivo* compared to As_2O_3.

Materials and methods

Cell culture. SiHa HPV 16-immortalized human cervical carcinoma cells were incubated in DMEM supplemented with 5% fetal bovine serum, 0.37% sodium bicarbonate, 30 mM HEPES, and 100 μg/ml streptomycin/penicillin (cDMEM) at 37°C in a CO_2 incubator.

Chemical reagents. As_2O_3 was purchased from Sigma (St. Louis, MO). As_4O_6 was provided from Chonjisan Co. (Seoul, Korea). These chemicals were diluted in phosphate-buffered saline (PBS) to a final concentration of 10^{-3} M and kept at 4°C. 3-(4,5-dimethylthiazol-2-yl)-2,5-diphenyltetrazolium bromide (MTT) was purchased from Sigma and dissolved in PBS at a final concentration of 5 mg/ml.

FACS analysis. Cells were washed twice with PBS and then resuspended in 1X binding buffer (10 mM HEPES/NaOH, pH 7.4, 140 mM NaCl, 2.5 mM $CaCl_2$). Per tube 1x10⁶ cells were added with 5 μl of Annexin V-FITC and 10 μl of propidium iodide (BD, San Jose, CA), followed by incubation at 22°C for 15 min. Each tube was added with 100 μ of 1X binding buffer and then the cells were analyzed by a flow cytometer (BD). For DNA contents, ethanol-fixed cells were incubated with RNase A (10 mg/ml) and propidium iodide (400 μg/ml) and shaken for 1 h at 37°C in the dark. The samples were read using flow cytometer (BD). Cell debris and fixation artifacts were gated out and G_0/G_1, S and G_2/M populations were quantified using the CellQuest program.

Western blot analysis. SiHa cells were treated with 0.5 and 1 μM of As_2O_3 and As_4O_6 for 48 h. The cell lysates (~30 μg of protein) were separated in 12% polyacrylamide SDS-gels and transferred to a nitrocellulose membrane (Schleicher & Schuell, Dassel, Germany), which was immersed in blocking buffer (5% skim milk and 0.1% Tween-20 in PBS, pH 7.4) for 1 h at room temperature and incubated with primary antibodies (Santa Cruz Biotechnology, Inc., CA, USA). PCNA (1:200), CDK4 (1:200), p21 (1:200), Bax (1:200), Bcl-X$_L$/Bcl-X$_S$ (1:500) and actin (1:5000) in blocking buffer overnight at 4°C. After the incubation, the membrane was probed with horseradish peroxidase-labeled anti-mouse IgG antibody (1:5000) in PBS (containing of 0.05% Tween-20 and 5% skim milk powder) for 30 min at room temperature. The proteins in the membrane were detected by enhanced chemi-luminescence detection system (Amersham, Buckinghamshire, UK) and bands were visualized by autoradiography using X-ray film (Amersham).

Inhibition of tumor growth. Cancer cells (10⁷ cells/mouse) in 0.1 ml PBS were injected into the 6-week-old female BALB/c mice (nu/nu). Fifteen days later, a solution containing 10 μg/gBW of As_4O_6, As_2O_3, or PBS was injected into the area

where the tumor cells were generated. For four weeks, tumor formation and size were evaluated once in two days. The tumors were measured with calipers for two perpendicular diameters, and tumor size was calculated based on average dimensions. The tumors were resected at the indicated day, and stored at -70°C for analysis. Total proteins were extracted with Trizol as described in the manufacturer's protocol for Western blot analysis.

Pathway identification. As reported previously in cDNA microarray analyses (13), the 108 genes that consistently displayed altered expression patterns in both arsenic compounds were newly analyzed using Ingenuity Pathway Analysis to identify how the transcripts identified by the gene expression signature are related to the cell death signaling pathways. The functional analysis was carried out as follows. Each gene was annotated by integrating the information on the Gene Ontology website (http://GenMAPP.org). First, each gene was associated with its corresponding current curated gene entry in UniGene (http://www.ncbi.nlm.nih.gov). Next, the Ingenuity Pathway Analysis software (IPA, Ingenuity Systems, Mountain View, CA) was utilized to identify networks of interacting genes and other functional groups. Semantically consistent pathway relationships are modeled based on a continual, formal extraction from the public domain literature and cover more than 10,300 human genes (www.ingenuity. com/products/pathways_ knowledge.html). These genes were then used as a starting point for generating biologic networks. The resulting networks were represented in graphic format. The files, including results of the Ingenuity Pathway Analysis are available from our anonymous FTP site: ftp://160.1.9.42/work/arsenicIPA/.

Statistical analysis. Statistical analysis was done using the paired Student's t-test and ANOVA. Values between different groups were compared. A $P<0.05$ was considered significant.

Results

As_4O_6 induced more early and late apoptotic cell populations in SiHa cells. We counted different apoptotic cell populations induced by these two compounds by double staining the SiHa cells with annexin V and propidium iodide (PI). As shown in Fig. 1, the cell death significantly increased after arsenic compound treatment in the SiHa cells. Double positive cell populations (late apoptotic group) were 3.7, 3.7 and 4.8% at 0.0, 0.5 and 1 μM of As_2O_3, respectively. Early apoptotic cell populations were 1.4, 1.9 and 4.4% at 0, 0.5 and 1 μM of As_2O_3, respectively. However, double positive cell populations were 3.7, 8.0 and 11.5% at 0, 0.5 and 1 μM of As_4O_6, respectively. Similarly, early apoptotic cell populations were 1.4, 2.5 and 8.1% at 0, 0.5 and 1 μM of As_4O_6, respectively. On the other hand, lower sensitivity to As_2O_3 was shown in the SiHa cells compared to As_4O_6. This shows that As_4O_6 induced more early and late apoptotic cells compared to As_2O_3.

As_4O_6 induced apoptosis more significantly than As_2O_3. We were next interested in examining the levels of apoptosis achieved by addition of two most sensitive doses, 0.5 and

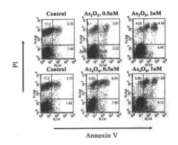

Figure 1. Induction of early and late apoptotic cells in SiHa cells by As₂O₃ and As₄O₆.

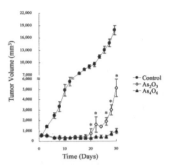

Figure 3. Tumor growth-inhibitory effects of arsenic compounds in SiHa cell xenografted nude mice. *Statistically significant at P<0.05 using the paired Student's t-test compared to the PBS control (*P<0.05).

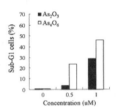

Figure 2. Sub-G₁ cell population in SiHa cells by As₂O₃ and As₄O₆. Cells were stained with propidium iodide and analyzed using flow cytometer for detection of sub-G₁ population.

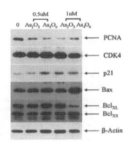

Figure 4. Western blots of cell proliferation marker and apoptosis-related proteins in SiHa cells by As₂O₃ and As₄O₆.

1 μM of arsenical compounds (As₂O₃ and As₄O₆). As shown in Fig. 2, the apoptosis pattern was confirmed by flow cytometry. In particular, As₄O₆ displayed 25% sub-G₁ cell populations at 0.5 μM. However, little sub-G₁ cell populations were observed by 0.5 μM of As₂O₃. Similarly, 1 μM of As₂O₃ and As₄O₆ showed 30 and 50% sub-G₁ cell populations, respectively. Therefore, the data confirm that As₄O₆ significantly induced the levels of apoptosis.

Anti-tumor effects of As₄O₆ in mice. To investigate the anti-tumor effect of arsenic compounds *in vivo*, we treated As₄O₆ with the SiHa cell-xenografted nude mice and then measured each tumor for one month. As shown in Fig. 3, the tumor size increased almost linearly with time in the control group. On the other hand, in the case of As₄O₆ treatment, the tumor size was decreased significantly compared to As₂O₃ and control. It is, however, notable that the levels of tumor growth inhibition of As₂O₃ were not similar with the case of As₄O₆. No cyto-

toxicity was observed (after 20 days post treatment) with As₂O₃ treatment, followed by a rapid increase until the end of the observation period.

Comparison of expression of apoptosis-related proteins by As₂O₃ and As₄O₆. To compare anti-growth effects induced by As₂O₃ and As₄O₆ at the levels of cell proliferation- and apoptosis-related proteins, Western blot analysis was performed after treatment with arsenic compounds at 0.5 and 1 μM. As shown in Fig. 4, the expression of the cell

---

* 논문 전문은 인터넷에서 제목을 검색하면 열람할 수 있다.

영웅호걸 여장관 두 분을 만나다

추미애 장관님과 강금실 장관님 이야기를 하려고 하니 정치권에서 많은 바람이 불고 역풍을 우려하여 자문을 받아본 결과 극구 반대를 했다.

COVID-19의 확산과 우크라이나와 러시아, 이스라엘과 팔레스타인 전쟁으로 전 세계 경제가 침체했다. 수출로 먹고사는 우리나라도 수출이 급감하며 경제는 급속도로 나빠졌다. 중소기업이나 서민들은 IMF 때보다 더 어려운 고통을 피부로 느끼고 있다.

사업이든 신약 개발이든 기회가 있을 때 회사를 알리고 적절한 시기에 신약이 나와야 회사는 이윤을 창출할 수 있고 암 환자는 혜택을 받을 수 있다. 신약을 빨리 개발해서 어려운 경제도 살리고 암 환자도 살리는 계기가 되기를 바라며 여당과 야당 정치인들도 합심해서 우리나라에서 많은 신약이 개발되어 외국을 선도하는 바이오 강국이 되기를 바라는 마음에서 글을 간단하게 쓰기로 한다.

추미애 장관님

추미애 의원님은 16대 대통령 선거가 한창일 때 아산병원 암연구소장 강윤구 교수님의 부탁으로 처음 만났다. 추 의원 아버님의 병환에 대해 설명을 듣고 서울대학병원 의무기록 사본, 각종 검사기록과 아산병원 종양내과에서 치료받은 기록들을 확인했다. 송파구 거여동 옆 마천동 아버님 댁을 자주 가서 병환을 보면서 누워 계시는 아버님과 많은 대화를 했는데 건장하신 체격에 경상도 특유의 다혈질인 성향이었다. 어머님은 신사임당처럼 인자하시고 조용하신 성격이었다. 아들 둘 딸 둘 중 추 의원은 둘째 딸로 아버지 성격을 많이 닮은 것 같다.

내가 방문하는 날이면 추 의원님이 멀리서도 달려오시고 했는데 그당시 대통령 선거 막바지였으며 노무현 대통령 후보와 선거유세를 위하여 전국을 다니시고 늦은 밤에도 아버지 집에 오셔서 아버님 옆에서 밤을 새우시던 기억이 난다.

16대 노무현 대통령님이 당선되시고 한참 후에 아버님이 불러서 가보니 추 의원님이 먼저 와서 계셨다. 막내아들도 같이 있었는데 집에서 많은 대화를 했다. 서울대학병원에서 수술하고 항암제를 투여했으나 재발하여 아산병원에서 항암제 투여했으나 항암제의 반응이 없고 복수가 고이고 말았다고 한다. 추 의원님도 아버님 병을 고쳐 드리려고 암에 효험이 있는 약은 무엇이든 써보았는데 더욱 악화되었다고 한다. 한데 천지산을 먹고 복수도 빠지고 상태가 많이 호전되고 있다고 환자분이 말해주고 좋아하시면서 기름값 하라고 금일봉을 주셨다. 주기적으로 아산병원에서 검사한다고 한다.

몇 달이 지나서 추 의원님이 전화해 시간을 내어 아버지가 입원하신 아산병원으로 와 달라고 하셨다. 다음 날 약속시간에 병실에 올라가니 추 의원님이 먼저 오신 중에 아버님이 의사를 못 믿겠다고 화를 내고 계셨다. 불같은 성격이 대단하시다. 추 의원님은 아버님이 더 이상 의사들 말을 듣지 않고 오직 배 선생님 말만 듣는다고 하시며 어제 찍은 CT 필름을 봐 달라고 했다. 강 교수님 연구실에서 추 의원님과 강 교수님이 모여 셋이서 자료를 보았는데 두 달 전에 찍은 사진보다 복수도 더 고이고 종양도 악화되었다.

워낙 환자가 의사를 불신하니 강 교수님은 나보고 얘기해 달라고 부탁했다. 병실에 다시 올라가니 환자는 나를 기다리고 있었으며 내 입에서 무슨 말이 나오는지 지켜보았다. 아버님 준비하셔야 합니다, 했더니 얼마나 살 것 같으냐고 물었다. 지금까지 많은 환자를 봐왔지만 죽고 사는 것은 모두 다르며, 아버님은 두 달 전후로 예상한다고 했다. 환자는 한강이 보이는 올림픽대교 쪽을 말없이 한참 바라보셨다. 자신의 남은 수명이야 알고 있었지만, 의사들이 자꾸 좋아진다고 하니 희망을 놓을 수 없었던 거다. 눈물을 훔치던 아버님이 추 의원님과 내 손을 잡으며 내 약이 효과적이고 거짓말을 하지 않는다며 추 의원에게 나를 도울 것을 당부하던 모습이 눈에 선하다.

아버님이 돌아가시고 추 의원님은 미국 유학을 떠나셨다. 한국에 돌아오신 뒤로는 몇 년 동안 추석과 설에 와인을 보내 주셔서 더 이상 보내지 말아 달라고 전화를 드렸다. 현재는 만나지 않고 있지만 민주당 당대표와 법무부 장관님을 하고 나서는 언론매체를 통해서 근황을 자주 확인한다. 그 당시 추미애 의원께서는 미국에서 돌아오시고 많은 언론이 접촉해도 만나주지 않자 신동아 조성식 기자님이 의원님을 소개해 달라고 해서 조 기자님이 신동아에 특집기사를 실었었다.

강금실 장관님

　나는 아직도 장관님이 우리 회사 모델로 서 주시겠다던 말씀을 늘 기억하고 있다. 장관님은 현직에 계실 때 만났는데 지나가는 말로 할 수 있지만 일반 서민이나 나같이 힘없고 빽없는 사람은 늘 마음속에 생각하고 있다.

　강 장관님은 현직 법무부 장관으로 노무현 대통령님과 젊은 검사들의 대화를 하실 무렵 유달리 얼굴에 종기가 많이 났었다. 서울에 있는 유명한 피부과를 몇 곳을 다녀도 치료가 되지 않자 어느 변호사님이 소개하여 만나게 되었다. 삼성동 강 장관님의 자택에서 밤 11시에 만나서 치료를 진행했는데 아래층에는 서울대 약대 출신인 오빠가 살고 계셨다. 장관님은 4층에 혼자 사셨는데 고상하시고 클래식 음악과 고전음악 무용을 좋아하셨으며 방문할 때마다 넓은 거실에 음악을 틀어 주시곤 했다.

　얼굴에 나는 종기는 대부분 사춘기에 호르몬의 불균형으로 많이 발생하고 바이러스에 의한 감염도 있다. 심하면 흉터가 영원히 남게 되는 병으로 한의학에서는 열을 내려주고 화를 풀어주는 처방을 한다. 피부과에서는 스테로이드 항생제, 소염제 등을 주로 처방하는 것을 보았다.

　강 장관님 얼굴에 난 여드름을 치료할 수 있는지 문의한 변호사에게 여드름이 아니고 얼굴 종창이라고 알려드렸다. 한 달 이내에 모두 없애 드릴 수 있다고 했더니 장관님 얼굴인데 걱정된다고 망설이다 나를 소개했다고 한다. TV에서 보는 얼굴보다는 화장하지 않은 얼굴을 보아야 하니 직접 환자를 만나야 한다고 했더니 장관님이 워낙 바쁘셔서 밤 10시가 넘어야 댁에 들어간다고 했다. 장관님과 직접 통화해서 집에 들어가시면 샤워하시고 화장은 하지 마시고 기다려 달라고 부탁했다.

내 얼굴에도 20대에 종창이 심하게 났던 흉터가 있다. 밖에 다니지도 못한 채 고생하며 터득한 종창 치료 방법을 주위 사람들에게 무료로 알려주기도 했다. 그때의 경험을 살려 치료한 덕에 금방 회복되어 건강한 모습으로 장관직을 잘 마무리하셨다. 그리고 몇 년이 지나서 신동아 조성식 기자의 출판 기념식 때 프레스센터에서 나를 발견하시고는 저 멀리서 달려와 인사를 하시기도 했다.

시대를 앞서간 정치인들 참 많이 만났으나 천지산에는 도움이 안 되어 누구에게도 부탁해 본 일이 없다.

약은 정치인의 힘으로 개발되고 시판 허가를 받는 것이 아니다. FDA에서 요구하는 시험데이터를 충족하고 과학적인 근거 자료를 만들어야만 한다.

천지산이 인정받을 몇 번의 기회가 있었으나 FDA가 요구하는 데이터를 그 당시에는 충족하지 못해서 오랜 세월이 걸렸다. 현재는 임상 자금을 구하지 못해서 애를 먹고 있으나 이 책을 통해 사업 파트너를 만나기를 기도한다.

신약 개발의 어려움은 연구해 본 사람만 안다.

대통령 아버지의 유지

　대통령님의 아버지 치료 일지를 공개하는 것이 쉽지 않았다.

　윤기중 교수님께서 본인의 임상자료를 연구용으로 암을 정복하는 데 사용해달라는 부탁을 하시면서 세브란스병원과 삼성병원 자료들을 나에게 주셨다. 윤석열 대통령님이 임기를 끝내고 난 후 천지산이 미국 FDA에서 시판 허가를 받으면 자서전을 출판하려고 마음의 준비를 하고 있었다. 그러나 윤 교수님이 2023년 8월 15일 93세의 연세로 별세하시고 세브란스병원 장례식장 문상을 다녀오면서 윤기중 교수님의 유언을 받들어 우리나라의 신약 개발에 조금이나마 힘이 된다면 40년 동안 일군 노하우를 공개해 많은 젊은이들이 신약 개발에 도전하는 발판을 마련하는 차원에서 좀 이르게 출판하기로 어려운 결정을 내렸다.

　이 책을 출판하면 야당에서 불법 의료행위라고 들고일어나 현직 대통령으로서는 악재가 될지도 모른다. 하지만 정부나 여야가 힘을 합해 바이오 신약 산업이 성공하도록 지원한다면 한국 신약 개발이 앞당겨질 것이다. 여당과 야당이 합심해 한국이 바이오 강국이 되길 바라는 염원을 담았다.

성명: 윤기중(311219-*******)

진단명: 양쪽 신장종양, 방광암(Transitional cell carcinoma in-situ)

검체: Urinary bladder 병리번호 S9909391 삼성병원 1999-04-01

:: **증상**

<u>99-03-02</u>

새벽에 소변을 보는데 핏덩어리 같은 것이 나와서 집 근처 비뇨기과 의원을 방문했으나 세브란스병원에 가서 정밀 검사를 받아 보라고 했다고 한다.

<u>99-03-06</u>

신촌세브란스병원 비뇨기과 진료받음

<u>99-03-18</u>

신촌세브란스병원 CT 촬영

<u>99-03-19</u>

초음파검사 우측 신장 3.5x3.5 2개 좌측 신장 3.4x4.0, 2.6x2.3 2개 방광 2.6x1.8, 2.8x3.0, 2.8x1.8 3개 종양이 발견됨

초음파 담당 의사 신촌세브란스병원 유형식 선생님.

<u>99-03-29</u>

신촌세브란스병원에서 각종 검사를 했으나 조직검사는 하지 않았다고 한다.

정밀 검사를 위해 입원해서 검사하자고 했으나 입원 날을 빨리 잡지 못해 다른 병원을 알아보던 중에 환자분의 제자가 삼성병원 재무관리 팀에 근무하는 제자분의 도움으로 다음 날 삼성병원에 입원하여 종합 검사를 하라고 연락을 받았다고 함.

99-03-30
삼성병원 입원해서 다음 날 방광경으로 조직검사 시행함. CT 촬영은 하지 않음. 여러 가지 검사를 진행하고 특별한 치료 방법이 없으며 양쪽 신장과 방광의 근본적인 수술은 안 되고 방광경으로 조직검사를 했다고 함. 방광경 검사해서 조직검사를 하고 방광에 BCG 결핵균을 넣어주는 방법을 하자고 했다고 함. 비뇨기과 채수웅 박사님은 환자에게 비밀로 하고 방광경으로 30분이면 간단하게 수술하면 된다고 전함. 2000년 12월 1일 원자력병원 암 전문의들과 인터뷰하실 때까지도 간단한 수술로 제거한 것으로 알고 있음.

99-05-07
밤 11시에 체중이 110kg이 넘는 거구의 젊은 사람과 왜소하게 생긴 여동생이 과일바구니를 들고 우리 집에 찾아왔다. 사연인즉 아버님이 신장과 방광에 종양이 발견되어 신촌세브란스병원과 삼성병원에서 검사를 했으나 병원 치료가 어렵다는 주치의 말을 들었는데 아버님은 간단하게 수술한 것으로 알고 있다고 한다. 가을에 장가갈 때까지만 아버지를 살려달라고 무릎 꿇고 아버지 약을 달라고 한다. 환자에게 약을 드리면 의료법 위반으로 구속되어서 지금은 드릴 수 없다고 오히려 내가 통사정을 해서 빨리 보내려고 했다. 내일 대전연구소 시험 일정으로 쉬려고 하는데 돌아가지 않고, 약을 달라고 버티고 앉았다. 두 시간 동안 약을 달라 안 된다 실랑이하다 새벽 1시가 되었는데 돌아갈 생각을 하지 않는다. 몇 년 전에는 많은 사람들을 살려준 적이 있지만 지금은 약을 주면 의료법 위반죄를 묻기 때문에 약을 드릴 수 없다고 해도 꼼짝도 하지 않는다.

　오래 앉아 있으니 다리가 저리는지 다리를 펴도 되는지 물어서 쭉 펴고 주물러서 피를 통하게 하고 빨리 돌아가라고 했다. 그래도 아들은 가을에 장가갈 때까지만이라도 아버지를 살려주면 한이 없다고 했다. 결혼할 상대가 있느냐고 했더니 요즘 열심히 선을 본다고 한다. 지금 선을 봐서 언제 장가를 가겠냐고 물어보니 손자는 못 보여드려도 며느리는 보여드려야 불효를 면하지 않겠냐고 눈물을 보이며 애원한다.

　젊은 사람이 어느 회사에 다니기에 명함도 없고 혹시 약을 주면 신고해서 나를 다시 구속시키려고 하는 사람인지 알 게 뭐냐고 했더니 개인사업을 해서 명함이 없다고 한다. 여러 친구들을 통해서 아버지 병을 고치려고 수소문하다 천지산을 찾게 되었다며 자기가 알고 있는 회사 사람들의 가족도 많이 고쳐주었다는 것도 확인했단다. 대기업에 근무하느냐고 했더니 아니라고 한다. 한때는 나의 도움을 받은 여러 회사의 사람들이 있으나 지금은 안 된다고 했다. 마침 아내가 셋째를 임신하고 있어서 만삭이고 힘들어한다는 핑계를 대고 빨리 돌아가라고 했다.

　약을 줄 때까지 기다릴 기세라 일찍 자기는 글렀으니 살아온 얘기라도 들어보기로 했다. 어떻게 불효했기에 아버님이 죽을병이 드니 장가가서 효도하려는지 물었다. 아들은 학생들을 지도하는 청렴한 학자인 아버지 덕분에 한눈팔지 않고 공부할 수 있었다고 회한에 잠겼다. 그러더니 명함이 없다고 몇 시간을 버티고 신분 노출을 꺼리던 사람이 슬그머니 주머니에서 명함을 꺼내 주었다.

서울지검 특수1부 윤석열 검사 명함이다. 검찰에 조사받으러 다니고 구속된 이력이 있어 명함에 인쇄된 검찰청 표시가 눈에 익었다. 약을 줄 수도 없고 안 줄 수도 없는데 잘못 걸렸다는 생각이 들었다. 몇 시간 동안 대화하다 보니 가정교육을 잘 받았고 정이 많고 진실된 사람이라고 느꼈다. 윤 검사의 가족사를 들으며 이런 효자를 봤나 하고 감동해서는 가지고 온 병원자료, 의무기록 사본과 CT 필름 등을 자세히 보아주게 되었다.

대학병원에서 완치를 위한 근본적인 치료 방법이 없으며 방광경으로 방광 내부를 보면서 일부 암 조직을 제거할 수 있으면 제거해서 조직검사를 의뢰하고 BCG를 넣는 방법을 시도할 거라고 했단다. 항암제는 방광암에 잘 반응하는 약이 개발된 것이 없고 방사선치료는 근본적으로 치료할 수 없으니 다른 치료 방법을 시도하지 못했다는 것을 알려주었다. 현대의학적인 치료 방법의 한계와 앞으로의 예후 등 내가 알고 있는 의학지식에 대해 말해주고 천지산의 효능에 관해서 알려주었다. 천지산을 쓴다고 모두 완치되는 것이 아니고 암 종류, 암세포, 체질에 따라서 효능을 보는 사람과 효험을 보지 못하는 사람이 있음을 고지했다. 천지산을 두 달만 투여해 보면 죽고 사는 것은 알 수 있으니 두 달 투여하고 검사해서 결과를 보자고 자세히 설명해 주었다.

천지산을 투여해서 효험을 보는 확률이 50%라고 생각하고 시도해도 결국은 0%에서 시도하는 것이다. 다른 사람이 좋아졌다고 본인이 좋아진다는 보장이 없으며 신장과 방광암은 오늘까지도 현대의학적인 치료에서 좋은 항암제가 개발되지 못하고 있다. 그에 반해서 천지산은 방광암과 신장암에 효과를 보였고 그 뒤에도 환자가 건강한 삶을 유지하고 있다. 모사제인 성사제천. 일을 도모하는 것은 사람이나 결과는 하늘이 결정한다는 뜻이다. 효자 남매의 애절한 사연에 거절할 수 없어서 약을 드리고 결과를 지켜보자고 했다. 잘못되면 구치소 다시 한번 다녀오고 사람 살린다는 마음으로 약을 주기로 했다.

99-05-07

15일분 천지산 드림. 마침 내일 대전연구소에 시험 의뢰할 약이 있어서 주었더니 큰절을 하고 가져갔다.

하루 3회 아침, 점심, 저녁 드시라고 했으며 식후 30분 후 복용 방법을 알려주고 주의 사항 알려드림.

99-05-17

윤기중 교수님과 통화하여 상태를 체크했다. 피 오줌이 나왔다고 하며 천지산을 잘 드시고 있으며 마음이 안정되고 상태는 많이 좋다고 하신다.

99-05-22

30일분 천지산 드림. 윤 검사님 영광굴비 2두름 가지고 오심. 약은 잘 드시고 특별한 부작용 증상 없다고 한다. 두 달이면 효과가 있는지 없는지 알 수 있으니 두 달 후면 죽고 사는 것은 결정된다고 했다.

99-06-10

윤기중 교수님과 통화함. 증상에 관해 물어보니 입맛이 없고 체중이 줄고 힘들다고 해서 며칠만 아침저녁으로 하루 2회 복용하시고 자주 통화하자고 했음.

99-06-22

윤 교수님과 통화함. 약이 며칠 없다고 하시며 하루 3회 먹으니 얼마 없다고 해서 24일 오시면 약을 만들어 놓는다고 했음.

99-06-24

30일분 천지산 드림. 카무 양주 한 병과 쇠고기 사서 아들딸과 함께 오심. 윤 교수님과 많은 대화를 하면서 치료된다는 확신을 심어주었고 윤 교수님 사모님 관절에 이상이 있다고 해서 관절에 좋은 환 1박스 드림.

99-07-01

윤 검사님 전화 오심. 방광 내시경을 하고 방광조직을 뜯어서 조직 검사를 의뢰했는데 안절부절못해서 걱정하지 말라고 했다. 삼성병원에서는 방광 내시경 검사만 해서 다른 병원에서 CT를 찍어 보자고 윤 검사를 설득하고 윤 교수님을 설득해서 대학병원은 예약이 어려우니 집 근처 신촌 로터리 이영해방사선과에서 검사를 해보기로 함.

99-07-13

이영해방사선과에서 CT 촬영하고 결과 나옴. 판독지 결과는 종양이 남아 있는 흔적인지 새로 생긴 것인지 알 수 없음. 신촌세브란스병원

CT와 비교 판독이 되지 않아서 오늘 찍은 사진만 판독한 내용이다.

(판독결과지 뒷면 첨부함)

99-07-22

30일분 천지산 드림. 7월 13일 촬영한 CT를 윤 검사님이 가져오셨는데 3월 18일 세브란스병원 CT와 비교 판독해 보니 많이 좋아졌음. 방광암 종양은 거의 없어지고 흔적이 남아 있어서 걱정하지 말라고 일러주었음. 아버님은 다른 증상 없이 약 잘 드시고 연세대학교 연구실에 출근하고 계신다고 한다. 마침 서울중앙지검 소년부장검사 박태석 과장님께서 부친의 약을 받으러 와서 서로 같은 회사에 계시니 인사를 하고 지내라고 명함을 교환하라고 소개해 주었다. 서로 검사라고 다른 사람 만나는 것을 꺼리는 사람들이라 처음에는 어색해하고 인사를 안 하려고 해서 서로 알고 지내라고 인사를 시켜드렸다.

(대선이 한창이던 2021년 12월 박태석 변호사님 내외가 함께 서울 삼성동 나의 사무실에 찾아오셔서 윤석열 검사를 우리 집에서 자기에게 소개해 준 말을 꺼냈다. 그랬습니까, 저는 잊어버렸는데요. 변호사님은 기억하고 있습니까, 내가 물어보았다. 박태석 변호사님 내외와 보이차를 마시며 많은 대화를 했으며 박태석 변호사님 아버님이 오래도록 사셨다고 하면서 고맙다고 한다. 윤기중 교수님 치료 자료를 정리하면서 생각이 난다. 두 분 모두 훌륭한 검사들이며 효자 두 분 몹시 생각난다. 1999년 박태석 부장검사는 중앙지검 소년과장을 하고 있을 때 아버님 위암 병환으로 알게 되었는데 두 분 다 인간미가 있고 아버지의 병환을 위해 동분서주했던 분들이다. 윤 검사님이 집에 왔을 때 울고 있는 갓 태어난 우리 막내딸 배나랑이를 보더니 애기 엄마에게 맛있는 것 사 드시라고 50만 원 주고 가셨다.)

99-08-02

삼성병원에서 방광경 검사를 했는데 암 종양이 보이지 않는다고 주치의는 BCG를 하지 말자고 했다고 함. BCG 부작용으로 결핵에 걸려서 체중이 빠지고 입맛이 없고 나른하다고 하신다.

99-08-21

30일분 천지산 드림. 레몬과 귤 1박스 가지고 윤 검사님 집에 오심.

99-10-04

60일분 천지산 드림. 윤 교수님과 따님이 같이 오셔서 레몬 1박스와 50만 원을 애들 엄마에게 주심.

99-10-26

윤 교수님 전화 오셔서 입맛이 없고 지난 5월부터 체중이 10kg 줄어서 걱정하셨다. 결핵 때문에 체력이 많이 떨어졌으니 천지산을 며칠 중단해 보자고 했다.

99-11-01

BCG 투여하고 결핵에 감염되어 결핵치료를 받는다고 해서 결핵에는 보신탕이 좋은데 못 드신다고 한다. 몸을 보해야 하니 황소 꼬리를 구해서 푹 고아 드시고 나면 몸이 빨리 회복될 수 있다고 알려드리고 천지산을 중단하면 암이 재발할 수 있으니 천지산을 좀 더 써서 재발하지 않도록 예방하자 했다. 체력을 빨리 회복하도록 식사 잘 하시라고 알려드렸다.

99-11-19

몸을 보하니 체력이 많이 좋아지고 기분이 좋다고 하신다.

99-12-11

천지산을 잘 드시고 계시며 체력도 많이 회복되었다고 하심.

99-12-26

30일분 천지산 드림. 윤 교수님이 집으로 주스 1박스 들고 오심. 통계학 책을 쓰는 중인데 마지막 수정하고 있다고 하시며 세상 돌아가는 얘기와 경제학에 관해서 많은 대화를 했다. 그 당시 경영학에 대해서 잘 몰라서 많은 것을 질문하면 많이 알려 주셨는데 지금 생각하면 최고의 경제학자에게 개인과외 공부를 할 수 있었다.

2000-02-02

30일분 천지산 드림. 윤 교수님 혼자 오심. 오늘은 전국의 시국과 앞으로 우리나라의 미래 등에 관련해서 많은 대화를 나누었다. 교수님 이마가 함몰된 상처에 대해서 질문했더니 80년대 민주화를 갈망하던 학생들 틈에 있다가 연세대 정문에서 최루탄을 정면으로 맞고 의식을 잃었는데 응급 수술로 생명을 구했다고 하셨다.

2000-03-14

30일분 천지산 드림. 주식회사 천지산 설립을 위해서 여의도 국회의사당 건너 금산빌딩 5층에 윤 교수님이 오셔서 집기 사는 데 보태라고 50만 원을 주고 가심. 윤 교수님을 만나면 물어볼 것도 많고 질문을 하

시면 내 수준에서 이해하기 쉽게 설명해 주시고 언제나 검소하고 남을
배려하는 분이다.

2000-04-14

30일분 천지산 드림. 윤 교수님 아주 좋다고 하시며 병원에서는 더
이상 다른 치료 없이 천지산만 드시고 계시고 있다고 해서 혹시 암에
어떤 변화가 있는지 5월에 검사를 해보자고 설득했고 오늘도 많은 공
부를 했다.

2000-05-24

60일분 천지산 드림. 윤 교수님 오셔서 50만 원 주심. 1년 동안 만나
다 보니 정도 들고 나를 믿고 천지산을 먹어준 것으로 고맙다고 했으
며 공부도 많이 가르쳐 주셔서 돈을 사양했다. 그래도 연구에 조금이
라도 보태라고 주시는 것을 거절할 수 없어서 받기는 했는데 다음부터
는 그냥 오시라고 했다. 오늘도 많은 공부를 나에게 가르쳐 주시고 가
셨다.

2000-07-23

30일분 천지산 드림. 윤 교수님 오심.

2000-08-23

45일분 천지산 드림. 윤 교수님 오심. 사모님 으랏차차(관절차) 1박스
드림.

2000-10-27

30일분 천지산 드림. 윤 교수님 오심.

2000-12-01

원자력병원 R 박사님과 H 박사님께서 천지산으로 치료한 환자들이 정말로 치료되었는지 전국을 돌면서 치료해 준 환자들을 인터뷰하기로 했다. 치료받은 차트와 의무기록 사본과 원본을 대조하는 과정으로 윤기중 교수님을 원자력병원으로 오시라고 해서 병원 뒤편 연구동에서 인터뷰하고 나는 캠코더로 촬영했다. 윤 교수님이 투병 과정을 설명하자 의사들이 삼성병원에서 BCG 넣어서 완치했다고 주장하는 의사가 있으면 완벽하게 반박할 수 있는 근거를 만들자고 한다. 한동안 추적검사를 하지 않아서 어떤 변화가 있는지 검사를 해보자고 해서 12월 4일 원자력병원에서 CT 촬영 예약을 R 박사님께서 해 주셨다. 원자력병원에서 나와 같이 연구하시던 서울대 의대 출신 암 박사님들이 추적검사를 하기로 하고 인터뷰를 끝냈다.

투병 과정을 인터뷰하면서 녹화된 동영상을 보면 윤 교수님은 발견 당시의 증상과 병원 치료 과정을 자세히 소상하게 말씀해 주셨다. 암 발견 당시 직전 제자들과 설악산을 등반하다 너무 힘들어서 마지막 정상에 올라갈 때는 10m에 한 번씩 쉬었다고 했다. 천지산 복용 후 1년이 지나 혼자서 설악산 정상까지 등산했는데 쉬지도 않고 가뿐하게 올라가셨다고 한다. 조직검사하고 BCG 투여 후 결핵에 걸리고 밥맛이 없어서 고생했고 체중이 10kg 줄어들었는데 현재는 밥맛이 좋아서 체중이 늘어날까 봐 식사를 조절한다고 하신다.

1999년 5월 7일부터 현재까지 천지산을 매일 복용하고 있다고 의사들의 질문에 답하셨다. H 박사님과 R 박사님께서 천지산을 복용하고 변화된 내용과 부작용에 관련하여 많은 질문을 했으나 지금까지 부작용은 없었다고 하신다. 12월 4일 CT 촬영해 보고 이상이 없으면 천지산을 중단하고 예후를 지켜볼 생각이라고 했으며 인터뷰를 마무리했다.

2000-12-04

원자력병원 CT 검사 결과 정상이며 암 종양이 없이 깨끗하다는 R 박사님의 전화를 받고 윤 교수님께 알려 드렸다. 현재 드시고 있는 천지산만 드시고 이제는 완치된 것 같으니 천지산을 중단하고 정기적인 검사를 해서 결과를 지켜보시고 조금이라도 이상이 있으시면 언제든지 연락 달라고 했다.

2007-05-07

윤 교수님께서 오늘 삼성병원에 가셔서 처음부터 진료받은 병원자료 의무기록 사본과 2007년 4월 12일에 촬영한 CT 자료를 복사해서 서울 방배동 천지산 사무실에 가지고 오셨다. 이 자료를 연구용으로 사용하라고 하시며 세상 돌아가는 일과 신약 개발의 어려운 우리나라의 환경에 관련하여 많은 의견을 나누시고 가셨다.

2022-03-10

윤석열 검사가 대통령이 되는 날이다.

그의 부친은 1999년 5월 7일부터 2000년 12월 말까지 1년 6개월가량 천지산을 투여하고 현재까지 생존하고 있는 환자이다. 우측 신장에 2개, 좌측 신장에 2개, 방광에 3개의 암 종양을 큰 병원에서도 치료할 방법이 없었는데 천지산 복용으로 양쪽 신장에 있는 종양의 조직검사 없이 오래 생존했다. 아버지를 살린 효자 아들이 대통령이 되었으니 아버지 입장에서 아들이 얼마나 대견할까? 우리 아버지는 내가 성공하는 것을 보지도 못하고 돌아가셨는데!

천지산으로 완치된 환자 L님(1992년 치료) 윤기중 교수님(1999년 치료)과 대구에 살고 있는 방광암 K님(2001년 치료) 모두 같은 종류의 암을 투병했으나 20년 30년째 오래 생존하고 있는 환자들이다.

현대의학에서는 방광경으로 조직검사를 하면서 일부 제거하고 BCG 투여하는 방법이 유일한 방광암 치료 방법이다. 기존에 사용하는 항암치료에 잘 반응하지 않는 암으로 재발이 잘 되고 방광벽을 뚫고 복막과 뼈, 폐 등 전신으로 전이가 잘 된다. 현대의학적 치료는 50년 동안 변함없이 같은 치료를 해도 진전이 없는데, 천지산은 완치율이 매우 높아서 유럽에서 임상시험 프로토콜에 방광암을 포함해 진행하기로 결정되었다.

한국에서 개발하고 연구한 천지산이 전 세계로 시판하는 날이 오기를 기다렸으나 한국은 천지산을 검증할 수 있는 눈을 가진 과학자와 허가 부서의 무지로 정말 어렵다.

2023-08-14

며칠 전 꿈에서 윤기중 교수님과 2022년 6월 14일 승천하신 우리 아버지를 꿈에서 뵈었다. 윤기중 교수님께서 나에게 무슨 말을 하려고 하다 못 하시고 아버님의 산소가 열리면서 드러난 아버지의 시신을 보고 놀라서 깼다.

하도 꿈이 이상해 3일 동안 고민하다 8월 14일 오후 3시 38분 윤기 중 교수님께 전화를 드렸다. 교수님이 전화를 받지 않으셔서 끊으려고 하는데 여성분이 전화를 받으신다. 우리 집에 오셨던 따님이라고 하며 교수님 건강이 많이 안 좋다고 한다. 며칠 전의 꿈 이야기를 했다가 교수님이 위독하시다는 근황을 듣게 되었다. 윤 교수님도 승천하실 때가 되었구나. 사람의 인연은 만남이 있으면 반드시 헤어질 때가 있는데 인연은 여기까지였구나. 천지산이 미국 FDA에서 시판 허가를 받는 것을 보고 가셔야 하는데. 나에게 말하려고 하다 못 하시던 꿈속의 모습이 자꾸 머리에서 지워지지 않는다.

2023-08-15
어머님 병실에서 윤기중 교수님 별세라는 기사를 보았다.

2023-08-16
그동안 윤석열 검사님이 승진과 좌천을 하면서 대통령이 되셨는데 혹시 누가 될까 봐 교수님께 자주 전화를 드리지 않았다. 문상을 다녀와야 하나 많은 생각을 하다 그동안 윤 교수님과 허물없이 세상을 논했던 스승이자 천지산의 벗으로 암 치료 약을 빨리 개발하라고 하시던 말씀이 떠올라 견딜 수 없어서 문상을 다녀오게 되었다.

문상하는 것은 쉽지 않았다. 현직 대통령의 부친 문상이라서 세브란스병원 장례식장 지하 1층과 2층은 일반인의 출입을 통제하고 있었다. 유일한 입구는 1층 로비에서 에스컬레이터를 타고 들어가는 길뿐이었는데 기자들이 포진하고 있어 누가 문상을 오는지 모조리 공개되었다. 로비부터 검문검색을 강화해서 지하 1층 대기 장소에서 대부분 돌려보내고 가족장으로 소수 인원의 제자만 문상을 허락했다.

안내원이 나에게 가족이나 제자냐고 물어서 아니라고 했다. 어떻게 왔느냐고 해서 윤기중 교수님 문상을 왔다고 하니 안 된다고 한다. 국회의원 몇 분도 문상을 못 하고 돌아가시는 모습이 보였다. 나는 꼭 조문해야 하며 상주에게 배일주라고 전하면 알 것이라고 부탁해도 거절한다. 내가 누구인지 무엇이 그리 중요한가. 조용히 문상만 하고 가면 되는데.

내가 버티자 안에 들어가서 물어볼 테니 기다리고 있으라고 했다. 윤 대통령님이나 따님에게 물어보라고 했더니 따님 이름이 무엇이냐고 물어서 모른다고 했다. 비서관이 이상한 놈으로 나를 바라본다. 안에 들어가서 물어보고 안 된다고 하면 가겠다고 완강히 말했다. 비서관이 들어가고 조금 후 배일주 선생님 하고 찾는다. X-Ray 검색대를 통과하고 안내원의 안내를 받아 방명록에 서명하고 혼자 인사를 올렸다. 영정사진을 바라보니 23년 전의 모습 그대로이다. 이름도 모르는 따님이 배 선생님이 오셨다고 옆에 계시는 분들에게 아버님이 암에 걸리셨을 때 도와주셔서 아버님이 오래 사셨다고 옆에서 문상객을 받던 제자에게 나를 소개해 주었다.

문상을 하고 나오면서 윤 교수님과의 추억을 떠올렸다. 암으로 고생하는 환자들을 위해서 독일과 미국에서 진행하려고 준비 중인 임상시험과 시판 허가를 어떻게 할지를 생각해 보았다.

대한민국 대통령 윤 석 열
서울특별시 용산구 이태원로 22
04383

용산우체국

요금 후납

경기 과천시 향나무로
2. 2층 (주)케마스 대표이사 (과천동)

배일주 귀하

1 3 8 1 5

깊은 애도와 위로가 큰 힘이 되었습니다.
감사드립니다.

2023. 8. 28.

대한민국 대통령 부부 윤 석 열
김 건희

일천만 원 투자의 가치

2000년 초, 아산병원에서 임상시험을 준비할 때였다. 치료를 잘 끝낸 윤기중 교수님은 임상 연구에 보태라고 거금 일천만 원을 투자해 주셨다. 임상시험이 잘 되어 많은 환자들에게 도움을 주라는 뜻이었다. 현재까지도 한국 예탁 결재원에서 관리하는 우리 회사의 주주로 계시면서 한 번도 투자금에 관해 물어보지 않으셨다.

작고한 윤 교수님은 2000년 12월 1일 원자력병원 암 전문의들이 그동안 천지산으로 치료했던 환자들 병원기록들을 리뷰하고 난 후 환자와 내 말을 교차 검증하는 어려운 과정에도 적극 협조하여 주셨다. 2007년 7월 5일에 연구할 때 쓰라고 주신 1999년부터 2007년까지 의무기록 사본과 CT 필름 사본은 천지산을 같이 연구하는 과학자와 의사들이 중요한 자료로 활용하고 있다. 독일에서 임상시험을 준비하면서 독일의 CRO와 임상컨설팅의 리뷰자료로 검토하여 천지산으로 많은 암종류를 치료해 준 자료와 연구 결과물들을 검토해서 현대의학으로 치료약이 없는 암종을 먼저 선정해서 임상하고 시판하면서 다른 암종으로 확대하자는 제안을 받고 뇌암과 유방암 그리고 방광암을 우선으로 선정하는 데 윤 교수님의 자료가 많은 도움이 되었다.

신촌 세브란스병원 판독 결과

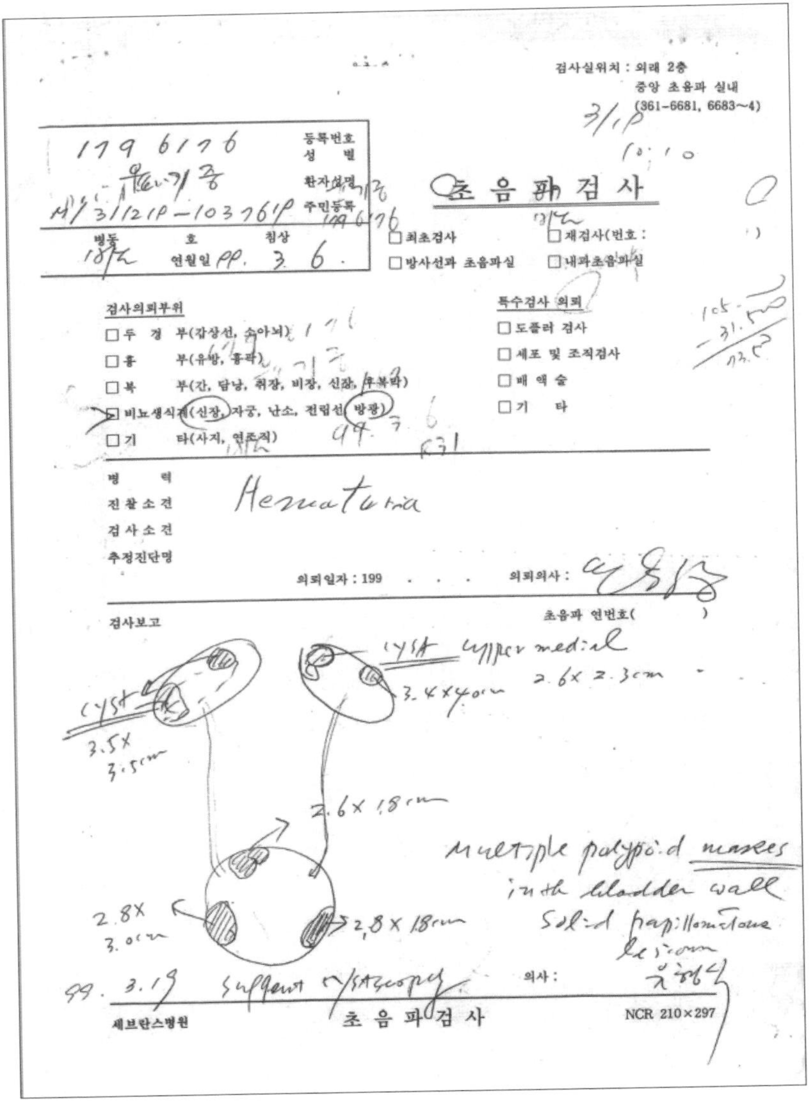

검사실위치 : 외래 2층
중앙 초음파 실내
(361-6681, 6683~4)

등록번호
성 별
환자성명
주민등록

병동 호 침상
연월일 99. 3. 6.

초 음 파 검 사

□최초검사 □재검사(번호 :)
□방사선과 초음파실 □내과초음파실

검사의뢰부위
□두 경 부(갑상선, 소아뇌)
□흉 부(유방, 흉곽)
□복 부(간, 담낭, 췌장, 비장, 신장, 후복막)
☑비뇨생식계(신장, 자궁, 난소, 전립선, 방광)
□기 타(사지, 연조직)

특수검사 의뢰
□도플러 검사
□세포 및 조직검사
□배 액 술
□기 타

병 력
진찰소견 Hematuria
검사소견
추정진단명

의뢰일자 : 199 . . . 의뢰의사 :

검사보고 초음파 연번호( )

cyst upper medial 2.6 × 2.3 cm
3.4 × 4.0 cm
cyst 3.5 × 3.5 cm
2.6 × 1.8 cm
2.8 × 3.0 cm
2.8 × 1.8 cm

Multiple polypoid masses in the bladder wall
Solid papillomatous lesion

99. 3. 19 suggest cystoscopy

의사 :

세브란스병원 초 음 파 검 사 NCR 210×297

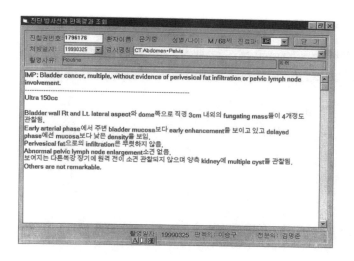

IMP: Bladder cancer, multiple, without evidence of perivesical fat infiltration or pelvic lymph node involvement.

Ultra 150cc

Bladder wall Rt and Lt. lateral aspect와 dome쪽으로 직경 3cm 내외의 fungating mass들이 4개정도 관찰됨.
Early arterial phase에서 주변 bladder mucosa보다 early enhancement을 보이고 있고 delayed phase에선 mucosa보다 낮은 density를 보임.
Perivesical fat으로의 infiltration은 뚜렷하지 않음.
Abnormal pelvic lymph node enlargement소견 없음.
보여지는 다른복강 장기에 원격 전이 소견 관찰되지 않으며 양측 kidney에 multiple cyst를 관찰됨.
Others are not remarkable.

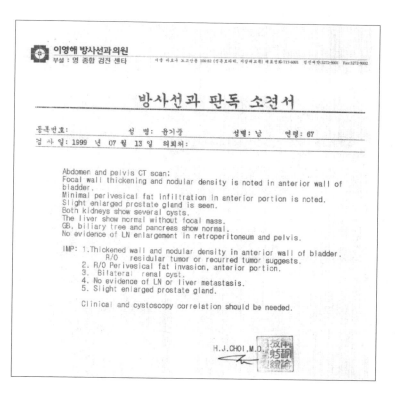

방사선과 판독 소견서

Abdomen and pelvis CT scan:
Focal wall thickening and nodular density is noted in anterior wall of bladder.
Minimal perivesical fat infiltration in anterior portion is noted.
Slight enlarged prostate gland is seen.
Both kidneys show several cysts.
The liver show normal without focal mass.
GB, biliary tree and pancreas show normal.
No evidence of LN enlargement in retroperitoneum and pelvis.

IMP: 1. Thickened wall and nodular density in anterior wall of bladder.
     R/O residular tumor or recurred tumor suggests.
     2. R/O Perivesical fat invasion, anterior portion.
     3. Bilateral renal cyst.
     4. No evidence of LN or liver metastasis.
     5. Slight enlarged prostate gland.

Clinical and cystoscopy correlation should be needed.

H.J.CHOI,M.D.

:: 2007.04.12(7년 후 삼성병원 추적검사 결과 완치)

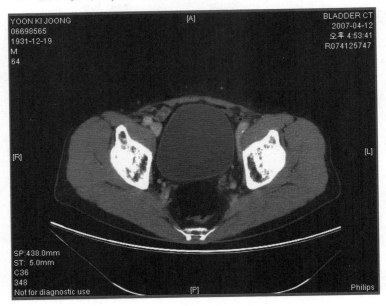

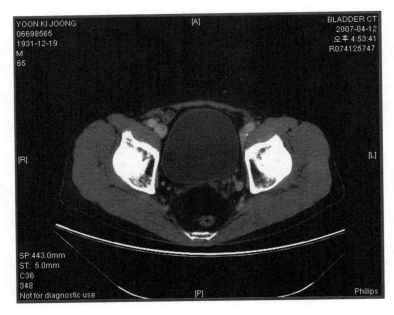

S▆MC
SAMSUNG MEDICAL CENTER

의무기록사본증명서

발행번호 : 07-21432

등록번호 : 066.98.56.5
환자성명 : 윤기중
목   적 : 타병원 진료
발급매수 : 14매

첨부한 사본은 의무기록 원본과 틀림이 없음을 증명합니다.

담 당 자

2007 년 07 월 05 일

삼 성 서 울 병 원 장

※ 담당자의 날인이 없는 것은 무효임

삼성서울병원   의무기록사본증명서   ＋541331040

TEXT 검사결과

S≡MC
SAMSUNG MEDICAL CENTER

===
【검사명】 Culture, Bacteria [BL4002] 【구분】 외래
【처방일】 1999-03-30 【접수일】 1999-03-30 12:10 【보고일】 1999-04-01 15:08
===
**** 【최종보고】 ****
【판독의1】 이남용
【검체】 Urine, voided
Less than 1,000 CFU/ml

===
【검사명】 Microscopy, Urine [BL6131] 【구분】 외래
【처방일】 1999-03-30 【접수일】 1999-03-30 13:04 【보고일】 1999-03-30 13:55
===
**** 【최종보고】 ****
【판독의1】 이상호
【검체】 URINE, RANDOM
RBC Numerous /HPF
WBC 0 - 2 /HPF
Squamous cell 0 - 2 /HPF

===
【검사명】 Microscopy, Urine [BL6131] 【구분】 외래
【처방일】 1999-04-20 【접수일】 1999-04-20 12:38 【보고일】 1999-04-20 14:03
===
**** 【최종보고】 ****
【판독의1】 황유연
【검체】 URINE, RANDOM
RBC Numerous /HPF
WBC 0 - 2 /HPF
Squamous cell 0 - 2 /HPF
Unknown bacteria a few /HPF

===
【검사명】 생검 및 소기관절제 [BP1A01] 【구분】 입원
【처방일】 1999-04-01 【접수일】 1999-04-01 10:14 【보고일】 1999-04-02 15:47
===
**** 【최종보고】 ****
【판독의1】 오영륜
【검체】 Urinary bladder 【병리번호】 S9909391
~

I. Urinary bladder, "neck, muscle" (transurethral resection) :
. Transitional cell carcinoma in-situ

II. Urinary bladder, "posterior wall, muscle" (transurethral resection) :
. Transitional cell carcinoma in-situ

III.Urinary bladder, "tumor" (transurethral resection) :
. Transitional cell carcinoma;

삼성서울병원

원본대조필

2007-07-05 11:41:37 794070(1 Page)

+541331050

【등록번호】 06698565
【성　명】 윤기중
【성별/나이】 M / 75세

TEXT 검사결과

S≡MC
SAMSUNG MEDICAL CENTER

1) grade III/III
2) stromal invasion
3) micropapillary pattern
4) no muscular tissue is included

<< immunostaining results (I99-732). April 6. 1999 >>

. p53 protein : Negative

【GROSS DESCRIPTION】 --

(CSJ)
Specimen received in formalin consists of 3 parts.
Part　I is fragments of pink-tan tissue, measuring up to 0.2cm.
Part　II is fragments of pink-tan tissue, measuring up to 0.2cm.
Part III is aggregates of bladder chips, weighing 5gm.
Entirely embedded.　(HWA)

==
【검사명】 Urine (voided) [BP2B13]　【구분】 외래
【처방일】 1999-04-20　【접수일】 1999-04-20 13:36　【보고일】 1999-04-21 17:05

**** 【최종보고】 ****
【판독의1】 김미경
【검체】 Urine (voided)　【병리번호】 P9912821

Urine (voided) :

. Atypical cells in the background of necrotizing inflammation.
  suspicious of malignancy

==
【검사명】 DNA Ploidy [BP6C01]　【구분】 입원
【처방일】 1999-04-01　【접수일】 1999-04-01 10:14　【보고일】 1999-04-14 11:15

**** 【최종보고】 ****
【판독의1】 고영혜
【검체】 Urinary bladder　【병리번호】 F9900393

Surgical No.: S98-9391　　Organ: Urinary　Type of tissue: paraffin
　　　　　　　　　　　　　　　　　bladder

DNA ploidy: Aneuploidy　　DNA index: 1.78

Cell cycle fraction	-	Diploid	Aneuploid
G0/G1	-	%	61.7 %
S	-	%	17.8 %

【등록번호】 06698565
【성　　명】 윤기중
【성별/나이】 M / 75세

TEXT 검사결과

SMC
SAMSUNG MEDICAL CENTER

G2/M	–	%	20.5 %
CV of G0/G1 peak	–	3.4 %	4.9 %

Comment: DNA hyperdiploid tumor with SPF (17.8%)
　　　　　(Reference SPF: mean(24.5%)/ median(23.5%))
　　　　　Diagnosis : Transitional cell carcinoma

===
【검사명】 ECG Routine [BS2101]　【구분】 외래
【처방일】 1999-03-30　【접수일】 1999-03-30 10:22　【보고일】 1999-03-31 10:29
===
**** 【최종보고】 ****
Borderline ECG

===
【검사명】 Spirometry and F/V Curve [BS3101]　【구분】 외래
【처방일】 1999-03-30　【접수일】 1999-03-30 10:22　【보고일】 1999-03-30 15:20
===
**** 【최종보고】 ****
【판독의1】 문원

	ACTUAL	%PRED
FVC(L)	3.59	87
FEV1(L)	2.23	78
FEV1/FVC(%)	62	

Mild obstructive pattern.

===
【검사명】 CHEST PA [RG010P]　【구분】 외래
【처방일】 1999-03-30　【접수일】 1999-03-30 10:11　【보고일】 1999-03-30 16:47
===
**** 【최종보고】 ****
【판독의1】 정경재
CHEST PA

　Right apex 에서 작은 calcified nodule 들과 irregular linear density 들이 관찰됨.
Apical pleural thickening 도 동반되어 있음.
　나머지 lung 에 metastasis 의 evidence 나 active parenchymal lesion 없음.

OPINION :
Stable pulmonary tuberculosis in right upper lobe.

TEXT 검사결과

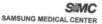

SAMSUNG MEDICAL CENTER

【검사명】 Urine (catheterized) [BP2B12] 【구분】 외래
【처방일】 2000-01-11 【접수일】 2000-01-11 13:03 【보고일】 2000-01-13 14:50

**** 【최종보고】 ****
【판독의1】 한정호
【검체】 Urine (catheterized) 【병리번호】 P0001094

Urine (catheterized) :

  . Negative for malignant cells.

  . Neutrophil-rich smear.

【검사명】 Urine (catheterized) [BP2B12] 【구분】 외래
【처방일】 2000-05-12 【접수일】 2000-05-13 07:26 【보고일】 2000-05-15 16:35

**** 【최종보고】 ****
【판독의1】 고영혜
【검체】 Urine (catheterized) 【병리번호】 P0015807
Clinical impression: No information!

The specimen is adequate for evaluation.

Urine (catheterized) :

  . Negative for malignant cells.

【등록번호】	06698565
【성 명】	윤기중
【성별/나이】	M / 75세

TEXT 검사결과

SMC
SAMSUNG MEDICAL CENTER

==
【검사명】 Urine (catheterized) [BP2B12] 【구분】 외래
【처방일】 2000-09-29 【접수일】 2000-09-30 07:20 【보고일】 2000-10-02 13:17
==

**** 【최종보고】 ****
【판독의1】 한정호
【검체】 Urine (catheterized) 【병리번호】 P0028809
Clinical impression: No information!

The specimen is adequate for evaluation.

Urine (catheterized) :

. Negative for malignant cells.

==
【검사명】 Urine (catheterized) [BP2B12] 【구분】 외래
【처방일】 2001-02-06 【접수일】 2001-02-06 13:19 【보고일】 2001-02-07 16:16
==

**** 【최종보고】 ****
【판독의1】 김미경
【검체】 Urine (catheterized) 【병리번호】 P0104130
Clinical impression: No information!

The specimen is adequate for evaluation.

Urine (catheterized) :

. Negative for malignant cells.

YLC/MKK

==
【검사명】 Urine (catheterized) [BP2B12] 【구분】 외래
【처방일】 2001-06-15 【접수일】 2001-06-16 07:55 【보고일】 2001-06-18 14:26
==

**** 【최종보고】 ****
【판독의1】 한정호
【검체】 Urine (catheterized) 【병리번호】 P0120316
Clinical impression: No information!

The specimen is adequate for evaluation.

Urine (catheterized) :

. Two balls of atypical cells
. Repetitive cytologic examination is recommended.

TEXT 검사결과

SAMSUNG MEDICAL CENTER

==
　　【검사명】 Urine (catheterized) [BP2812] 【구분】 외래
　　【처방일】 2001-10-16 【접수일】 2001-10-17 08:22 【보고일】 2001-10-18 14:55
==
**** 【최종보고】 ****
　　【판독의1】 서연림
　　【검체】 Urine (catheterized) 【병리번호】 P0135987
Clinical impression: No information!

The specimen is adequate for evaluation.

Urine (catheterized) :

　. Negative for malignant cells.

==
　　【검사명】 Urine (catheterized) [BP2812] 【구분】 외래
　　【처방일】 2002-04-16 【접수일】 2002-04-16 13:09 【보고일】 2002-04-19 11:04
==
**** 【최종보고】 ****
　　【판독의1】 서연림
　　【검체】 Urine (catheterized) 【병리번호】 P0214937

Urine (catheterized) :

　. Several atypical cells, favoring reactive

삼성서울병원

원본대조필

2007-07-05 11:40:34 794070(1 Page)
+541331050

TEXT 검사결과

S≡MC
SAMSUNG MEDICAL CENTER

===
【검사명】 Urine (voided) [8P2B13] 【구분】 외래
【처방일】 2002-10-11 【접수일】 2002-10-11 13:19 【보고일】 2002-10-12 13:41
===
**** 【최종보고】 ****
【판독의1】 서연림
【검체】 Urine (voided) 【병리번호】 P0240562
Clinical impression: No information!

The specimen is adequate for evaluation.

Urine (voided) :

    . Negative for malignant cells.

===
【검사명】 Urine (voided) [8P2B13] 【구분】 외래
【처방일】 2003-04-18 【접수일】 2003-04-18 12:37 【보고일】 2003-04-21 17:13
===
**** 【최종보고】 ****
【판독의1】 오영륜
【검체】 Urine (voided) 【병리번호】 P0315292
(202209)
Clinical impression: No information!

The specimen is adequate for evaluation.

Urine (voided) :

    . Negative for malignant cells.
【GROSS DESCRIPTION 】 ──────────────────────────────

168 · 암을 치료하는 세포사멸기전 **파이롭토시스**

TEXT 검사결과

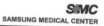
SAMSUNG MEDICAL CENTER

===
【검사명】 Urine (voided) [BP2B13] 【구분】 외래
【처방일】 2003-10-30 【접수일】 2003-10-31 07:32 【보고일】 2003-11-01 11:17
===
**** 【최종보고】 ****
【판독의1】 한정호
【검체】 Urine (voided) 【병리번호】 P0342876
(298059)
Clinical impression: No information!

The specimen is adequate for evaluation.

Urine (voided) :

. Negative for malignant cells.
【GROSS DESCRIPTION 】 --

===
【검사명】 Urine (voided) [BP2B13] 【구분】 외래
【처방일】 2004-04-02 【접수일】 2004-04-03 07:31 【보고일】 2004-04-06 16:07
===
**** 【최종보고】 ****
【판독의1】 서연림
【검체】 Urine (voided) 【병리번호】 P0413892
(394248)
Clinical impression: No information!

The specimen is adequate for evaluation.

Urine (voided) :

. Negative for malignant cells.
【GROSS DESCRIPTION 】 --

【등록번호】	06698565
【성 명】	윤기중
【성별/나이】	M / 75세

TEXT 검사결과

S≡MC
SAMSUNG MEDICAL CENTER
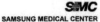

==
【검사명】 Urine (voided) [BP2B13] 【구분】 외래
【처방일】 2005-04-01 【접수일】 2005-04-02 10:23 【보고일】 2005-04-04 16:31
==
**** 【최종보고】 ****
【판독의1】 장기택
【검체】 Urine (voided) 【병리번호】 P0514235
(296011)
The specimen is adequate for evaluation.

Urine (voided) :

   . Negative for malignant cells.
【GROSS DESCRIPTION 】 --

==
【검사명】 Urine (voided) [BP2B13] 【구분】 외래
【처방일】 2005-04-08 【접수일】 2006-03-31 12:41 【보고일】 2006-04-03 13:08
==
**** 【최종보고】 ****
【판독의1】 조은윤
【검체】 Urine (voided) 【병리번호】 P0616014
(206066)
The specimen is adequate for evaluation.

Urine (voided) :

   . Negative for malignant cells.

TEXT 검사결과

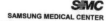

SAMSUNG MEDICAL CENTER

【검사명】 Urine (voided) [BP2B13] 【구분】 외래
【처방일】 2006-04-07 【접수일】 2007-03-23 13:19 【보고일】 2007-03-26 17:07

**** 【최종보고】 ****
【판독의1】 고영혜
【검체】 Urine (voided) 【병리번호】 P0714406
(507011)
The specimen is adequate for evaluation.

Urine (voided) :

  . Negative for malignant cells.
【GROSS DESCRIPTION 】 ---

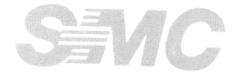

【등록번호】 06698565
【성   명】 윤기중
【성별/나이】 M / 75세

TEXT 검사결과

S✦MC
SAMSUNG MEDICAL CENTER

===
【검사명】 BLADDER CT [RC32545] 【구분】 외래
【처방일】 2007-04-02 【접수일】 2007-04-12 16:04 【보고일】 2007-04-18 22:46
===

✶✶✶✶ 【최종보고】 ✶✶✶✶
【판독의1】 남상유 【판독의2】 박병관
06698565 윤기중

BLADDER CT

S/P TURB for bladder cancer (1999년).

Bladder내에 뚜렷한 enhancing mass는 보이지 않음.
양측 kidneys에 multiple benign cysts가 있으며 right kidney는 한개의 parapelvic cyst가 보임.
Liver를 포함한 복강내 solid organ에 metastasis 없음.
복강 및 후복강에 의미있게 커진 lymph node 없으며 ascites 없음.
BPH가 의심됨.
Both basal lung과 bony structure에 이상 소견 없음.

결 론 :
1. No definite evidence of enhancing mass in the within the bladder.
2. Multiple benign cysts in both kidneys.
3. Suspicious BPH.

무소유 인생, 법정스님의 가르침

　본명 박재철. 74세. 2007년 11월 기침이 심해서 병원 검사. 우측 폐 상피세포암으로 진단받음. 11x9.5cm 발견. 항암치료와 방사선치료 받고 종양이 줄어들었다 다시 항암제의 내성으로 병원치료에 반응하지 않고 악화됨. 2009년 3월 5일 많이 악화되고 경추 7번과 흉추 1번, 요추 4번, 5번으로 전이되어 거동이 불편하고 말기 암으로 현대 의학적인 치료 불가 판정 받으시고 2009년 6월 21일 천지산 회사를 찾아온 케이스로 법정스님의 상좌 덕진스님과 류시화 시인 두 분이 찾아와서 스님의 자료를 보다 법정스님이라는 것을 알게 되었다.

　처음에는 스님이라는 말을 하지 않고 자료를 보아달라고 해서 보게 된 것이었다. 두 달 전후로 사망할 환자라고 알려드리고 천하에 약을 구하러 다니지 말고 편하게 모시라고 조언했다. 오래전에 우리나라의 최고 고승님이 간암에 걸려서 도움을 드렸으며 나중에 열반하여 다비식을 하고 사리를 수습했는데 이분도 스님 같은 생각이 많이 든다고 했더니 법정스님이라고 해서 놀랐다.

　나도 스님께서 출간하신 『무소유』라는 책을 보고 감명을 받았었다. 시와 책으로 많은 사람의 삶에 도움을 주신 분이라 늘 마음에 존경하고 있던 스님의 전신 자료를 검토할 수 있었다. 서울의 3대 요정 중 하나인 대원각 주인 김영한(법명 길상화) 여사님은 법정스님의 『무소유』를 보시고 감명을 받아서 대원각 대지와 건물을 법정스님께 보시했다. 그 당시 일천억 원이 넘는 전 재산을 스님에게 드리고 대원각의 요정을 길상사라는 사찰로 많은 사랑을 받는 절이 되었다. 길상화 여사님은 기생 출신으로 조선의 4대 시인 중에 하나인 백석이 지어준 자야라는 이름으로 사셨다. 백석과 자야의 애절한 사랑 이야기는 문학을 하는 사람들과 시를 좋아하는 사람들의 마음을 울리고 있다.

자야의 마음을 사로잡은 법정스님은 이 시대의 큰스님으로 자야가 천억 원이 넘는 전 재산을 스님께 드려도 10년 동안 거절했으나 자야의 거절을 뿌리칠 수 없어서 길상사로 만들고 끝까지 주지스님의 자리를 거절하신 스님께서 내 앞에 오셨는데 스님의 생명이 얼마 남지 않아서 마음이 무겁다.

자료를 검토하고 이틀이 지나서 2009년 6월 23일 조금이라도 오래 생존하기를 바라면서 약을 드렸다. 약을 드시고 기침이 덜하고 숨이 덜 차다고 하신다. 강원도 진부에서 월정사 가는 마을 농가에 계시니 들러달라고 하여서 찾아 뵙기로 약속했다.

추석 때 시골집에 가는 길에 들러서 약을 드렸다. 많이 좋아지셨다고 해도 겨울에 추워지면 폐와 뼈에 냉기가 들지 않게 지내라고 말씀드렸다. 10월 30일에는 제주도 서귀포 신라호텔에 마련한 스님과 제자들이 함께한 자리에서 두 시간 넘도록 대화를 나눴다. 스님께서 『무소유』, 『좋은 말씀』, 『낡은 옷을 벗어라』, 『스스로 행복하라』 등 직접 책에 사인해 주시면서 많은 중생을 살려 달라고 하셨다.

겨울에는 따뜻한 제주도에 계신 스님과 자주 전화도 드리고 우편으로 약도 보내드렸다. 예불 기도하지 마시고 참선을 하시라고 권해 드렸으며 목뼈에 전이되어 신경을 누르고 있던 종양이 좋아지고 있으니 목에 차고 계시는 부목 고정대를 잘하고 계시라고 일러드렸다. 병이 호전될 때 조심해야 하며 다시 찾아오는 고비를 넘기지 못하면 치료하기 어렵다고 알려 드렸으나 말기 암 환자들은 매 순간 얼음판을 걷는 것과 같다.

이듬해 2010년 3월 10일 삼성병원에서 열반하셨다. 열반하시기 며칠 전에 나를 찾으셨으나 스님을 뵙지 못했다. 스님과 짧은 만남에서 많은 것을 배웠으며 세상 우주의 만물을 이야기했던 큰스님이자 나에게 가르침을 주셨던 스승이셨다. 대원각을 길상사로 탈바꿈하기 전까지 저녁 식사하러 가끔 들르면 언제나 반갑게 대해주시던 할머니 자야 님과 법정스님을 만난 것은 전생의 인연 없이는 불가능했으리라 생각한다. 법정스님과 자야 님, 백석 시인까지 하늘나라에서 다시금 만나서 이승에서 다하지 못한 많은 이야기를 나누시길 바란다.

청와대입니다

대통령비서실장 김광일입니다

배일주 선생님 부탁합니다. 점잖게 들리는 목소리에 전화를 받게 되었다. 내일 청와대 들어와 달라고 한다.

안내를 받고 청와대 동쪽 춘추문 옆 방문주차장에서 담당자를 만나서 출입 통관 절차를 위해 신분증과 몸 검색 등 절차를 거쳐 청와대 문턱을 넘었다. 우측 사무동 2층 민정사정비서관 배재욱 비서관님을 먼저 만나서 안내를 받고 행정동에서 차량으로 본관까지 이동했다. 천지산이 어떤 연구가 진행되었는지 정부에서 도와줄 것이 있는지 질의를 하신다. 자리를 옮기고 비서관님과 상의했으며 과천종합청사 보건복지부 신약 개발과장을 소개하여 여러 번 미팅했다.

1996년에는 우리나라에 신약 개발에 대한 로드맵이 없어서 제약사와 손을 잡고 해보라는 것이다. 지금도 식품의약품안전처의 허가를 받기 어려운데 당시에도 우리나라 제약사들이 약을 개발할 수 있는 수준이 안되는 줄 모르고 정부의 고위 공직자들이 소개해 주었다.

지금 생각하면 있을 수 없는 이야기로 들릴지 모르지만, 병원 치료가 안 되는 말기 암 환자와 가족은 암에 좋다는 것이 있으면 물불 가리지 않고 좋다고 하면 구입해다 환자에게 먹인다. 그것을 이용하여 장사하는 양아치들이 있어서 언제나 암 시장은 시끌벅적 소리가 요란하다.

검찰에서 불구속으로 풀려나자 많은 언론과 의료계의 찬반으로 우리 사회가 시끄러울 때 김영삼 대통령 수행부장 유송근 비서의 형님인 지방 MBC 사장님이 간암 말기로 병원 치료가 불가하여 천지산을 드렸는데 다행히 결과가 좋았다. 그 뒤 대통령님께서 점심 식사 후 잠시 주무시는 시간을 이용해서 조선일보호텔 3층 일식당에서 점심을 얻어먹는 등 자주 만나곤 했다. 김 대통령님도 가끔 수행부장님께 형님 안부를 물어서 형님 치료 과정을 설명해 드렸다고 한다.

▎영부인도 못 알아본 무심함

어느 날 나를 찾아온 사람이 TV에 자주 나오시는 얼굴이다. 그분은 정치하는 사람으로 현직 총무처 장관 서석재 의원님이다. 서 장관님은 김영삼 대통령님을 보좌해서 민주화에 일생을 바치신 존경하는 분으로 늘 생각하고 있었는데 나를 찾아와서 놀랐다. 현직 장관과의 접촉이 얼마나 위험한 일인가. 만일 언론이나 청년의사에서 알면 얼마나 시끄러울까 하여 돌아가시라고 했다. 어렴풋이 기억나는 것은 사위가 종합병원 의사임에도 본인을 치료해 달라고 해서 처음에는 거절했으나 도와드리기로 했다.

무슨 일이 있어도 한 주에 두 번씩 밤 10시에 장관님 댁을 방문해 치료해 드렸다. 성산대교에서 연세대학교 방향으로 가는 길 오른쪽에 성모병원이 있었고, 성모병원 뒤쪽 골목 세 번째 집이 당시 서 장관님 댁이었다. 하루는 가을이었는데 그날따라 성모병원 옆 골목을 들어가려는 내 차를 세우고 검문을 한다. 평소와 달리 경찰들이 바리케이드를 치고 사복형사들이 골목에 많았다. 골목 들어가는 짧은 거리인데 세 번의 검문을 받고 신원조회를 한 후에야 장관님 댁에 도착할 수 있었다. 장관님은 방에 계시고 거실과 옆방에 서 장관님 부인과 모르는 부인 세 명이 계셨다. 정장 차림의 젊은 여성들도 있는데 장관님께서 먼저 손님을 봐 달라고 하신다.

곱게 한복을 입으신 부인은 어디서 많이 본 얼굴인데 기억이 안 나서 사모님이라고 했다.

나는 원래 관심 없는 분야는 기억을 잘 못한다. 한번은 집으로 전화와서 가수 주현미라고 해서 히트 친 노래가 있느냐고 했더니 옆에 사람이 있으면 바꿔주면 자기 노래를 불러 주겠단다. 애 엄마를 바꿔주었더니 어머 하고 난리였다. 다음 날 찾아왔는데 얼마나 쑥스럽던지 우리나라 탑 가수라는 것을 몰라봐서 미안하다고 사과했었다.

오늘 만난 사모님도 보기는 많이 본 얼굴인데? 하면서 장관님을 치료해 드리고 나왔는데 그렇게 많이 있던 경호원들과 차량과 바리케이드가 철수해 있었다. 집에 돌아와 TV를 보니 김영삼 대통령 영부인이었다. 영부인을 몰라보고 사모님이라고 하면서 진맥을 해 드리고 약을 해 드렸으니 얼마나 무식한 놈인가?

지금 생각해 보면 약 개발에만 미쳐서 세상 돌아가는 것에는 관심을 두지 않았다. 나중에 애들 엄마가 이혼해 달라고 하면서 그렇게 많은 사람을 알고 있으면 그 인맥으로 한강 다리를 놓아도 몇 개는 놓았겠다고 절규했다. 나와 상의도 하지 않고 가정법원에 이혼소송을 신청해서 법원에서 애들 엄마 말이 모두 옳다고 했더니 판사가 더 이상 묻지 않았다. 애들 엄마는 돈도 잘 못 버는 데다 미쳐서 연구만 하는 남편이 얼마나 미웠을까. 지금 생각하면 모든 것은 때가 있는 법이다.

지금도 길을 가는 중에 아이디어가 생각나면 멍하니 그냥 신호를 무시하고 운전해서 새로 얻은 부인이 요라일러('잔소리'라는 뜻의 중국어)해서 걱정이다. 애들 엄마는 나를 버렸는데 고물인 나를 주워 놓고 보석을 주웠다고 좋아하는 것을 보면 보는 눈에 따라 대상에 담긴 가치를 모르는 것과 아는 것의 차이가 아닌가 생각한다. 내가 보석이 되기 위해 더욱 노력하고 있다.

암을 치료하는

세포사멸기전

파이롭토시스

-테트라스 항암제-

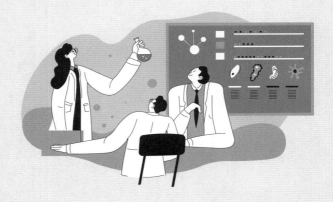

4장

용기 있는 사람이 세상을 바꾼다

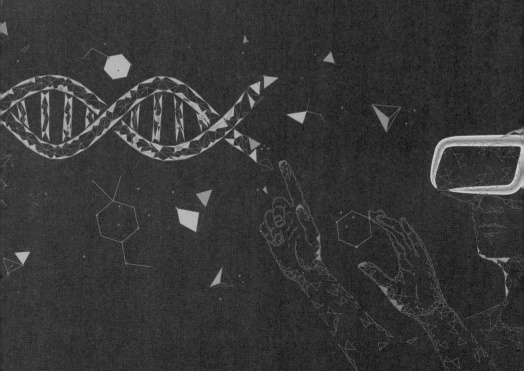

세계 최초로 발견한 세포사멸기전
Pyroptosis

　30년 전에 기전을 주장했으나 현대의학계에서 반발해 연구의 어려움이 있었다. 1980년대 후반에서 90년 초에 천지산을 연구하고 개발해서 말기 암 환자들을 치료하면서 현대의학적인 치료 과정에서 나타나는 현상이 아닌 새로운 현상을 발견했다. 천지산 투여를 중단하면 나타나지 않고 천지산을 다시 투여하면 암세포가 죽는 현상을 이상하게 생각하고 의문이 생겨 깊이 있게 연구하게 되었다.

　암세포가 죽으면서 일어나는 현상을 확인하고 그냥 넘어갈 수 없어서 수많은 과학자를 찾아다니면서 내가 보고 느낀 현상에 관해서 같이 연구하자고 설득했으나 전부 거절했다. 그 당시 함께 연구했던 한국암연구소 이병황 박사님과 경성대학교 약대 정용자 학장님 등과 암 환자를 치료하고 나타나는 현상에 관해서 많은 의문점을 논의했으나 학문적으로 깊이 있게 접근하지 못하여 논문을 발표하지 못했다. 천지산을 투여하고 좋아지는 환자들을 오래도록 관찰했던 많은 의사들도 내가 주장하는 현상을 이해하지 못하여 X-Ray 판독 의사들도 종양이 더 나빠진 것으로 판독하는 경우가 있었다.

어느 대학병원 암 전문의는 과의 레지던트 어머님이 암 투병 중이라 항암제를 투여했으나 더 이상 호전되지 못하고 나빠지고 있었다. 의사로서 해 줄 것이 없다고 좌절하던 그의 어머니께 천지산을 1개월 투여했다. 환자의 증상이 호전되고 있었는데 CT상에는 나빠진 것으로 판독되어 나와 논쟁을 많이 했으며 다시 1개월 후 촬영에서는 좋아진 것이 확인되었다.

암 전문의가 항암제를 투여해도 나빠지던 환자가 천지산을 투여하고 호전되는 현상을 보고 연구하지 않는다면 의사 면허증 가지고 어찌 과학자라고 본인 입으로 말하겠는가. 과학자의 눈으로 보면 효과가 있는데 현재 사회에서는 말할 수 없다고 하는 경우가 많았다.

역사상 과학은 소수의 과학자에 의해서 끝없이 발전해 왔지, 여론과 다수의 의견과 투표로 발전하지는 않았다.

내가 20년 전 영국의 케임브리지대학에 천지산의 임상시험에 관해서 자문을 받으러 갔을 때 DNA를 연구한 프랜시스 크릭이 미국의 젊은 과학자 제임스 왓슨을 만나서 세상에 DNA 이중 나선 구조를 발표한 이야기를 들었다. 그는 누구도 알아주지 않는 세월을 혼자서 외롭게 학계와 논쟁했다. 케임브리지 도시의 이글이란 레스토랑에서 세상이 알아보지 않는 학문에 대해 제자들과 토의하며 괴로워했지만 자기의 연구를 알아보는 왓슨을 만나서 결국 3장짜리 논문을 『네이처』에 발표하여 1962년 노벨생리의학상을 수상하게 된다.

크릭의 제자가 나에게 크릭의 사례를 설명하면서 내가 연구하고 있는 학문이 어쩌면 내 생애에 성공하지 못할 수도 있다고 했던 말이 생각난다. 크릭과 왓슨이 개발한 DNA, RNA 유전자 분석 기법으로 천지산도 하나씩 규명되고 있어서 마음속으로 크릭과 왓슨에게 고맙게 생각한다.

1996년 그것이 알고 싶다

1996년 문성군 진행, 2000년 오세훈 진행 두 번에 걸쳐서 방영된 〈그것이 알고 싶다〉에서 내가 주장했던 내용은 암세포만 천지산이 작용하고 정상세포에는 부작용이 없으며 암세포에만 죽으면서 구멍이 뚫리는 현상이었다. 방송에는 이것이 천공이라고 보도되었으며 부작용이라고 하는 의사들과 말기 암 환자에서 자연적으로 일어나는 현상이라는 의사들로 나뉘었다. 어떤 의사는 효과가 있다고 하고 어떤 의사는 없다고 하는 등 논쟁의 중심에서 많은 갑론을박이 있었다.

세포사멸기전 Pyroptosis

NIH 연구센터장과 수석연구원으로 세계적인 암 연구 분야 석학 김성진 박사님을 만나서 30년이 넘는 세월 동안 영원히 풀지 못할 것 같은 숙제를 풀었다. 천지산이 어떻게 작용하는지 기전을 설명하면 다음과 같다.

연구 결과를 설명하면 육산화비소는 암 발생 세포핵 속의 미토콘드리아 STAT3 인산화 활성을 억제하는 것으로 나타났다. 억제를 통해 '활성산소종(Reactive Oxygen Species, ROS)' 생성을 증가시키고 세포 사멸 촉진 유전자 'caspase-3' 매개 GSDME 단백질 경로의 활성에 의해 세포막에 구멍이 뚫리면서 강한 염증을 나타내는 것이다. 이를 통해 육산화비소가 세포사멸기전 중 하나인 '파이롭토시스(Pyroptosis)'를 유도해 삼중 음성 유방암 세포의 성장을 억제한다는 사실을 발견했다. 동물실험에서 육산화비소 투여가 삼중 음성 유방암 성장과 폐 전이를 효과적으로 억제한다는 결과도 확인했다.

테트라스를 처리한 세포 형태가 세포응축이나 apoptotic body가 형성되는 전형적인 세포 사멸 형태인 apoptosis뿐만 아니라 cell swelling과 balloon-like bubble이 형성되는 secondary necrosis의 세포 사멸 형태인 Pyroptosis를 유도한다는 것을 확인했다.

특히 이번 연구에서 항암제로 개발 중인 물질 육산화비소(As4O6)가 암세포를 직접 사멸시키는 새로운 작용기전 'Pyroptosis'를 포함한다는 것을 국내에서 처음 발견하여 『네이처』 자매지에 논문으로 발표했다.

▌세계 최초 발견이라고 흥분했다

우리는 세계 최초의 발견이라고 많이 흥분했으나 일주일이 지나 실망하게 되었다. 그동안 많은 연구를 하면서 연구를 하면 할수록 깊이 들어갈 수 있었으며 텔레미어에 의해서 암세포에 작용하는 사실도 발견하고 혈관신생억제 Anti-angiogenesis 그리고 기존 항암제의 기전인 Apoptosis의 기전 등 단백질에서 어떻게 관여하는지의 시험을 하면서 흥미로운 결과 몇 가지를 추가로 발견했다.

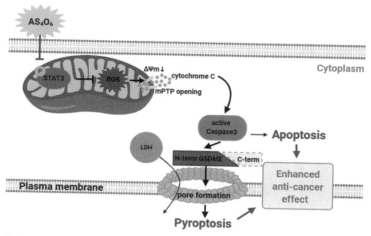

Schematic models demonstrating the anti-tumor effect of TetraAs in TNBC cells

때마침 김성진 박사님이 미국 출장이 있으셔서 그동안의 연구 결과를 가져가서 김 박사님의 지인인 미국의 유명한 과학자들과 의논해 보겠다고 하셨다. 한국에 돌아와서 그분들의 조언이나 김 박사님의 생각도 조금 더 깊이 있게 들여다보면 무엇인가 나올 것 같다는 것이다. 한국에서는 더 추가적인 연구를 할 수 있는 시설이나 과학자를 찾을 수 없으나 천지산(테트라스)이 세포핵에서 어떠한 작용을 하는지 볼 수 있는 연구소가 전 세계에 몇 곳이 있다고 하셨다. 그중 미국 한 곳의 연구소와 협의를 하고 있으며 지금까지 연구한 모든 자료를 공유하고 연구를 해보자고 제안을 하신다.

비용이 많이 들어가는 것이 걱정되어 망설이고 있으니 미국의 박사님 인맥으로 적은 비용으로 진행하고 발표할 때 그분들도 연구 논문에 이름을 올려드리고 해서 어떻게든 더 깊이 연구하는 것으로 김성진 박사님과 양경민 박사님, 오소연 연구원과 같이 의논했다.

지금까지 얻은 결과만 하여도 논문을 낼 수 있으나 과학자는 결과에 만족하지 않고 깊이 있게 들여다보고 연구하며 아이디어를 찾는다.

며칠을 고민하다 연구소장 양 박사님께 전화를 드리고 좋은 아이디어가 있으니 내일 당장 만나 추가시험에 관해 상의하자고 했다. 다음 날 오전 10시 서울대학교 연구실에서 양 박사님을 만나니 김 박사님은 외부 세미나에 가시고 안 계신다고 한다. 양 박사님께 미국의 연구기관에 의뢰해서 시험하려고 하는 것을 우리가 해보자고 하고 서울대학교 공과대학에 광현미경 템이 있는데 찍어 보자고 제안했다. 마침 오늘 아침 일찍 김 박사님께서 서울대 공대 템으로 할 수 있는지 공대에 전화해서 시험 예약을 하라고 전화했다고 한다. 김 박사님도 밤에 잠을 주무시지 않고 고민하시다 예감이 떠올라 양 박사에게 전화했다고 나중에 듣게 되었다.

두 주일 후에 예약이 되어서 광현현미경으로 세포핵에서 일어나는 현상을 보기 위해 시료를 준비해서 서울대 공대에 보내주고 이틀 후에 사진 한 장을 받게 되었다.

새로운 현상을 발견한 우리는 너무나 흥분하고 좋아서 논문을 빨리 내자고 양 박사님을 설득했다. 그날 밤 김 박사님 모르게 양 박사님과 오래도록 술을 마셨는데 우리 회사에 투자해 주신 김홍근 회장님도 함께했다.

무엇인지 알 수 없는 그림 한 장을 가지고 과학 저널에 실린 사진들을 비교하며 한 주일 후 실망을 하게 되었는데 2018년 『네이처』 메인 저널에 우리의 사진과 똑같은 사진을 찾게 되어 탄식했다. 그러나 우리도 『네이처』 메인에 논문을 내기로 하고 최선을 다해 추가 시험과 반복 시험을 해서 확인을 여러 번 하고 논문을 냈다. 아쉽게도 우리는 한국에서는 최초지만 『네이처』에 먼저 발표된 논문이 있기에 세계에서는 2등을 했다. 지금 발표해 봐야 저명한 국제 저널에 최초로 발표한 과학자에게 노벨의학상을 주기 때문이다.

30년 전에 내가 그렇게 주장했던 'Pyroptosis' 발견이 국제사회에서 후순위가 되어 정말로 아쉽다. 세포에 구멍이 뚫리면서 암세포를 죽이는 현상을 같이 연구하자고 얼마나 많은 과학자를 찾아다녔는지 모른다. 아무리 설득하고 이해를 시켜도 과학자들은 독성에 의한 자연현상으로 치부하거나 말기 암에서 자연적으로 일어나는 현상으로 받아들이곤 했다. 심지어 천지산으로 완치되는 과정을 지켜봤던 의사들조차 아무도 연구하지 않았다.

나와 같이 연구해서 세계 최초로 암세포 사멸 기전을 발견할 수 있었는데, 우리나라의 기초과학이 발전하지 못한 점도 있고 외국 과학자들의 논문을 보고 리바이블 스터디 하는 수준으로 기존 연구에 탑승할 뿐 새로운 연구를 하려고 하지 않는 것이 제일 큰 문제라고 생각한다.

　남들이 다 하는 연구는 내가 하지 않아도 다른 사람이 할 수 있으나 남들이 하지 않는 새로운 연구를 하는 도전이 중요하다. 용기 있고 사명감 있는 과학자가 많은 나라가 되었으면 좋겠다.

놀라운 임상1상 시험 결과

말기 암 환자 66.7% 효과

서울아산병원에서 임상시험을 했으며 서울대학병원, 아산병원, 삼성병원, 원자력병원 등에서 기존 수술 및 화학요법, 방사선치료를 했으나 다른 치료 방법 없이 죽을 날을 기다리는 말기 암 환자를 대상으로 식품의약품안전처의 임상 허가를 받은 후 서울아산병원 종양팀에서 프로토콜 가이드라인에 들어오는 말기 암 환자 15명을 선정해 한 달 동안 경구 투여 임상시험을 진행하면서 놀라운 결과를 얻을 수 있었다.

기존 치료를 포기한 환자를 상대로 임상시험에서 얻은 결과들로 유럽과 미국에서 임상시험을 준비하면서 다국적 CRO 임상의사들은 놀라운 결과라고 하며 임상학회지에 논문으로 보고하지 않은 것에 관해서 많은 질문을 했다.

2009년 영국 런던 EMEA 본부에서 유럽 임상시험을 위한 사전 미팅을 EU 회원국 6개국의 항암제 전문 박사들이 참여한 가운데 진행했다. 우리의 자료를 검토한 EMEA에서 2상 임상시험과 관련하여 나에게 많은 것을 알려주고 가이드라인도 제시했다. 임상시험 후 시판하면서 암 종류를 확대해 진행하라고 하며 임상 관련 보고서를 내어 주었다.

서울아산병원 개원 이후 임상센터를 개설하고 천지산이 1호로 임상시험을 했던 시절로, 의사들과 연구진들에게 있어 임상의 개념이 확립되지 않은 때였다. 현대의학적인 수술, 항암치료, 방사선치료를 모두 진행했으나 호전되지 않은 말기 암 환자를 상대로 임상하여 66.7%가 암이 없어지거나 줄어들고 진행이 정지되었다는 결과를 잘 알지 못해 학회에 보고하지 못했을 수도 있다. 혹은 당시 기적의 항암제로 세상을 떠들썩하게 한 천지산의 임상결과와 관련해 입장을 발표할 수 없었을 것이다. 간절한 환자와 보호자의 질문이 쏟아질 것을 예상하고 사실대로 말할 수 없었으리라 생각한다.

▎불효자가 많은 나라

아산병원에서 임상시험에 참여한 의사들에게 천지산을 구입할 수 있는지 문의하고 임상시험 결과에 대해 물어보는 사람이 여전히 있다. 식품의약품안전처 담당자에게 시도 때도 없이 전화해서 허가를 왜 안 해주는지 항의하고 업무에 지장을 주는 이상한 사람들 때문에 천지산을 연구했거나 임상에 참여한 의사들과 식품의약품안전처 담당자들이 고초를 당하고 있다. 내가 운영하던 ㈜스카이뉴팜 상장 제약사 주가가 떨어져도 식약처에 전화해 쌍욕을 하고 끊어 버려서 한번은 식약처 담당자로부터 호출을 받고 달려가 해명하기도 했다.

천지산테트라스를 연구하면서 느낀 것은 수많은 어려움이 있을 때 도움 한번 주지 않았던 사람들이 사후에 생색을 내며 보상 심리를 드러낸다는 점이다. 병원에서 아픈 가족을 포기하면 평소 불효한 사람일수록 무엇이든 효험이 있다고 하면 구입해 드리고 생색을 낸다. 부모님이나 자식이 세상을 떠나면 제일 슬프게 울어대는 사람일수록 평상시 부모에게 불효했던 사람이다. 평상시는 찾지도 않던 사람이 문상에서 넋을 놓고 울어대고 상여가 채 나가기 전에 재산 상속으로 형제들과 다투고 불목한다.

항암제를 투여해도 효과가 없는 환자는 반드시 있으며 100% 효과적인 항암제는 지구상에 존재하지 않는다. 천지산테트라스도 임상시험 대상자 15명 중 10명의 환자에서 암이 없어지거나 줄어들었으며 진행이 정지되었다는 결과를 얻었을 뿐이다.

1상 임상시험 결과

❑ 제   목 : 고형암 환자에서 테트라스 캅셀의 안정성, 내약성 및 약동학적 성질평가를 위한 1상 임상시험

❑ 대상질환 : 기존의 1차적 항암 화학요법에 더 이상 반응하지 않고 표준 치료방법이 없는 말기고형암

❑ 실시기관 : 서울아산병원 서울시 송파구 풍납동 388-1번지

❑ 임상책임자 : 서울아산병원 혈액종양내과

❑ 임상시험용의약품 : 테트라스 캅셀(시험 약)

❑ 임상시험 단계 : 1상

❑ 임상시험 승인 : 2003. 08. 01 (최초승인번호 –의안 65625 – 4456)

❑ 임상시험기간 : 2004. 02. 18 ~ 2004. 07. 27

❑ 시 험 종료 일 : 2004. 07. 27

❑ 성적서 제출 일 : 2005. 11

1상 임상시험 결과

❑ 제목 : 고형암 환자에서 테트라스 캅셀의 안정성, 내약성 및 약동학적 성질평가를 위한
　　　　1상 임상시험

❑ 임상시험실시기관 : 서울아산병원

❑ 임상시험설계 : 단계적 용량 증량 설계 (전형적인 항암제 1상 임상 연구 방법에 따름)

❑ 임상시험용의약품 투여 용량 : 15mg, 30mg, 45mg / daily (3군)

❑ 시험대상질환 : 기존의 항암화학요법에 더 이상 반응하지 않고, 표준 치료방법이 없는 진행성 말기 고형암

❑ 참여 피험자 수

	15mg군	30mg군	45mg군	합계
피험자수	3명	6명	6명	15명

MTD군 → 30mg군　　DLT군 발현군 → 45mg군

1상 임상시험 결과

□ 각 용량단계에서 피험자별 약물 투약 FLOW

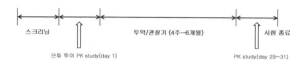

스크리닝   투약/관찰기 (4주~6개월)   시험 종료

단회 투여 PK study(day 1)   PK study(day 29~31)

□ 임상시험 FLOW

→ 15mg/day 투여군, 3명 종료, DLT(Dose Limiting Toxicity) 이상반응 관찰되지 않음

→ 30mg/day 투여군, 3명 종료, DLT 이상반응 관찰되지 않음

→ 45mg/day 투여군, DLT 가 1명에서 관찰되어 추가로 3명을 실시
하였고, 추가된 3명 중에서도 DLT 관찰되어 추가 증량 중단. 6명 종료

→ 30mg/day 투여군, 3명 종료 , DLT 이상반응 관찰되지 않음

1상 임상시험 결과

□ 대상질환의 진단 및 전이 부위

배정번호	진단명	최초진단월	전이부위
R-01	자궁경부암	Nov-00	골반 내 림프절
R-02	자궁경부암	1997	쇄골하 림프절 및 복강 내 림프절
R-03	두경부암 (비인강암)	June-99	국소 재발 종괴
R-04	이행상피암 (방광암)	May-94	골반 벽 종괴
R-05	이행상피암 (방광 및 요로)	Nov-00	쇄골하 림프절 및 복강 내 림프절
R-06	위암	Jul-00	부신, 간, 복막
R-07	자궁경부암	Nov-02	방광 벽
R-08	두경부암 (설암)	Jun-03	국소 종괴 및 쇄골하 림프절
R-9	두경부암 (후두암)	Jun-00	폐
R-10	이행상피암 (요로암)	Sep-02	폐 골, 쇄골하 림프절
R-11	자궁경부암	Jul-99	폐, 늑막, 심낭막, 흉벽
R-12	두경부암 (하인두암)	Sep-01	쇄골하 림프절, 폐
R-13	이행상피암 (방광암)	Jul-02	간, 복벽
R-14	두경부암 (하인두암) 및 폐암	Aug-03	종격동 림프절
R-15	대장암	Jun-01	간, 폐

1상 임상시험 결과

❑ 용량제한 독성(DLT)의 발현

- 3군 (45mg/day)에서 2례의 DLT 관찰

- 테트리스 캅셀의 DLT : 호중구 감소증 (Neutropenia)

배정번호	투여군	발현일	정도	인과관계	이상 반응명
R-07	3군	04-05-11	Grade 4	많음	Neutrophils/granulocytes (ANC/AGC) 감소
R-11	3군	04-06-01	Grade 4	많음	Neutrophils/granulocytes (ANC/AGC) 감소

* : 투약 21일째에 호중구수가 144 x 10⁹개/L로 떨어졌으며 5일 이상 회복되지 않음
† : 투약 14일째에 호중구수가 169 x 19⁹ 개/L로 떨어졌으며 5일 이상 회복되지 않음

1상 임상시험 결과

❑ 1군 (15mg/day)에서의 이상약물반응 (ADR) 발현 예

이상반응 명	Grade 1	Grade 2	Grade 3	Grade 4
Neurology	0	1	0	0
Neuropathy-sensory		1		
Cardiovascular (Arrhythimia)	2	0	0	0
Prolonged QTc interval (QTc>0.48 seconds)	2			
Dermatology / Skin	1	0	0	0
Pruritus	1			
Constitutional Symp.	1	0	0	0
Rigors, chills	1			
합 계	4	1	0	0

1상 임상시험 결과

❑ 2군 (30mg/day)에서의 이상약물반응 (ADR) 발현 예

이상반응 명	Grade 1	Grade 2	Grade 3	Grade 4
Blood / Bone marrow	5	2	2	0
Hemoglobin (Hgb) 감소			1	
Leukocytes (total WBC) 감소	3	1	1	
Neutrophils / granulocytes (ANC / AGC)감소	2	1		
Cardiovascular (Arrhythmia)	1	0	0	0
Prolonged QTc Interval (QTc>0.48 seconds)	1			
Constitutional Symp.	6	0	0	0
Fatigue (lethargy, malaise, asthenia)	3			
Dermatology / Skin	1	0	0	0
Weight loss	3			
Flushing	1			
Gastrointestinal	9	6	0	0
Hepatic	11	4	0	0
Alkaline phosphatase 증가	4			
GGT 증가	1	2		
S Cot (AST) 증가	3	1		
S GPT (ALT) 증가	3	1		
Metabolic / Laboratory	1	1	0	0
Hyperkalemia		1		
Hyperuricemia	1			
Pain	2	1	0	0
Renal / Genitourinary	1	1	0	0
합계	37	15	2	0

1상 임상시험 결과

❑ 3군 (45mg/day)에서의 이상약물반응 (ADR) 발현 예

이상반응 명	Grade 1	Grade 2	Grade 3	Grade 4
Blood / Bone marrow	12	15	13	5
Hemoglobin (Hgb) 감소	1	5	3	
Leukocytes (total WBC) 감소	4	5	5	3
Neutrophils / granulocytes (ANC / AGC)감소	4	1	3	2
Platelets 감소	3	4	2	
Cardiovascular (Arrhythmia)	2	0	0	0
Constitutional Symp.	6	1	0	0
Fatigue (lethargy, malaise, asthenia)	4	1		
Weight loss	2			
Dermatology / Skin	6	2	1	0
Gastrointestinal	17	9	0	0
Hepatic	14	4	0	0
Metabolic / Laboratory	7	1	2	1
Hyperglycemia	1			
Hypocalcemia	1	1		
Hyperkalemia	3		1	1
Hyponatremia	2		1	
Neurology	1	0	0	0
Neuropathy- sensory	1			
Pain	2	1	0	0
Headache		1		
Pain- Other (Specify)	2			
합계	67	33	16	6

1상 임상시험 결과

□ 1상 임상시험 피험자별 종양 호전여부

임상기관 : 아산병원

피험자 번호	원발 종양	투여용량 (/day)	투여기간 (day)	병소	반응 (4주)
R-01	자궁경부암	15 mg	53	림프절	불변
R-02	자궁경부암	15 mg	202	림프절	불변
R-03	두경부암 (비인두암)	15 mg	266	비인두	불변
R-04	요로암 (방광암)	30 mg	51	골반내	진행
R-05	요로암 (방광암)	30 mg	70	림프절	불변
R-06	위암	30 mg	31	부신, 간	진행
R-07	자궁경부암	45 mg	41	방광 벽	불변
		15 mg	109		
R-08	두경부암 (설암)	45 mg	35	국소	진행
		30 mg	29		
R-09	두경부암 (후두암)	45 mg	34	폐	불변
		15 mg	20		
R-10	요로암	45 mg	28	림프절	진행
R-11	자궁경부암	45 mg	14	골반 내	불변
		15 mg	99		
R-12	두경부암	45 mg	35	하 인두	불변
		15 mg	53		
R-13	요로암 (요로, 방광암)	30 mg	28	간	진행
R-14	두경부암, 폐암	30 mg	58	폐, 골	불변

1상 임상시험 결과

□ 임상 1상 연구(아산병원)

1-1 단계 53세/남성 비인두암

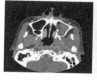 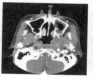 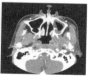

2/23/O4   3/26/O4   4/24/O4

TetraAs 5m 3회(three times) →

암 종양크기 감소

콧물과 악취가 사라짐

일상생활 가능

1상 임상시험 결과

□ 임상 1상 연구(아산병원)

1-2 단계 66세 여자 자궁경부암 : 종양표지자 감소

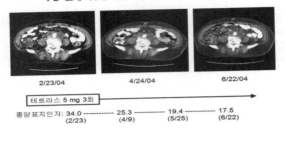

2/23/04   4/24/04   6/22/04

테트라스 5 mg 3회

종양표지인자: 34.0 ----------- 25.3 ----------- 19.4 ----------- 17.5
(2/23)   (4/9)   (5/25)   (6/22)

1상 임상시험 결과

□ 임상 1상 연구(아산병원)

1-3 단계 40세 여자 자궁경부암 : 종양괴사, 종양표지자 감소

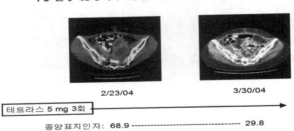

2/23/04   3/30/04

테트라스 5 mg 3회

종양표지인자: 68.9 -------------------------------- 29.8

1상 임상시험 결과

❏ 임상 1상 연구(아산병원)

3-1 단계 43세/여성 자궁경부암

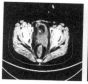 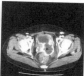 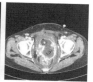

TetraAs 5m 3회(three times) ────────── // ──────────→

제한용량독성 때문에 중단 : → 10 mg 3회
→ 5 mg 3회

1상 임상시험 결과

❏ 임상 1상 연구(아산병원)

3-2 단계 31세/남성 설암

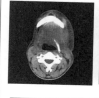 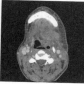 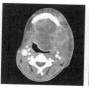 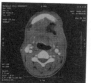

테트라스 5m 3회 ────── // ──────────────→

제한용량독성 때문에 중단 : → 10 mg 3회
→ 5 mg 3회

1상 임상시험 결과요약

❑ 임상 1상 시험 기관 : 서울 아산병원

❑ 책임연구자 :

❑ 임상기간 : 2004.02 ~ 2005.12 (환자별로 각각 4주간 테트라스 캅셀 투여)

❑ 대상환자 : 15명
  – 외과적 수술, 항암화학요법, 방사선요법 등을 사용하였음에도 불구하고
    치료법이 없는 말기암 환자
  – 자궁경부암 4명, 이행상피암 4명, 두경부암 5명, 위암 1명, 대장암 1명

❑ 결과 : <u>15명중 10명(66.7%)이 불변</u>

  ★ 불변의 의미 : 종양의 감소 또는 진행정지, 고통이 없는 등 삶의 질 개선
  ① 종양 감소, 종양표지자(SCC Ag)의 감소 : 자궁경부암 환자 2명
  ② 종양의 괴사 및 누공 형성 : 자궁경부암 2명, 두경부암 1명
  ③ 삶의 질 개선, 뚜렷한 부작용 발견할 수 없었음 : 기타 5명
  ④ 테트라스 투여 후에도 구토, 복통 등이 없는 등 삶의 질 개선
  ⑤ 다양한 암에 적용 가능하며 경구투여로 용이하다
  ⑥ 기존 치료법과 병행시 시너지 효과

1상 임상시험 고찰

❑ 종양반응에 대한 탐색적 고찰 (연구자 결론)

본 임상 연구의 대상환자는 과거 수년간 외과적 수술, 항암화학요법, 방사선요법, 면역요법 등을 실시하였음에도
불구하고 암이 진행되었던 말기암환자 15명을 대상으로 WHO 임상시험 기준에 따라 4주간 실시되었으며 15명의
환자 중 10명의 환자에서 암의 진행이 정지되거나 줄어들었으며, 66.7%의 놀라운 효과를 나타내었다.

또한, 환자 1례에서는 종양이 완전히 사라지고 치료 전 68.9에서 29.8까지 떨어졌으며, 자궁경부암 환자
2례에서는 종양표지인자 (SCC Ag)의 치료 전 34에서 17.5까지 감소를 보였고 두경부암 환자에서는 종양의 괴사 및
누공 현성을 관찰 되었으며, 환자 6례에서는 설암환자의 경우도 종양이 없어지면서 누공이 관찰 되었던 점은 이
약제의 효과 가능성을 시사한다고 하겠다.

특히, 종양의 괴사 및 누공 형성은 이 약제가 암종괴에 분포하는 혈관을 차단하는 효과가 아닌가 보이며, 실험실
및 동물시험에서 밝혀진 이 약제의 작용기전 중 하나가 신생혈관제인 점으로 보아 혈관에 대한 영향으로 효과를
일으킬 가능성이 있다고 하겠다.

한편, 최근 전 세계적으로 개발되고 있는 소위 표적치료제(targeted therapy)들도 이들 약제만으로는 객관적인
암종괴의 크기 감소를 가져오지 못하지만, 다른 항암제와 같이 사용하는 경우 항암제만 사용한 경우에 비해 반응
및 생존기간을 연장시키는 효과를 가져온 점을 생각할 때, 향후 이 약제 단독 또는 항암제와 병용요법,
방사선요법을 시행할 충분한 근거가 된다고 하겠다. 특히, 종양표지자의 감소 및 종양괴사를 가져 온 자궁경부암
환자들의 경우 모두 15mg/day의 용량에서 이러한 효과가 있었는데, 이 용량에서는 부작용이 거의 없었던 점 역시
이 약제의 장점이라 하겠다.

골재생촉진제 연구

현재 회사의 main project는 천지산테트라스 항암제 CM−7919 개발 및 관련 파이프라인이다. 하지만 회사와 무관하게 오랜 세월 연구하고 효능을 임상에 적용하여 탁월한 효과를 확인한 후보 제품 중 하나인 BRS(Bone Regeneration Stimulator)를 소개한다. 골절, 골다공증, 임플란트 환자 등에 사용할 수 있는 골재생촉진제이다. 천연물질의 원료를 물리, 화학적으로 합성하여 제조하여 정제와 젤리, 캡슐 형태로 개발이 완료된 제품으로 상용화 절차만 진행을 앞두고 있다.

부작용 없는 항암제와 골재생촉진제, 4세대 항생제와 혈액활성제 등 수많은 신약 연구를 하면서 효능은 뛰어나며 부작용이 없는 약을 만드는 것이 나의 사명이고 인생의 목표이다. 골재생촉진제도 끝없이 연구하면서 도전한 결과물의 하나라고 생각한다.

▌임상 사례

한번은 한의사 동생의 장인어른이 화장실에서 넘어져 대퇴골절로 입원 치료를 받았다. 82세라는 고령의 나이로는 골절된 뼈가 붙지 않아서 고생하시다 BRS 1달분 복용하시고 정상적인 보행과 소일거리를 자유롭게 하시고 완치되었다. 지난해 90세 생일 잔치를 가족들이 했으며 현재까지 건강하게 생활하시고 정상적인 생활을 하고 계신다.

나의 어머님도 4년 전에 겨울 정선 시골 마당에서 눈에 미끄러지면서 넘어져 골반뼈 골절로 병원에 한 달 동안 입원하셨다. BRS 1달 드시고 퇴원해서 87세의 연세에도 정상적인 생활을 하고 계신다.

직원들의 가족이나 주위의 사람들이 한의사의 처방으로 도움을 많이 받았다. 임플란트 지지대가 몇 달이 되도록 잇몸뼈에 고정되지 않는 분들이 많은 도움을 받았으며 야심작으로 연구하는 과제이다. 개발은 되었으나 상품화가 되지 않아서 현재는 한의사가 처방할 수 있는 약으로 출시했다. 미국 FDA에서 정식으로 허가를 받기 전에 급하게 치료를 원하는 환자들을 위해서 동생 한의사와 제자 한의사들에게 전수해서 처방할 수 있도록 할 것이다. 한의원에서 한의사가 전문적으로 처방하여 많은 골절환자와 임플란트 환자, 골다공증 환자에게 사용하게 될 것이다.

30세 이상 남성의 경우 하체에 힘이 없고 다리가 후들거리는 사람들에게 도움이 되기를 바란다. 골다공증으로 고생하시는 중년 여성분들이 필수로 찾게 되는 제품으로 기본적인 기초 연구 자료를 설명한 바 있다. 많은 연구 자료는 공개할 수 없으나 일반의약품으로 허가를 받고 시판할 예정이다.

| 세계 시장 10% 점유 목표

뼈에 관련된 세계 시장 규모는 정확한 통계자료를 찾을 수 없으나 교통사고와 일반적인 사고로 인한 골절환자와 임플란트 환자 그리고 자연 노화 현상으로 일어나는 골다공증 환자의 증가로 인하여 경제적인 손실을 감안하면 뼈 관련 시장은 암 환자 시장보다 10배 이상 크다고 전문가들은 바라보고 있다. 뼈에 관련된 제품으로 많은 약들과 건강식품들이 있으나 강력한 골활성촉진제는 없다. BRS의 제품이 시판 허가를 받고 시판된다면 연 매출 10조 원 이상, 순수이익 9조 9천억 원 이상 수익이 발생할 것으로 예상한다.

식품첨가제로 사용할 수 있어 초콜릿이나 과자, 사탕, 아이스크림, 된장, 고추장에도 넣을 수 있고 음료의 첨가제로도 활용한다면 시장 규모는 더 크다고 봐야 한다. 임상시험을 통해서 약으로 시판 받을 경우 경제적인 면에서 많은 인프라를 형성할 수 있고 고부가의 가치를 창출할 수 있는 연구다.

아래의 연구는 의형제를 맺은 의사 형님과 수의사 동생 교수의 도움을 받아서 함께 연구했던 기초 연구 자료다.

잡견 대퇴골에서 수술로 유발한 골 결손에 대한 BRS(Bone Regeneration Stimulator)의 골 재생 효과에 관한 연구(단일 개체 비교를 이용한 예비 실험)

:: BRS (Bone regeneration stimulator) effect on the regeneration of surgically induced bony defect in the femur of dog (single-subject pilot study)

* If you have any questions or concerns about this pilot study, please contact Mr. Bae cjsbij@gmail.com

:: 실험 목적

BRS의 골 재생 촉진 효과 유무를 실험동물에서 확인하고 그 결과에 따라 통계적으로 유의성을 갖는 개체 수를 선정하여 본 실험을 결정하기 위하여 시행했다.

:: Purpose

The aim of this study was to test the bone regeneration effects of BRS in order to evaluate statistical significance for the sample size in a full-scale study.

:: 대상 및 방법
:: Materials and methods

1. BRS

천연물을 물리, 화학적으로 가공하고 합성한 것으로 미세한 분말 상태를 이루고 있으며 그 구조식에 대해서 분석을 마쳤다. 구조식 결정은 공신력 있는 두 기관에 각각 의뢰하여 일치하는 결과를 얻었다.

1. BRS

BRS is a natural product prepared by physical and chemical synthesis. It comes in a powder form of fine particles. The analysis of molecular structure has been finished by two different institutes that offering competence and credibility. The results are consistent with each other.

2. 실험동물과 골 결손 시술 그리고 실험 방법

체중 5kg의 잡견 두 마리를 이용했다. 잡견은 성장판의 재생 촉진 효과를 배제하기 위하여 실험 전에 단순 방사선 촬영으로 성장판과 대퇴골의 유합이 일어난 것으로 선택했다. 실험동물은 모두 실험 10일 전에 입식시켜 항원충제를 접종하고, 환경에 적응이 되었다고 인정되었을 때 실험을 실시했다.

시술 조건은 가장 가혹한 조건의 골 재생 효과 확인 실험인 골 결손을 대상 실험으로 선정했다. 잡견 두 마리에서 각각 전신마취 후 드릴을 이용하여 대퇴골 골간단부위에 가로 5mm, 세로 10mm, 깊이 5mm의 골 결손을 만들었다. 한 마리는 대조동물로서 시술 후 그대로 사육했으며, 다른 한 마리는 BRS를 투약한 후 단순 방사선 촬영 및 병리 조직 검사로 골 결손의 재생 상태에 대하여 서로 비교 관찰했다. 투약견은 수술로 골 결손을 만든 당일부터 BRS을 하루에 체중 kg 당 62.5mg으로 7일간 경구 투여했다. 수술 직후 그리고 1주 간격으로 시행한 방사선 촬영에서 시술 부위의 골 변연이 둔화되는 것이 관찰되는 수술 후 3주째에 두 실험동물을 희생하고 수술로 유도된 골 결손의 상태를 육안 및 조직표본으로 만든 후의 현미경 소견으로 비교, 관찰했다.

2. Surgically induced bony defects in animals

It was tested on two dogs (5kg) that epiphyseal closure can be found on a plain radiography to exclude beneficial effects of regeneration. The dogs entered the facility 10 days before, inoculated with antiprotozoal agents so having the animals live in more adapted conditions for the study. After general anesthesia drilled a hole into the femoral metaphysis (5mm wide, 10mm long, 5mm deep) in each dog. The defects were either treated with BRS or left as a non-treated control while being observed with a plain radiography and a pathological examination. From the first day of surgery, the dog was orally administered BRS−1 62.5mg/kg/day for 7days and the radiograph was also taken after the surgical procedure at weekly intervals for the first 3 weeks. In the third week, the dogs were sacrificed after the bluntness of edge was observed in the surgical area, a gross and microscopic examination was performed on the specimen for a comparative analysis.

3. 결과

ㄱ. BRS을 투약한 개와 대조견의 대퇴골을 3주 후 비교한 모습

3. Results

Fate of surgically induced femoral defects treated with BRS and non-treated control after 3 weeks

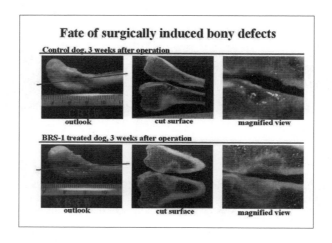

위 행의 사진은 투약을 하지 않은 대조견이고 아래 행의 사진은 BRS-1 투약견의 gross specimen으로 대퇴골을 분리하여 외관을 촬영하고 골 결손 부위를 절단한 모습. 외양으로는 구별이 확실치 않으나 절단면을 서로 비교해 보면 확대사진에서 대조견에서는 골 결손 부위를 따라 한 개의 하얀 선이 형성되어 있으나 투약견에서는 결손 부위를 따라 생긴 것으로 판단되는 뚜렷한 하얀 선이 밑에 있고 그 위에 약간의 간격을 두고 새로운 흰 선이 생긴 것을 볼 수 있다.

As shown in the set of images above there are no specific differences in both appearance but distinctive double white lines around the defected area can be observed from the BRS treated dog's magnified cross-section view compared to a single line from the non-treated control.

ㄴ. BRS treated dog에서 gross 조직표본과 현미경적 소견의 양상
Gross and microscopic findings in BRS treated dog specimen

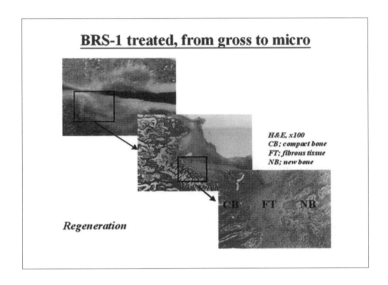

투약견에서 두 개의 흰 선이 있는 곳을 조직표본으로 만들고 이를 확대하여 관찰한 모습으로 골 결손 부위에 단단한 뼈가 만들어져 경계를 이루면서(CB, compact bone) 바로 그 밖으로는 섬유조직(FT, fibrous tissue)이 자리 잡고 그 바깥에 새로 생겨난 뼈(NB, new bone)가 보인다. CB는 삐쭉삐쭉한 spicule 모양으로 생겨있으며, 그 경계에 진한 파란색으로 보이는 세포들은 골을 형성하는 골아세포(osteoblast)들이다. 다수의 골아세포가 CB에서 관찰되어 왕성한 골 형성이 일어나고 있음을

시사하며, 골아세포는 새로 생겨나고 있는 뼈의 주변으로도 다수 보이고 있으며, 여기서 보이는 섬유조직은 세포가 이형성의(metaplasia) 시기를 거쳐 신생골로 넘어가는 중간단계이다. 사진에 나타나 있지 않은 다른 부위에서는 연골(cartilage)의 생성이 광범위하게 관찰되며, 이 연골이 골로 변화하는 과정을 볼 수 있었다. 전체적으로 이 표본은 골 결손이 치유되고 있으면서 왕성한 골 재생 상태를 보이고 있는 것으로 판단된다.

The specimen was selected and prepared from the double white lined area. Photomicrograph showing the fibrous tissue and new bone formation outside edges of the CB (compact bone), also called dense bone, which has an appearance of bony spicules. There are large amounts of osteoblasts which are stained with blue color in the boundary of CB. Osteoblasts are cells that synthesize bone and have important functions in skeletal maintenance. In this image, CB and new bone are surrounded by large amounts of them also fibrous tissue metaplasia is observed which means an intermediate stage in a transformation process to new bone. In other areas (not present in this image), we observed that a wide band of cartilage was produced which ultimately develops into new bone tissue. There are signs of healing process and regeneration occurs actively in this specimen.

ㄷ. 대조견에서 gross 소견과 현미경적 소견의 양상

Gross and microscopic examination in non-treated control

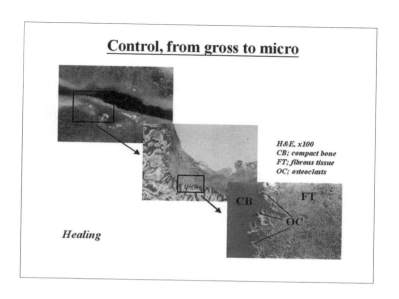

Control, from gross to micro

H&E, x100
CB; compact bone
FT; fibrous tissue
OC; osteoclasts

Healing

CB FT OC

 골 결손이 있는 부위에 단단한 뼈가 형성되어 있으나 앞에서 관찰되었던 골아세포는 거의 보이지 않으면서 CB와 섬유조직(FT, fibrous tissue) 사이에 파골세포(OC, osteoclast)가 관찰되고 있다. 섬유조직의 한가운데에는 간간이 붉은색의 골조직이 보이나 재생능력을 나타내는 골아세포는 여기에서도 관찰되지 않는다. 전체적으로 이 표본은 골 결손을 치유하고 있는 과정으로 판단된다.

 Formation of solid bone in defected area is observed but barely can see the osteoblasts. There are osteoclasts in between CB and FT (fibrous tissue). Osseous tissue (red color) are also seen a little bit in the middle of FT but there is no sign of osteoblast. It seems still in the healing stage from the bone fracture.

ㄹ. 대조견과 BRS 투약견의 수술 부위 현미경 소견 비교

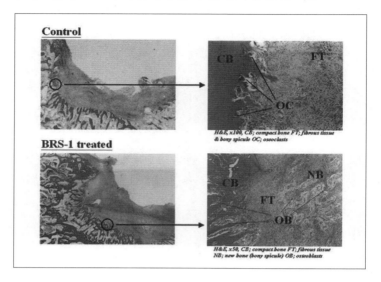

Comparison of microscopic examination between non−treated control and BRS−1 treated dog

두 표본의 조직 소견을 비교한 그림이다. 위의 사진은 대조견으로 골 결손이 치유되고 있는 과정으로 판단되며, 아래 사진은 BRS 투약 견에서 골 치유와 함께 왕성한 골 재생이 일어나고 있는 것으로 판단 되었다.

Top row images (non−treated control) seem to show the process of healing fracture compared to the healing fracture and actively stimulated regeneration in BRS treated dog.

:: 4. 결론

이상과 같은 본 실험 결과 BRS의 골 재생능력이 대단히 강력함을 일 차적으로 확인할 수 있었다. 그러나 단일 개체에서 일어난 우연한 현

상임을 배제하기 위하여서는 통계적인 수치로서 다수의 실험 개체를 사용하여 BRS-1의 효과가 일반적인 것임을 증명하여야 하므로 이 실험 결과를 토대로 개체 수를 늘려 그 효과를 입증할 필요가 있다.

본격적인 실험은 토끼를 이용하여 해외논문에 게재된 국제적으로 공인된 실험 방법을 사용할 예정이며, 토끼 한 개체 내에서 비골 골절에 대한 치유 과정과 대퇴골에서 수술로 유발시킨 골 결손에 대한 치유 과정을 동시에 비교하려고 한다.

:: Conclusion

The sign of healing and regeneration effects was evident on the BRS-1treated dog, we have a full-scale study plan to compare the healing process of broken fibula and surgically induced femoral defects in rabbits at the same time. But also, it needed to prove that this is not the coincident by single-subject and large numbers of samples will be required in a full-scale study with internationally recognized methods from the various scientific journals.

:: 5. 제안

위에 기술한 실험은 3단계 예비 실험을 정리한 것이다. 1차 예비 실험은 골 결손에 대하여, 2차 예비 실험은 골절에 대한 BRS의 투약 효과를 본 것이었다. 1, 2차 실험도 모두 일반적인 상식을 뛰어넘는 기대 밖의 효과를 확인했으나 시술 전의 조건을 동일한 상태로 맞춘 것은 3차 실험이라고 할 수 있다.

연구자들은 최대한의 객관성을 확보하기 위하여 예비 실험 조건의 선정에 최대한의 주의를 기울였으며, 향후의 본 실험에서 완전한 결론을 얻기 위한 준비를 마쳤다고 생각한다.

최종결론은 본 실험을 끝낸 뒤 내려야 할 것이며, 본 실험이 성공하기까지 이에 대한 RISK는 아직 높다고 생각된다.

:: Discussion

This is the third experimental pilot study that performed under the most controlled conditions compare to two previous studies. The first study was to test a bone defect and the second was the administrative effectiveness of BRS, both of them show results that significantly better than expected. Ensure objectivity in experimental condition was our priority. The assessment and preparation for the full–scale study are completed but we consider that the risk factors for the successful full–scale experiment are still high therefore it is important to think carefully before reaching a fin.

약 개발은 종합 예술이다

96년에 시판 허가를 받을 수 있었다

지금까지 연구한 축적된 연구자료가 있었으며 김영삼 대통령 정부나 김대중 대통령 정부에서는 시판 허가를 받았을 것이다.

우리나라에 신약 개발의 개념도 없던 시절부터 연구를 했으니 수많은 사람을 만나서 때로는 도움을 받기도 하고 때로는 배우기도 하면서 신약 개발의 현장에서 많은 노하우를 습득했다. 또, 한국에서는 배울 수 없는 제약 노하우를 배우기 위해서 외국의 제약회사들을 찾아다니고 배우면서 시행착오를 이겨내고 여기까지 올 수 있었다. 천지산을 시판할 때까지 어떠한 어려움이 있어도 반드시 성공한다는 신념으로 연구를 했다.

처음 연구할 당시는 우리나라에 CRO(임상대행기관)가 하나도 없었으며 임상이란 개념이 확립되지 않았던 시절이라 요즘은 식품회사에도 있는 항온항습기도 하나 없이 약학대학에서 학생들을 가르쳤다. 외국에서 개발되어 시판되는 약을 수입해 국내 제약회사에서 생산해 로열티 주고 유통하던 시절이었다. 신약보다는 외국에서 잘 팔리는 약을 수입해서 병원과 약국에 납품하는 비용과 리베이트 비율에 따라 제약사가 돈을 벌 수 있었다. 내가 만들어서 운영했던 ㈜스카이뉴팜(현 CMG제약) 제약회사에서 약을 만들고 병원과 약국에 납품할 당시 리베이트 문제가 사회적으로 큰 문제가 되었으며 우리 회사도 일주일 거래 정지가 되어 주주들에게 피해를 드려 지금도 죄송하게 생각하고 있다.

하루는 영업사원 회의를 하고 있을 때 인천지역 영업소장이 회장님 시간을 좀 내달라고 했다. 인천의 어느 병원이 우리 회사 약을 몇 년 처방해주다 한 달 전부터 처방이 나오지 않는다고 해서 몇 달 치 밀렸나 물어보니 2개월이 밀렸다고 한다. 당장 원장님과 저녁식사 잡으라고 하고 식사를 마치고 나서 다음 날부터 다시 처방이 나왔다.

현실과 행정은 별개로 가고 있는 것이 현실이며 요즘 우리나라 제약사들도 신약을 개발하지 않으면 마진 없는 약가를 받아서 제약회사를 운영하기 어렵다.

국내 메이저 제약사들과 바이오벤처 회사들까지 신약 개발에 뛰어들었으나 국내에서 개발되어 외국에 독점으로 파는 제품이 없다. 외국에서 한국을 바라보는 시각은 한국은 특허 지난 약을 카피하는 수준으로 인식되어 있으며 신약 개발에 뛰어드는 기업들도 바이오시밀러(biosimilar)는 동등생물의약품이라고도 불리며, 특허가 만료된 바이오의약품에 대한 복제약을 만들어 제3시장에 공급하는 수준이다. 우리나라의 많은 회사들이 원천기술을 확보하기 어려워 다른 나라에서 개발되었거나 연구하고 있는 약을 개발하고 있어서 완제품이 생산된다고 해도 나중에 특허 분쟁으로 이어질 확률이 매우 높다고 볼 수 있다.

천지산을 40년 넘게 연구하면서 약은 종합 예술이라는 것을 알게 되었으며 어느 것 하나 쉽게 넘어갈 수 없다. 오케스트라 연주와 비슷하다. 지휘자의 행동에 따라 100명이 넘는 연주자들이 각자 맞은 위치에서 일사불란하게 한 치의 오차도 없이 연주하는 것과 같다. 우리나라는 신약 개발의 지휘자가 없는 것과 같다. 전문가라는 사람들을 만나 보면 각자 다른 목소리를 내고 신약 개발의 가이드라인도 확립되어 있지 않아서 누구도 책임지지 않는 위치에 있는 사람들이 마치 전문가인 것처럼 어드바이스를 한다. 그러나 신약과 신물질은 사실 전문가가 없기 때문에 전문가라는 조언자의 말을 참고할 뿐이지 따라 해서는 안 된다.

나는 물질 연구해서 안정성시험과 독성시험 효능시험 임상시험 등을 직접 경험한 사실이 있으며 우리와 같이 유럽 임상시험에 참여하는 국내 CRO 대표도 우리와 출장을 가서 유럽의 약 개발 전문가들과 미팅을 하면서 배워서 다른 회사를 어드바이스 하는 것으로 알고 있으며 우리 회사의 핵심 책임자들은 국내 어느 회사의 연구자들보다 신약 개발의 프로세스에는 강하다고 자부한다. 우리와 비슷한 신약 개발을 하는 회사의 사람들이 도움을 요청한다면 시간당 10,000달러 받고 하는 자문을 무료로 해 줄 생각이다. 우리나라는 신약을 만들어 외국에 팔아본 경험이 없다시피 한 만큼 자칭 전문가라는 사람들의 조언을 듣고 연구를 하다 보면 큰 시행착오를 면할 길이 없을 것이다.

경영학을 전공한 교수가 방송에서 강의는 잘하는데 직접 회사를 운영하면 직원 10명도 먹여 살리지 못하는 것과 같다. 오랜 경험으로는 현장에서 많은 시행착오를 이겨내고 끝없이 도전해서 하나하나 해결하고 나가는 것이 제일 빨리 간다는 것을 알게 되었다.

바이오 신약을 연구하려고 하는 벤처 정신을 가지고 뛰어드는 사람이 있다면 처음부터 마지막까지 모든 프로세서를 처리할 수 있는 지식과 공부를 하고 난 후 부족한 부분은 신약 개발을 경험한 경험자의 조언을 받아야지 강의 잘하는 정부 신약 개발 단장 같은 이론가를 찾아가면 오랜 세월 되돌아가야 한다.

돈이 많아서 모든 분야의 전문가를 100명 이상 고용하고 총괄 지휘자를 선정해서 신약프로그램을 진행할 수만 있다면 제일 좋은 방법이겠지만 대부분의 벤처회사들은 혼자서 연구하다 무엇이 될 것 같으니 주위에서 투자를 조금씩 받아서 진행하다 10년을 넘기지 못하고 파산한다.

많은 전문가를 고용하고 진행하는 대기업에서는 좋은 약이 나와야 하지만 현실과 다르다. 막상 연구를 해보면 신약은 쉽게 나오는 것이 아니다. 원료물질 찾는 데 5~10년, 안전성시험과 효능시험 10년 이상, 임상 1상 1년 이상, 2상 3년 이상, 3상 3년 이상이 소요된다. 시판까지는 빨라야 20년에서 30년이 걸리는 것이 보통이며 코로나와 같이 치료약이 없는 경우 긴급으로 전파되는 질병에는 긴급의약품허가(Orphan Drug)로 시판허가를 간소화해서 시판한다.

▌천지산은 Orphan Drug 가능하다

천지산의 경우는 기존 항암제와 방사선치료 등 현대의학적으로 치료가 불가능한 환자와 질병에 관해서 임상시험을 진행해서 결과를 얻으면 Orphan Drug를 받을 수 있다.

예를 들어 보면 삼중 음성 유방암인 경우는 기존 항암제가 듣지 않고 폐, 뇌, 뼈 전이가 잘되어 치료 방법이 없으며 서양인들의 발병률이 매우 높게 나타나는데, 우리나라 여성들도 발병률이 점차 늘어나고 있다.

다른 예는 방광암과 신장암이다. 방광암의 경우 특별한 치료 방법이 없어서 요도를 통해서 방광경으로 조직검사를 하고 방광벽에 있는 암을 일부 제거하고 결핵균 BCG를 넣어주어 결핵균이 암세포를 죽이는 방법으로 40년이 넘게 한결같이 시술되고 있으나 예후가 좋지 않아서 대부분 재발한다. 기존에 개발되어 시판 중인 항암제는 잘 듣지 않는다.

두 가지의 암종에는 우리가 연구한 천지산이 대체로 잘 치료되는 암 종류로 비공식 임상시험에서도 좋은 결과를 가지고 있어서 임상시험이 진행되면 조기에 임상을 마무리하고 긴급의약품제도를 통해 Orphan Drug 허가를 받을 수 있다.

천지산은 여러 종류의 암에 다양하게 임상이 가능하고 방광암, 유방암, 뇌암, 췌장암, 난소암, 자궁경부암, 간암, 혈액암 등 33가지 부위별 암 종류 연구가 진행되었고 추가로 연구를 진행해서 기존 치료 방법이 없는 환자를 대상으로 긴급의약품으로 허가를 받을 계획이며 성공할 확률이 매우 높다고 본다.

정부가 신약 개발에 적극 지원해야 한다

▌바이오산업 및 신약개발산업 현황

바이오산업과 신약개발산업은 현재 매우 중요한 산업 중 하나로 인식되고 있다. 이 산업은 인간의 건강과 복지에 큰 영향을 미치고 있으며, 미래의 치료와 예방법을 개발하는 데 중요한 역할을 한다.

바이오산업은 생명공학 분야의 기술과 지식을 기반으로 한 산업이다. 주요 제품으로는 바이오의약품, 바이오시밀러, 바이오의료기기, 바이오소재 등이 있다. 현재 바이오산업은 전 세계적으로 큰 성장을 이루고 있으며, 향후에도 지속적인 성장이 예상된다. 바이오산업의 성장은 인구 증가와 고령화로 인한 질병의 증가, 더 나은 치료 및 예방법의 요구 등에 기인한다.

바이오산업의 성장에는 다양한 요인이 작용하고 있다. 그중 가장 중요한 요인은 기술 발전이다. 바이오산업에서는 유전자 조작, 세포배양, 바이오마커 등 다양한 기술이 발전하여 신약 개발 등의 영역에서 활용되고 있다. 또한, 인류의 건강과 복지에 대한 관심이 증가함에 따라 바이오산업에 대한 투자가 늘어나고 있다. 따라서 바이오산업은 현재 긍정적인 전망을 가지고 있으며, 앞으로도 계속해서 성장이 예상된다.

신약개발산업은 새로운 치료제 및 예방법을 개발하는 산업이다. 이 산업은 바이오산업의 일부로 간주되며, 새로운 치료제 및 예방법 개발을 위한 연구 및 개발, 임상시험, 생산 등의 과정을 포함한다.

신약개발산업은 매우 비용이 많이 드는 산업 중 하나이다. 새로운 치료제나 예방법을 개발하는 과정은 실험실에서부터 시작하여 임상시험 등의 다양한 단계를 거쳐야 한다. 이 과정에서 실패할 경우 매우 큰 비용 손실이 발생할 수 있다. 따라서 신약개발산업은 매우 위험한 산업 중 하나로 인식된다. 그러나 성공 시 매우 큰 수익을 얻을 수 있기 때문에 많은 기업들이 이 산업에 투자하고 있다.

현재 신약개발산업은 매우 빠르게 성장하고 있다. 이는 전 세계적으로 새로운 질병이 발생하거나 기존 질병의 예방 및 치료법이 필요한 상황이 계속해서 발생하고 있기 때문이다. 또한 인구 증가와 고령화로 인해 건강과 복지에 대한 관심이 더욱 높아지고 있다. 이러한 상황에서 신약개발산업은 계속해서 성장할 것으로 예상된다.

바이오산업과 신약개발산업은 서로 긴밀한 관계를 맺고 있다. 바이오산업은 신약개발산업의 원료를 제공하며, 신약개발산업은 바이오산업의 연구와 개발에 많은 자금을 투자한다.

특히 바이오산업에서는 생명공학 기술을 이용하여 새로운 바이오의약품을 개발하고 있다. 이러한 바이오의약품은 신약개발산업에서 매우 중요한 역할을 한다. 또한 바이오의약품은 바이오시밀러 등 다양한 제품으로 확장되어 다양한 분야에서 활용되고 있다.

바이오산업과 신약개발산업은 서로 긴밀한 관계를 맺고 있기 때문에, 이 두 산업은 매우 중요한 산업 중 하나로 인식되고 있다. 이러한 산업의 성장은 인류의 건강과 복지에 매우 큰 영향을 미치고 있으며,

향후에도 더 나은 치료와 예방법을 개발하기 위해 지속적인 노력이 필요하다.

1. 바이오산업 현황

:: 바이오산업의 정의와 범위

바이오산업은 생물학적 기술을 이용하여 제약, 의료, 화학, 농업, 환경 등 다양한 분야에서 응용되는 산업이다. 대표적으로는 생물학적 의약품, 바이오시설, 바이오에너지, 바이오소재 등이 있다. 바이오산업은 기존의 산업과 구분되는 새로운 패러다임을 제시하며, 생명과학 기술을 바탕으로 새로운 가치 창출과 혁신을 이루어내고 있다.

:: 바이오산업의 중요성과 성장 가능성

바이오산업은 인간의 건강과 복지, 환경 보호, 식량 안보 등 많은 사회적 가치를 창출하며, 세계적인 주요 산업 중 하나로 부상하고 있다. 특히, 코로나19 대유행 이후 바이오산업의 중요성이 더욱 부각되었다. 생명과학 기술을 기반으로 한 진단키트, 백신, 치료제 등을 개발하여 인류의 건강을 지키는 역할을 수행하고 있다.

또한, 바이오산업은 성장 가능성이 무궁무진하다. 세계적으로 인구구조의 변화와 더불어 노화와 만성질환의 증가 등이 예상되어 생명과학 기술을 이용한 의료산업의 수요는 계속해서 증가할 전망이다. 또한, 바이오산업은 에너지, 환경, 농업 등 다양한 분야에서 응용되는 가능성이 있어 더욱 많은 성장 가능성을 보여준다. 이처럼 바이오산업은 새로운 패러다임과 혁신을 이루어내며, 사회적 가치를 창출하고 무궁

무진한 성장 가능성을 보여주고 있다.

:: 세계적인 바이오산업 동향

세계적으로 바이오산업은 지속적인 성장을 이루어내고 있다. 2021년 기준으로는 생명공학, 바이오메디컬, 바이오에너지, 바이오농업 등 바이오산업의 세부 분야 모두에서 매년 꾸준한 성장이 이루어지고 있다.

특히, 바이오메디컬 분야에서는 코로나19 대유행 이후 백신 개발과 대량생산에 대한 관심과 수요가 급증하면서 바이오산업의 성장세가 더욱 가파르게 나타나고 있다.

:: 국내 바이오산업의 발전 현황

국내 바이오산업은 최근 몇 년간 큰 성장을 이루어내고 있다. 2019년 기준으로는 총 5조 원 이상의 시장 규모를 자랑하며, 2025년까지 9조 원 이상까지 성장할 것으로 전망되고 있다.

특히, 바이오메디컬 분야에서는 국내 바이오사업자들이 선도적인 역할을 수행하면서 성장세가 더욱 가속화되고 있다. 한편, 바이오에너지, 바이오소재, 바이오농업 등 다양한 분야에서도 국내 기업들의 기술력이 발전하면서 높은 성장 가능성을 보여주고 있다.

:: 바이오산업 관련 정부 정책

한국 정부는 바이오산업의 발전을 적극적으로 지원하고 있다. 대표적인 예로는 2014년부터 5년간의 '바이오산업 종합계획'을 발표했으며, 이를 바탕으로 바이오산업을 중심으로 한 4차 산업혁명 추진에 박차를 가하고 있다.

또한, 한국 정부는 바이오산업에 대한 자금 지원을 확대하고 있으며, 연구개발 인프라 구축을 통한 연구개발 활성화, 바이오산업 스타트업 육성을 위한 다양한 지원책 등을 마련하여 바이오산업의 성장을 적극적으로 지원하고 있다.

또한, 바이오산업 분야에서는 인공지능, 빅데이터, 로봇 등과의 융합을 통해 새로운 기술과 비즈니스 모델이 탄생하고 있다. 이러한 새로운 기술과 모델을 지속적으로 개발하고 활용하기 위해서는 정부와 기업들 간의 협력이 더욱 필요하다.

바이오산업은 세계적인 동향과 국내 발전 현황, 그리고 정부의 적극적인 지원으로 인해 높은 성장 가능성을 보이고 있다. 특히, 바이오메디컬 분야에서는 국내 기업들이 선도적인 역할을 수행하면서 급격한 성장세가 이루어지고 있다.

하지만 바이오산업은 여전히 기술적인 난제와 윤리적인 문제가 많아 해결해야 할 과제들이 많다. 따라서 정부와 기업들은 바이오산업의 성장을 지속적으로 지원하면서 동시에 이러한 과제들을 해결하기 위해 노력해야 한다.

:: **바이오산업의 주요 분야**

바이오의약품은 생명과학 기술을 활용하여 만들어지는 약제이다. 일반적인 화학적 합성 약물과 달리, 대사체, 단백질 등을 이용하여 만들어지기 때문에 생체 내에서 흡수, 분해, 배설 과정이 효과적으로 일어나며, 효능이 우수합니다. 바이오의약품은 암, 면역질환, 대사성 질환 등 다양한 질병 치료에 사용된다.

바이오시설은 생명공학 분야에서 생산, 연구, 검사 등을 위한 시설입니다. 대표적으로 바이오 반응기, 생물학적 안전 캐비닛(BSC), 분석장비 등이 있다. 바이오시설은 생명과학 분야의 연구 및 생산을 위한 중요한 인프라이다.

바이오에너지는 식물, 질소 고정 균주, 폐기물 등 생물의 에너지를 이용하여 전기, 열, 연료 등을 생산하는 분야이다. 대표적으로 바이오매스, 생물디젤, 바이오가스 등이 있다. 바이오에너지는 친환경적인 재생 에너지로 각광받으며, 석유 등 화석 연료 대체를 위한 중요한 분야이다.

바이오소재는 생명체에서 추출한 물질 또는 생명체의 구조를 모방하여 만든 물질이다. 대표적으로 바이오플라스틱, 바이오텍스타일 등이 있다. 바이오소재는 재생 가능한 친환경적인 소재로서 각광받으며, 지속 가능한 사회를 위한 중요한 분야이다.

이러한 바이오산업의 주요 분야들은 모두 생명공학 기술을 활용하여 다양한 분야에서 활용되고 있다. 바이오산업의 발전을 위해서는 더욱 다양한 분야와 기술의 융합이 이루어져야 하며, 이를 위해 정부와 기업들은 지속적인 연구개발과 투자를 해야 한다.

2. 신약산업 현황

:: 개요

신약산업은 새로운 치료제를 개발하고 상용화하는 일련의 과정을 포함하는 매우 복잡한 산업이다. 이 산업은 높은 연구개발 비용과 장기적인 시간이 소요되기 때문에 대규모 제약회사와 전문 바이오테크놀로지 회사가 주도적으로 활동하고 있다.

신약 개발의 첫 단계는 선도화학물질을 발견하는 것이다. 이후 선도화학물질을 기반으로 안전하고 효과적인 치료제를 개발하는 데 필요한 다양한 실험 및 임상시험을 거쳐야 한다. 이 과정은 일반적으로 10년 이상의 기간이 소요되며, 성공 확률도 매우 낮다.

신약 개발에 드는 연구비가 매우 높기 때문에 대부분의 제약회사들은 수익성이 높은 대규모 제품 라인을 중심으로 연구개발에 투자하고 있다. 하지만 최근 바이오테크놀로지 분야에서는 작은 기업들도 혁신적인 기술과 아이디어로 성공적인 신약 개발을 이루어내고 있다.

전 세계적으로 신약 산업은 꾸준한 성장세를 보이고 있으며, 높아지는 질병 부담과 인구 고령화 등의 요인으로 인해 앞으로도 지속적인 성장이 예상된다.

:: 신약 개발 과정

신약 개발의 과정은 크게 4단계로 나눌 수 있으며 이러한 과정을 거쳐서야 최종적으로 신약을 개발하고, 규제기관으로부터 승인을 받아 시장에 출시될 수 있다.

-선도화학의 설계 및 합성

약물 후보군을 도출하고, 이를 바탕으로 적절한 화학적 구조를 가진 분자를 합성하는 과정이다. 이를 선도화학이라고 한다.

-선도화학의 조건화 및 최적화

선도화학에서 합성된 후보 분자들 중에서 약리학적 효능, 안전성, 대사동태 등을 평가하여 선발한다. 선발된 분자들을 최적화하여 생물학적 특성을 개선시키는 과정이다.

-약물의 생물학적 검사

최적화된 후보 약물의 생물학적 특성을 연구하는 단계이다. 이 과정에서는 약물의 효능, 안전성, 대사동태 등을 평가한다. 이를 바탕으로 임상시험 계획을 수립한다.

-약물의 임상시험

최종적으로 선발된 후보 약물의 효능과 안전성을 임상적으로 입증하는 과정이다. 임상시험은 일반적으로 3단계로 구분된다. 1상 임상시험에서는 안전성과 처음으로 효능을 확인한다. 2상 임상시험에서는 초기 효능 데이터를 더 많은 환자들로부터 수집한다. 3상 임상시험에서는 약물의 효능과 안전성을 대규모 환자군에서 확인하고, 규제기관에 승인을 받는 데 필요한 충분한 데이터를 수집한다.

∷ 신약 개발 비용

신약 개발은 매우 복잡하고 시간과 비용이 많이 소요되는 과정이다. 일반적으로 신약 개발 비용은 수십억 달러에서 수백억 달러에 이르며, 신약을 성공적으로 출시하기 위해서는 실패에 대한 위험과 비용도 함께 고려해야 한다.

보통 신약 개발 비용은 선도화학 및 약물생물학, 임상시험 등 다양한 단계로 구성된다. 이 중에서도 임상시험은 가장 큰 비용 부담을 초래한다. 신약 개발 비용은 회사의 규모나 신약의 복잡도, 개발 기간 등에 따라 상당한 차이가 있지만, 보통은 10년 이상이 걸리며 20억 달러 이상의 비용이 필요하다.

임상시험 단계별 비용 산정을 살펴보면, 일반적으로 초기 임상시험 단계는 비교적 적은 비용이 들어간다. 이후 중간 단계와 후기 단계로 갈수록 비용이 증가하는데, 후기 임상시험 단계에서는 비용이 가장 많이 들어간다. 이러한 이유로 후기 임상시험은 제대로 계획되어 있지 않으면 매우 큰 실패 위험을 내포하게 된다.

실패에 대한 위험과 비용은 매우 큰 문제이다. 신약 개발은 매우 불확실한 과정이기 때문에, 투자한 비용 대비 신약 개발 성공 확률이 매우 낮다. 따라서 많은 연구자와 투자자는 실패 위험을 최소화하기 위한 다양한 노력을 기울이고 있다.

:: 신약의 종류

신약은 새로운 효능이나 효과를 가진 약물로, 기존의 약물과는 구분되며, 다양한 분야에서 개발되고 있다. 아래에 신약의 종류에 대해 자세히 설명하고자 한다.

-새로운 효능을 가진 신규 약물

신규 약물은 새로운 효능을 가진 약물로, 기존의 약물과는 구분된다. 이러한 신규 약물은 새로운 작용기전을 가지거나, 새로운 질병 치료에 효과적인 효능을 보이기도 한다. 이러한 약물은 종양 치료를 위한 항암제, 중추신경계 치료를 위한 약물 등 다양한 분야에서 개발되고 있다.

-바이오시밀러(Biosimilar)

바이오시밀러는 이미 승인된 기존의 생물학적 제제와 유사한 제제로, 복제 약물이라고도 한다. 바이오시밀러는 국제적인 생물학적 제제 승인 과정을 거치며, 기존의 생물학적 제제와 유사한 유효성, 안전성 및 효능을 입증해야 한다. 이러한 바이오시밀러는 기존의 생물학적 제제와 경쟁하면서, 더 많은 환자들에게 경제적이고 접근 가능한 치료를 제공하고 있다.

-조합약(Combination Therapy)

조합약은 두 가지 이상의 약물을 병용하여 치료 효과를 높이는 약물이다. 조합약은 다양한 암 치료 분야에서 개발되고 있으며, 기존의 암 치료제보다 효과적인 치료를 제공할 수 있다.

-유전자 치료제(Gene Therapy)

유전자 치료제는 유전자를 이용하여 질병을 치료하는 치료 방법이다. 이러한 유전자 치료제는 유전자를 수정하여 기존의 유전자를 대체하거나, 불량한 유전자를 교정하여 치료 효과를 보인다. 유전자 치료제는 현재까지 희귀 질병 등 일부 질병 치료에 효과적인 방법으로 개발되어 있다.

-면역항암제(Immunotherapy)

면역항암제는 면역 시스템을 이용하여 암을 치료하는 약물이다. 이러한 약물은 암세포를 파괴하는 면역 세포의 작용을 촉진하거나, 면역 시스템의 기능을 강화하여 암세포를 제거하는 효과를 보인다. 면역항암제는 다양한 암 치료 분야에서 개발되고 있으며, 일부 환자들에게는 기존의 암 치료제와 비교하여 더 나은 치료 효과를 제공할 수 있다.

-치료용 백신(Therapeutic Vaccines)

치료용 백신은 암 또는 감염 질병을 치료하는 약물이다. 이러한 백신은 병원체나 암세포에 대한 면역 반응을 촉진하여, 질병을 제거하거나 예방하는 효과를 보인다. 이러한 치료용 백신은 암 치료 분야에서 개발되어 있으며, 일부 종양에 대한 효과적인 치료를 제공할 수 있다.

-RNA 치료제(RNA Therapeutics)

RNA 치료제는 RNA 분자를 이용하여 질병을 치료하는 치료 방법이다. 이러한 치료제는 mRNA, siRNA, miRNA 등 다양한 RNA 분자를 이용하여, 유전자 발현을 조절하거나, 질병을 치료하는 데 활용된다. RNA 치료제는 다양한 질병 치료 분야에서 개발되고 있으며, 특히 mRNA 백신은 대표적인 예시로 COVID-19 백신이 있다.

-체외진단용 약물(In Vitro Diagnostics)

체외진단용 약물은 병원체나 질병에 대한 진단을 위해 사용되는 약물이다. 이러한 약물은 혈액, 소변, 체액 등 다양한 시료에서 검출되어, 질병의 진단 및 예방에 활용된다.

:: 신약산업의 성장 촉진 요인

-바이오기술의 발전과 의학의 진보

바이오기술의 발전과 의학의 진보는 신약산업 성장의 가장 큰 촉진 요인이다. 바이오기술의 발전으로 인해 새로운 치료법이 개발되고, 약물의 효능과 안전성을 평가하는 방법이 개선되었다. 또한, 인체 내에서 약물이 어떻게 작용하는지에 대한 이해도가 높아졌다. 이러한 기술적 진보는 약물 발견 및 개발 프로세스를 더욱 효율적으로 만들어 주고, 새로운 치료법을 개발하는 데 필요한 기반을 마련해 준다.

-국제적 신약시장의 확대와 대체물질의 부족

세계 인구의 증가와 노화로 인해 만성질환의 발생률이 증가하면서,

신약시장의 수요가 더욱 확대되고 있다. 특히, 신진 대도시의 인구 증가와 함께 의료 시스템이 개선되면서 신약시장의 확대는 더욱 가속화되고 있다. 이에 따라, 전 세계적으로 대체물질이 부족하게 되고 있다. 따라서, 신약 개발이 더욱 필요하며, 새로운 약물 발견 및 개발 기술이 요구되고 있다.

-국가 및 기업의 신약 개발 지원 정책

국가와 기업의 신약 개발 지원 정책은 신약산업 성장에 중요한 역할을 한다. 국가는 신약 개발을 지원하는 제도와 제도적 보호를 제공하여 연구와 개발을 촉진하고, 기업은 신약 개발을 지원하는 경제적 보상과 인프라를 제공하여 개발과 생산을 지원한다. 이러한 지원 정책은 신약 개발을 위한 자금 및 인력 확보를 용이하게 하며, 신약시장을 성장시키는 중요한 요소이다.

-지식재산권 보호와 창업 생태계 활성화

신약 개발은 막대한 비용과 위험이 따르기 때문에, 개발된 신약을 상업화하여 수익을 창출할 수 있어야 한다. 이를 위해서는 지식재산권(IPR) 보호가 매우 중요하다. IPR은 신약 개발자에게 발생하는 비용을 상당히 높이는 대가를 치를 만큼 중요한 자산이다. 따라서 신약 개발에 참여한 연구자와 기업은 IPR 보호를 위해 특허 출원 등의 절차를 거치게 된다.

또한, 신약 개발에 참여한 연구자와 기업은 특허 출원만으로는 제대로 된 IPR 보호를 받을 수 없다. 따라서 국가는 IPR 보호와 함께 창업 생태계 활성화를 위한 지원 정책을 마련해야 한다. 이를 위해 국가는 기존의 법률과 제도를 개선하고, 신규 법률과 제도를 마련하여 지식재산권을 보호하고, 창업 생태계를 지원한다.

특히, IPR 보호와 창업 생태계 활성화는 인공지능(AI) 기술과 함께 강조되는 분야이다. AI 기술을 활용하면, 신약 개발 과정에서 발생하는 다양한 데이터를 분석하여 빠르고 정확한 의사결정을 내릴 수 있다. 이를 통해, 신약 개발 과정에서의 비용과 시간을 절약할 수 있다.

또한, AI 기술을 활용한 신약 개발에 대한 국제적인 경쟁력을 높이기 위해서는, AI 기술과 관련된 지식재산권 보호와 창업 생태계 지원이 필수적이다. 이를 위해 국가는 AI 기술과 지식재산권 보호, 창업 생태계 지원을 연계하는 복합적인 지원 정책을 마련해야 한다.

결론적으로, 지식재산권 보호와 창업 생태계 활성화는 신약 개발과 함께 떨어질 수 없는 요소이다. 이를 위해서는 국가와 기업이 협력하여 법률과 제도를 개선하고, 신규 지원 정책을 마련해야 한다.

:: 신약산업의 성장 저해 요인

신약 개발 산업은 높은 실패율과 비용, 시간과 인력 부족, 전문가 인력의 부족과 인력 유출, 법규제와 관련 법적 제한 등의 다양한 요인으로 인해 성장이 저해되고 있다.

첫째로, 신약 개발의 높은 실패율과 비용이 신약 산업의 성장을 저해하는 주요한 요인 중 하나이다. 신약 개발의 실패율은 약 90%에 이르며, 실패한 연구개발 비용이 성공한 연구개발 비용보다 높기 때문에, 실패에 대한 부담은 매우 크다. 또한, 신약 개발에 필요한 연구 비용은 매우 높아서, 많은 기업에서 신약 개발에 대한 자금 부담을 감당하기 어려워한다.

둘째로, 신약 개발의 시간과 인력 부족이 신약 산업의 성장을 저해하는 주요한 요인 중 하나이다. 신약 개발에는 매우 오랜 시간이 걸리고, 이를 위해서는 많은 전문가들이 필요하다. 그러나, 신약 개발에 필요한 전문가 인력은 부족한 상황이며, 이에 따라 시간과 비용이 증가한다.

셋째로, 전문가 인력의 부족과 인력 유출이 신약 산업의 성장을 저해하는 주요한 요인 중 하나이다. 신약 개발에는 많은 전문가들이 필요하지만, 이들은 매우 귀중한 자산이다. 그러나 신약 개발 산업에서 전문가 인력은 부족하며, 이에 따라 기존 전문가들의 고용 유지와 신규 전문가들의 채용이 어려워진다. 또한, 인력 유출 문제도 심각하게 발생하여, 기업들은 전문가 인력을 유지하기 위해 더 많은 자원을 투입해야 한다.

넷째로, 법규제와 관련 법적 제한이 신약산업의 성장을 저해하는 주요한 요인 중 하나이다. 신약 개발에는 많은 법적 요건과 규제가 필요하다. 그러나, 이들 요건과 규제는 매우 복잡하고, 이에 따라 신약 개발의 시간과 비용이 증가한다.

:: 신약산업의 미래 전망
-바이오시밀러와 제네릭 제품의 경쟁 확대

바이오시밀러 및 제네릭 제품은 기존의 브랜드명 신약에 비해 개발 비용이 적게 들어가고, 임상시험과 승인 과정도 비교적 빠르게 진행된다. 이러한 이유로 경쟁이 심화될 것으로 예상된다. 또한, 바이오시밀러와 제네릭 제품의 수요가 높아지면서, 기존 브랜드명 신약의 판매량이 감소하는 것으로 예상된다.

-합리적인 신약 개발 비용 절감을 위한 기술적 발전

신약 개발은 매우 비용이 많이 드는 과정이다. 따라서, 합리적인 비용으로 신약을 개발하는 기술적인 발전이 필요하다. 이를 위해서는 효율적인 연구 설계, 바이오마커 및 인공지능 기술을 이용한 임상시험 설계 및 분석, 임상시험 데이터를 공유하고 활용하는 데이터 공유 플랫폼 등의 기술적인 발전이 필요하다.

-인공지능과 빅데이터를 활용한 개인 맞춤형 치료 방법의 개발

인공지능과 빅데이터 기술을 이용하여 개인 맞춤형 치료 방법을 개발하는 것은 미래 신약산업의 중요한 전략이다. 이는 개인의 유전체 정보와 환경 정보 등을 종합적으로 분석하여 효과적인 치료 방법을 개발할 수 있기 때문이다.

-신약 개발 지원 정책의 지속적 개선

신약 개발을 지원하는 국가 및 기업의 정책이 지속적으로 개선되어야 한다. 이를 위해서는 임상시험과 승인 과정을 간소화하고, 정책적인 지원을 확대하는 등의 방안이 필요하다. 또한, 개인 맞춤형 치료 방법 개발을 위한 정책적인 지원도 필요하다.

4. 바이오산업 및 신약개발산업의 주요 동향

:: 바이오산업의 주요 동향 및 산업 구조

바이오산업은 생명공학, 의약품, 바이오시밀러, 바이오시약, 바이오디바이스, 바이오에너지, 바이오농업, 바이오화장품 등의 분야로 나눌 수 있다. 이 중 의약품 분야는 가장 대표적인 바이오산업으로 꼽히며,

세계적인 바이오산업의 대부분을 차지한다.

바이오산업은 대체로 중소기업이 많이 존재하고 있지만, 최근에는 대기업들도 이에 진출해 경쟁이 심화되고 있다. 또한, 바이오산업은 대부분 연구개발단계이기 때문에 높은 연구 비용과 오랜 개발 기간이 필요하다는 점에서 혁신성 산업으로서의 본질을 가지고 있다.

:: 신약 개발 과정에서의 주요 이슈 및 동향

신약 개발은 엄격한 규제와 높은 비용이 요구되는 과정이기 때문에 많은 어려움이 따르며, 또한 안전성과 효능을 보장하기 위한 다양한 시험과정이 필요하다. 이에 따라 신약개발산업은 매우 높은 기술력과 경쟁력을 요구하고 있으며, 그에 따른 인력과 자금의 투자가 필요하다. 최근에는 인공지능(AI)과 빅데이터 등의 기술을 활용하여 신약 개발 과정을 보다 빠르고 효과적으로 진행하려는 시도가 이루어지고 있다. 또한, 신약 개발 과정에서는 개인 맞춤형 의료가 점점 중요시되며, 이에 따라 유전체 정보와 생물학적 정보를 기반으로 한 맞춤형 의료가 발전하고 있다.

:: 바이오산업 및 신약개발산업의 경쟁 구도

바이오산업 및 신약개발산업은 기술적 진보와 규제 인프라의 발전으로 인해 전 세계적으로 경쟁이 치열하게 이루어지고 있다. 바이오산업의 경우, 기존 의약품과 차별화된 특성을 갖는 제품들이 개발되고 있기 때문에 다른 산업과의 경쟁도 이루어지고 있다. 또한, 특허 보유의 중요성이 높아지고 있으며, 대규모 제약 기업들과 소규모 바이오 기업들 간의 경쟁도 이루어지고 있다.

신약개발산업의 경우, 신약 개발의 성공률이 매우 낮아서, 연구 및 개발 비용이 매우 높아지고 있다. 이로 인해 대규모 제약 기업들은 연구 및 개발에 많은 자금을 투자할 수 있는 반면, 소규모 기업들은 연구 및 개발 비용을 충당하기 위해 대기업과 협력하는 등의 방법을 이용하고 있다. 또한, 바이오산업 및 신약개발산업은 지역별로도 경쟁 구도가 다르게 형성되고 있다. 예를 들어, 미국과 유럽은 의약품의 검증 및 인가 절차가 까다롭기 때문에 바이오산업 및 신약개발산업에 대한 규제가 상대적으로 높다. 그러나, 아시아 지역은 빠르게 성장하고 있는 바이오산업 및 신약개발산업으로, 규제가 상대적으로 덜하고 인건비가 저렴해 긍정적인 영향을 받고 있다.

이러한 경쟁 구도에서 대규모 제약 기업들은 자사의 기술력과 인프라를 강화하여 효율적인 신약 개발과 생산을 추진하고 있다. 반면에, 소규모 바이오 기업들은 대기업과의 협력 및 벤처 투자 등을 통해 자금을 조달하고, 보유 기술과 인력을 바탕으로 새로운 기술 및 제품 개발에 주력하고 있다.

5. 바이오산업 및 신약개발산업의 시장 규모와 전망

:: 주요 국가의 바이오산업 및 신약개발산업의 시장 규모와 전망

전 세계적으로 바이오산업 및 신약개발산업은 빠르게 성장하고 있는 분야 중 하나이며, 이에 따라 투자규모도 크게 증가하고 있다. 글로벌 바이오산업 시장 규모는 2015년 3,325억 달러에서 연평균 7.9% 성장하여 2019년 4,502억 달러로 증가했고, 코로나19 발생 이전 바이오산업에 대한 전망은 2021년 4,889억 달러(약 563조 836억 원)에서 2027

년 7,034억 달러(약 834조 3,510억 원)로 연평균 6.2% 성장이 예상되었다. 그러나 코로나19 발생 이후 진단 및 치료 솔루션 수요 증가에 따라 2021년 5,837(672조 2,682억 원)에서 2027년 9,113억 달러(약 1,080조 9,204억 원)로 연평균 7.7% 성장할 것으로 전망되고 있다.

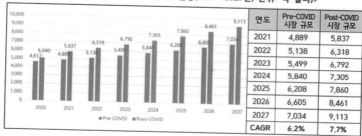

<글로벌 바이오산업 시장현황 및 전망(2021~2027년, 단위: 억 달러)>

연도	Pre-COVID 시장 규모	Post-COVID 시장 규모
2021	4,889	5,837
2022	5,138	6,318
2023	5,499	6,792
2024	5,840	7,305
2025	6,208	7,860
2026	6,605	8,461
2027	7,034	9,113
CAGR	6.2%	7.7%

출처: Orion Market Research, Global Biotechnology Market 2021-2027(2021)

:: 북미 지역 시장

앞서 살펴본 바와 같이 북미 지역은 바이오산업에서 가장 높은 시장 점유율을 차지하고 있다. 북미 지역의 바이오산업 시장 규모는 2020년 2,388억 달러(약 283조 2,168억 원)에서 2027년 4,398억 달러(약 521조 6,028억 원)로 연평균 8.0% 성장할 것으로 전망된다. 특히, 미국 시장은 북미 지역의 97.1%를 차지한다. 2020년 기준 2,319억 달러(약 275조 334억 원) 규모에서 2027년에는 4,301억 달러(약 510조 986억 원) 규모로 성장해 연평균 8.1%로 성장할 것으로 보인다.

:: 유럽 지역 시장

유럽 지역 시장은 2020년 1,299억 달러(약 154조 614억 원)에서 2027년 2,327억 달러(약 275조 9,822억 원)로 연평균 7.6% 성장이 예상된다. 이러한 긍정적인 성장 요인은 유럽에 주요 글로벌 제약회사 본사가 위치해 있으며, 특히 다수의 의료·농업 및 기타 분야의 바이오기업이 설립되어 있다는 점을 꼽을 수 있다. 유럽 지역에서 가장 큰 규모의 시장을 차지하는 독일은 2020년 기준 444억 달러(약 52조 6,584억 원) 규모로 2027년까지 연평균 8.2% 성장해 2027년에는 828억 달러(약 98조 2,008억 원) 규모가 될 전망이다.

:: 아시아-태평양 지역 시장

아시아-태평양 지역 시장은 농업, 산업 등 다양한 분야에서 생명공학의 채택이 증가하면서 시장 잠재력이 높은 곳으로 평가된다. 이에, 2020년 기준 1,080억 달러(약 128조 880억 원)였던 시장 규모는 연평균 7.8% 성장하여 2027년에는 1,970억 달러(약 233조 6,420억 원)로 커질 전망이다. 특히, 시장 규모가 가장 큰 중국은 연구개발 분야의 지출 증가로 2020년 511억 달러(약 60조6,046억 원) 규모에서 2026년 935억 달러(약 110조 8,910억 원)까지 성장할 것으로 평가되고 있다.

또한, 인도는 아시아-태평양 지역에서 8.8%라는 가장 높은 연평균 성장률을 보일 것으로 예상된다. 2027년까지 319억 달러(약 37조 8,334억 원)의 시장 규모를 형성할 것으로 보인다. 일본의 경우 생명공학 기반 분야(의약품 개발, 농업, 유전체학 등) 간 경쟁 심화로 시장이 성장해 2027년까지 386억 달러(약 45조 7,796억 원)로 시장 확대가 이어질 전망이다.

:: 중남미 및 아프리카 시장

마지막으로 중남미 및 아프리카를 포함한 기타 지역 시장은 2020년

267억 달러(약 31조 6,662억 원)에서 2027년 417억 달러(약 49조 4,562억 원) 규모로 성장이 기대된다. 특히, 중남미 지역은 제약산업에 대한 민간투자의 급증, 국가 R&D 지출의 증가로 말미암아 바이오산업 시장이 성장하고 있다. 브라질의 경우 유전체학과 농업 분야에 대한 투자로 암의 유전체 특성화 분야에서 미국, 영국 등과 경쟁하면서 시장 성장을 견인하고 있다. 또한 아르헨티나 역시 민간 및 공공 R&D 활동 증가로 시장 성장이 진행되고 있다.

반면 중동 및 아프리카 지역은 다른 지역에 비해 성장률이 저조한 것으로 나타났다. 외부 선진 국가들에 대한 의존으로 제약산업 발전이 더디며, 연구 성과 및 연구 결과의 상용화 성과가 부족하여 다른 지역에 비해 성장 속도가 저하되는 것으로 나타났다.

:: 국내 바이오산업 및 신약개발산업의 시장 규모와 전망

바이오산업 매출은 2011년 6조 3,963억 원에서 2020년 17조 4,923억 원으로 11조 961억 원(11.8%) 증가했고, 코로나19를 고려해 바이오산업 연평균 증감률을 적용하여 매출액을 예측한 결과 2025년 27조 187억 원에 달할 것으로 추산됐다.

수출액은 2011년 3조 914억 원에서 2020년 10조 185억 원으로 7조 2,664억 원(15.4%) 증가한 뒤 2025년 17조 3,168억 원에 달할 것으로 전망됐다.

수입액은 2011년 1조 5,612억 원에서 2020년 2조 3,424억 원(4.6%)으로 성장한 뒤 2025년 2조 9,016억 원에 달할 것으로 전망됐다.

국내 바이오산업 인력은 2011년 3만 5,718명에서 2020년 5만 3546명으로 1만 7828명이 증가했다. 이를 기반으로 바이오 인력을 예측한 결과 2023년 6만 명대에 진입하고 2025년에는 7만 2천여 명에 달할 것으로 전망했다.

국내 바이오산업 연구개발비는 2011년 9,302억 원에서 2020년 2조 185억 원으로 연평균 9.0% 성장한 것으로 나타났다. 분야별 연평균 증감률을 적용하여 예측한 결과 2025년 3조 2,636억 원에 달할 것으로 전망됐다.

:: 바이오산업 및 신약개발산업에 대한 투자 유형

바이오산업 및 신약개발산업에 대한 투자 유형은 크게 기업 투자와 정부 투자로 나뉜다. 기업 투자는 일반적으로 제약사나 바이오 기업이 자사 연구개발(R&D) 과정에서 필요한 자금을 마련하기 위해 주식 발행, 채권 발행, 대출 등을 통해 자금을 조달하는 것을 의미한다.

정부 투자는 바이오산업 및 신약개발산업의 기술 발전과 경쟁력 강화를 위해 국가 및 지자체에서 지원하는 형태로 이루어진다. 주요 정부 투자 대상은 바이오 관련 산업의 연구개발(R&D), 생산설비 구축, 인력양성, 육성 등이다.

전 세계적인 바이오산업 및 신약개발산업의 투자 규모는 매년 증가하고 있다. 2020년 기준 글로벌VC 바이오산업의 투자 규모는 약 230억 달러였다. 미국과 유럽 지역에서 가장 많은 투자가 이루어지고 있으며, 아시아 지역에서도 중국, 일본, 대한민국 등에서 투자가 늘어나고 있다.

국내 바이오산업 및 신약개발산업의 투자 규모는 2021년 기준 약 3조 원으로 집계되었다. 국내 바이오산업 및 신약개발산업의 성장세가 지속되면서 향후 국내 투자 규모는 더욱 증가할 것으로 예상된다.

바이오산업 및 신약개발산업에 대한 투자 추이를 보면, 최근에는 바이오시밀러나 바이오제네릭 등의 분야에서도 투자가 늘어나고 있다.

또한, 항암치료제나 면역치료제 등 혁신적인 신약 개발을 위한 투자도 증가하고 있다. 향후에도 바이오산업 및 신약개발산업에 대한 투자는 계속 증가할 것으로 예상된다.

▎6. 신약 개발이 개인, 사회 및 국가에 미치는 영향

:: 신약 개발이 개인에게 미치는 영향
-개인의 건강 개선과 생명 연장

신약 개발은 새로운 치료법 및 치료제를 개발함으로써 질병을 예방하거나 치료할 수 있는 가능성을 높여준다. 이로 인해 개인의 건강 개선과 생명 연장에 기여할 수 있다. 특히, 치료 방법의 개선은 종종 치명적인 질병이나 심각한 질병의 치료 가능성을 높여주어 개인의 건강 상태를 개선하는 데 큰 영향을 미친다.

- 질병에 대한 예방 및 치료 가능성 증가

신약 개발은 새로운 예방법 및 치료법을 개발함으로써 질병에 대한 예방 및 치료 가능성을 증가시킨다. 예를 들어, 암 치료에 대한 새로운 치료법 개발은 암 진단 및 치료에 대한 혁신적인 해결책을 제공할 수 있다. 이러한 개발은 암 환자들에게 새로운 생명을 줄 수 있으며, 질병 예방 및 치료의 가능성을 높여 개인의 건강을 보호할 수 있다.

- 품질 좋은 의료 서비스 제공 가능성 증가

신약 개발은 새로운 치료법 및 치료제를 개발하여 개인에게 더 나은 의료 서비스를 제공할 수 있도록 도와준다. 이는 혁신적인 치료법과 효과적인 치료제를 개발하여 환자의 질병 치료 및 케어를 개선함으로써 가능하다. 이러한 개발은 의료 서비스의 품질을 향상시켜 개인의 건강에 긍정적인 영향을 미친다.

-신약 개발 참여를 통한 개인의 직업 기회 확대

신약 개발에 참여함으로써 개인이 직업 기회를 확대하는 방법은 주로 연구기관이나 바이오 기업에서의 취업 기회가 있다. 신약 개발에는 다양한 분야의 전문가들이 필요하기 때문에, 연구자, 임상시험 담당자, 마케팅 담당자, 법률 전문가, 경영 전문가 등 다양한 직종에서 일할 수 있다. 또한 신약 개발에 참여하면 국내외에서 인정받는 전문 지식과 기술력을 습득할 수 있어 이를 바탕으로 다양한 분야에서 일할 수 있는 기회가 확대될 수 있다.

:: 신약 개발이 사회에 미치는 영향
-사회 전반에 걸친 건강한 삶을 지원함으로써 경제적, 사회적 이득 증대

신약 개발은 사회 전반에 걸친 건강한 삶을 지원하여 경제적, 사회적 이득을 증대시킨다는 점에서 매우 중요한 역할을 한다. 신약은 새로운 치료법과 예방법을 제공하므로 많은 사람이 질병으로부터 건강을 유지할 수 있게 된다. 이로 인해 질병으로 인한 사망률이 감소하고 생산성이 증대된다. 이에 따라 건강한 삶을 지원함으로써 경제적, 사회적 이득 증대라는 점이 더욱 부각되고 있다.

-연구와 개발에 필요한 많은 자원을 투자하므로 일자리 창출

또한, 신약 개발에는 연구와 개발에 필요한 많은 자원이 투자되므로 일자리 창출에도 큰 기여를 한다. 신약 개발은 다양한 분야에서 일자리를 창출하고, 특히 연구 및 개발 분야에서 많은 전문가가 필요하기 때문에 인력 수요도 증가하고 있다.

-신약 개발을 통해 약제 재료나 생명공학 기술 등의 발전 가능성 증가

또한, 신약 개발을 통해 약제 재료나 생명공학 기술 등의 발전 가능성이 증가한다. 신약 개발에 필요한 연구와 개발은 새로운 기술과 방법을 개발하고, 이를 바탕으로 새로운 약물과 치료법을 개발한다. 이러한 과정에서 많은 발견과 창조가 이루어지며, 이를 통해 다양한 분야에서 발전 가능성이 높아진다.

따라서 신약 개발은 건강한 삶을 지원하는 것은 물론, 일자리 창출과 기술 발전 등 다양한 사회적 영향을 미치는 중요한 분야이다.

:: 신약 개발이 국가에 미치는 영향
-국가 수입 증대 및 수출 확대 가능성 증가

신약 개발은 국내 기업의 경쟁력을 강화하고 수출 기반을 다지는 데 큰 역할을 한다. 선진국들에서는 바이오산업, 특히 신약 개발에 대한 연구와 투자를 적극적으로 지원하고 있으며, 이는 대외경제적인 이점을 가져다준다. 또한, 신약 개발에 성공하면 국내에서 생산한 신약을 해외에 수출하여 국내 수입을 증대시킬 수 있다.

질병 예방 및 치료 기술 발전을 통한 국민 건강 보장 신약 개발은 다양한 질병 예방과 치료에 큰 기여를 할 수 있다. 새로운 약물의 개발은 기존의 치료법보다 더 나은 효과를 얻을 수 있도록 하며, 특히 중증 질환의 치료와 예방에 큰 역할을 한다. 이러한 신약 개발이 활성화되면 국민의 건강을 보장하는 데 큰 도움이 된다.

-국내 신약 개발 산업의 성장을 통한 국가 경제 발전에 기여

신약 개발은 대규모 연구개발(R&D)을 요구하는 산업 중 하나이다. 이러한 연구개발은 높은 수준의 기술력을 필요로 하기 때문에 높은 수준의 인력을 유치하고 대규모의 연구 시설을 구축해야 한다. 이러한 인프라 구축으로 인해 신약 개발에 관련된 산업체계가 구축되고, 이는 다양한 일자리 창출에 기여할 수 있다. 따라서, 신약 개발 산업이 성장함으로써 국가 경제 발전에도 큰 기여를 할 수 있다.

-기술 수출을 통한 국제경쟁력 강화

신약 개발을 통해 개발된 기술은 국내뿐만 아니라 해외에서도 인정받게 된다. 이를 바탕으로 기술 수출이 가능해지면 국제경쟁력을 강화할 수 있다. 또한, 해외에서 수입된 신약에 대한 의존도가 낮아지면 국내산 신약에 대한 수요가 증대될 것이다. 따라서 국내 신약 개발 산업의 성장을 통해 기술 수출을 적극적으로 추진하면 국제경쟁력을 높일 수 있다.

특히, 최근에는 신약 개발 분야에서 인공지능(AI) 기술의 활용이 빠르게 진전되고 있다. AI 기술을 활용한 신약 개발 기술은 해외에서도 인정받고 있으며, AI 분야에서 우수한 인력을 보유하고 있는 국내 기업들이 해외에서도 기술 수출을 활발히 추진하고 있다.

또한, 신약 개발을 통해 개발된 기술이 다양한 산업 분야에도 적용될 수 있다. 예를 들어, 생명공학 기술은 화장품, 건강식품, 동물용 의약품 등 다양한 산업 분야에서 활용되고 있다. 따라서 국내 신약 개발 산업의 성장은 국내 산업 전반에 긍정적인 영향을 미칠 수 있다.

또한, 국내 신약 개발 산업의 성장을 통해 국내 기업들의 기술력과 경쟁력이 강화된다. 이는 국내 기업들이 해외에서 경쟁력을 유지하고 확대할 수 있도록 도움을 준다.

따라서, 국내 신약 개발 산업의 성장을 통해 기술 수출을 활발히 추진하고 국제경쟁력을 강화할 수 있다.

▌7. 결론

국내 바이오산업 및 신약개발산업의 현재와 미래에 대한 전망 국내 바이오산업 및 신약개발산업은 선진국들과 경쟁하면서도 그 규모와 기술력 등에서는 아직 많이 뒤처져 있는 실정이다. 그러나, 국내 바이오산업 및 신약개발산업은 인프라와 인력 등의 조건이 우수하며, 정부의 지원과 적극적인 산업화 정책 등을 통해 기존 분야에서 차별화된 기술력과 신규 분야에서의 경쟁력을 확보하고 있다. 이를 바탕으로, 국내 바이오산업 및 신약개발산업은 지속적인 성장이 예상되며, 선진국들과의 기술적 격차를 좁히며 글로벌 시장에서 경쟁력을 갖출 것으로 전망된다.

신약 개발을 위한 투자 환경 개선 방안 제안 신약 개발은 기술적, 경제적, 시간적 등의 어려움이 많은 분야이다. 따라서, 신약 개발에 대한 투자는 매우 중요하며, 그만큼 높은 수익률을 기대할 수 있다. 그러나, 국내 신약 개발에 대한 투자 규모는 선진국들과 비교해 매우 낮은 수준이며, 이는 신약 개발에 대한 투자환경 개선이 필요함을 보여준다. 이를 위해, 정부 차원에서는 신약 개발 산업에 대한 더욱 적극적인 지원이 필요하다. 특히, 신약 개발 초기 연구부터 상용화까지의 과정에서 경쟁력 있는 기술개발과 그에 대한 지속적인 투자를 유도할 수 있는 제도적 지원이 필요하다.

또한, 기업 차원에서도 연구개발 인력과 시설 등에 대한 투자와 기술개발에 대한 노하우의 축적이 필요하다. 또한, 신약 개발을 위한 다양한 형태의 투자가 이루어져야 한다. 대표적으로는 바이오벤처투자, 기업인수합병(M&A), 및 바이오펀드 등이 있다. 이러한 투자 유형들은 신약 개발 산업을 지속적으로 육성할 수 있도록 기업들이 적극적으로 활용해야 한다.

또한, 국내 신약 개발 산업에 대한 인식 개선이 필요하다. 신약 개발 산업은 과학적 기술력과 인력, 시설 등의 첨단 기술이 요구되는 분야이기 때문에, 국민들의 인식이 높아질수록 더 많은 투자와 발전이 가능해질 것이다.

마지막으로, 국내 바이오산업 및 신약 개발 산업의 글로벌 경쟁력을 향상시키기 위해서는 협력과 역량 강화가 필수적이다. 산·학·연 간의 긴밀한 협력과 국내 바이오산업 기업 간의 협력을 통해 기술력과 경쟁력을 함께 발전시키는 것이 중요하다. 또한, 국내 바이오산업 및 신약 개발 산업의 국제적인 인식과 지속적인 홍보가 필요하며, 국제 기술 협력을 통한 기술 교류와 확대된 시장 개척을 위한 노력이 필요하다.

이러한 제언들을 바탕으로, 국내 바이오산업 및 신약 개발 산업의 지속적인 발전과 경쟁력 강화를 위해 노력해야 할 것이다.

:: **참고자료**

-한국생명공학진흥원 바이오산업 보고서

-식품의약품안전처 바이오산업 동향 보고서

-2019년도 바이오산업 동향 및 전망 보고서, 한국생명공학연구원

-2020년 바이오산업 10대 트렌드, 한국생명공학연구원

-2020 바이오산업 동향 분석, 산업통상자원부 바이오산업진흥원

-국내 바이오산업 현황 및 전망분석(2021.4월, 한국바이오협회, 한국바이오경제연구
센터)

-제약산업정보포털(www.khidi.or.kr)의 국내 바이오산업 클러스터 현황 및 사례,
한국바이오산업 정보서비스(www.kbios.or.kr)의 바이오산업통계자료 및 바이오
산업지표

-국내 바이오산업 실태조사 심층분석 6호, 국내 바이오산업 현황 및 분석

-글로벌바이오산업 시장의 동향과 전망('20~'27)(생명공학정책연구센터, 2021.10.,
대웅제약뉴스룸(daewoong.co.kr), 재인용, 2022.01.06)

-Orion Market Research, Global Biotechnology Market 2021-2027(2021), 출처:
메디팜스투데이(http://www.pharmstoday.com)

-Biopharmaceuticals Market Size & Share Analysis - Industry Research Report
- Growth Trends (www.mordorintelligence.com)

미쳐야 세상을 바꿀 수 있다

    80년대와 90년대까지는 우리나라에서 신약이라는 것을 만들어 보지 않아서 CRO 임상시험 대행 기관이 하나도 없었으며 허가를 해주는 식품의약품안전청이나 제약회사에서 자문을 받을 수 없었다. 천지산을 연구하면서 신약 개발의 전문가라고 하는 사람들을 수없이 만났지만, 조언해 주는 사람은 제약회사의 개발팀이나 약대 교수들 정도였다. 우리나라에서 신약을 만들어 시판해 본 경험이 없는 사람들의 조언은 저마다 자기가 아는 범위에서 알려주는 수준이었고 보사부나 식약청에서 제시하는 신약 개발의 매뉴얼이 없는 상태에서 사람을 많이 만나면 만날수록 혼동만 오던 시기였다.

    우리나라에서 유일하게 안정성시험을 할 수 있는 기관이 대덕연구단지 안에 있는 화학연구소뿐이었다. 화학연구소 소장님으로 계시던 노정구 박사님과 면담해 어떤 시험을 해야 하는지 여쭤보았다. 어떤 시험을 해 줄까요, 하면서 귀찮다는 어조로 신약 개발은 당신 같은 사람은 못 한다고 말했다. 나는 어떤 시험을 해야 하는지 알고 싶어서 왔다고 했더니 경비를 불러서 나를 잡아 끌어냈다. 나같이 찾아와서 귀찮게 하는 사람들이 있었는지도 모른다. 아주 권위적이고 폐쇄된 정부

기관의 공무원들이라 나 같은 사람들이 시험을 의뢰하기는 어려운 시기라고 생각한다.

녹번동 식약청에서 여러 번 쫓겨난 경험도 있어서 대수롭지 않게 생각하고 힘없이 정문으로 걸어 나갔다. 호수에서 노는 오리를 보면서 우리나라에서 안 되면 일본과 미국에서 알아보고 임상시험을 해서 시판을 받으면 되지 않을까 싶었다. 우리나라에도 안정성시험과 독성시험 등 전임상시험을 해 주는 민간 연구기관이 있으면 좋겠다고 생각하며 서울로 돌아가 일본 제약회사와 접촉을 시도하고 미팅을 하면서 많은 것을 배울 수 있었다.

특허도 내지 않은 상태인데 일본 제약회사에서 물질과 노하우를 모두 공개해 달라는 제안을 받고 더 이상 진행하진 않았다. 하지만 약을 만들어 상품화해 본 경험이 있는 일본 제약회사를 통해서 전임상시험에 관련된 연구의 시험 종류를 알게 되었다. 임상1상 시험허가를 받을 때까지의 시험과 임상2상을 진행하면서 추가로 필요한 시험, 3상과 시판에까지 필요한 시험들을 두루 알게 되었다.

때마침 88년 서울 올림픽이 열리며 미국 FDA 약 허가 부서 심의관 이인수 박사님께서 한국 식약청에 파견 오셨다. 그 기회에 녹번동 식약청 이인수 박사님의 사무실을 드나들면서 많은 것을 배울 수 있었다.

존경하는 강종구 박사님

의형제를 맺은 동생과 함께 강 교수님을 처음 만난 건 일본 동경대학교에서 박사학위를 받으시고 충북대학교 수의과 대학 교수로 재직하고 계실 때였다. 충북대학교 수의대학도 시험실이 빈약하여 연구할 수 없는 수준으로 컨테이너를 몇 개 놓고 동물을 사육하면서 시험을 처음 시작하던 시절이었다. 현재는 임상시험 전에 하는 시험을 전임상시험으로 통합하고 있는데, 그 당시는 효능시험, 안정성시험 등으로 분류하고 있었다. 천지산의 안정성시험에 관해 의논하며 강 교수님께 우리나라도 안정성시험을 할 수 있는 기관이 있어야 한다고 했으며 화학연구소에서 쫓겨난 이야기를 했다. 강 교수님께 우리나라 독성학박사를 처음 받은 분으로서 전임상시험을 할 수 있는 민간연구소를 만들어 달라고 부탁드렸다.

얼마 지나지 않아 전임상시험 기관 바이오톡스텍을 창업하게 되었다. 항암제로 개발 중인 천지산의 안정성시험을 의뢰하는 것을 시작으로 우리는 많은 시험을 시행했다.

우리나라도 신약을 개발해야 한다는 방향으로 정부 정책과 사회가 변하면서 바이오벤처 회사 창업이 늘어났다. 바이오톡스텍은 코스닥에 상장되고 3개의 회사와 직원들이 약 500명이 연구하는 명실상부 한국 최고의 전임상 기관으로 발전할 수 있었다.

강종구 대표님은 작은 키에 의욕이 넘치는 분으로 모든 일에 긍정적인 마인드를 가지고 계신다. 안 되면 되게 하라는 신념으로 늘 부지런히 뛰어다니는 분이며 언제나 존경할 만하다.

우리는 많은 연구를 하고 임상시험도 하고 추가시험도 많이 했으나 강 교수님과 한동안 서먹해진 적도 있다. 2009년 그동안 연구비 독촉이 왔으나 회사의 사정으로 연구비를 드리지 못하고 오래도록 밀리는 일이 일어났다. 바이오톡스텍은 미납된 연구비를 받기 위한 소송까지 불사했다. 재판받는 중에 우리가 그동안 연구하고 지불한 금액이 상당했으므로 판사님이 조정하여 청구 금액을 절반으로 합의해 변제할 금액과 기간을 정해 주었다. 얼마 지나지 않아서 우리는 투자받은 돈으로 연구비를 드렸다. 그리고 다른 회사에 시험을 의뢰하지 않고 소송을 했던 바이오톡스텍에 1년짜리 시험을 의뢰했으며 만족할 만한 결과를 얻을 수 있었다.

강 대표님도 회사를 운영하면서 많은 어려움이 있었다. 전문경영인에게 운영을 맡겼다가 낭패를 보기도 했다. 오죽했으면 학교를 그만두시고 경영에 뛰어들었을까? 연구소 운영은 쉬운 일이 아니다. 열심히 가르쳐서 한창 일하는 연구원들을 경쟁 업체에서 스카우트해 가면 막대한 손실과 배신감이 온다. 그럼에도 강 대표님은 연구원 사관학교라고 생각하고 큰마음으로 마음을 다스리고 있다고 말씀하신다.

회사의 중역이 회사의 연구 매뉴얼을 가지고 연구원들과 직원들을 데리고 나가서 동종업종인 전임상 회사를 창업하며 위기를 맞기도 했다. 다행히 강 대표님의 뚝심으로 잘 버텨냈다. 오히려 코로나가 한창일 때 회사를 확장하고 오송에 영장류 시험센터를 지어서 규모 면에서 생명공학연구소보다 배로 크게 오픈했으며 지금은 세계 7위의 연구소가 되었다.

신약 개발에 대한 사명감

얼마 전의 일이 생각난다. 천지산의 다른 효능을 확인하기 위해 어느 연구소에서 시험동물 연구를 하기로 했다. 1년짜리 시험을 준비하면서 시험에 적당한 용도로 만들기 위한 마우스를 7개월 동안 사육했다. 우리가 연구하고 있는 물질을 쥐에 투여하는 스케줄과 용량 방법도 정했다. 그런데 투여 1주일을 남기고 연구원들이 이런저런 핑계를 대가면서 투여를 할 수 없다고 하여 시험을 중단할 위기에 처했다. 연구소장님의 다급한 전화를 밤늦은 시간에 받고 다음 날 오전 연구소에 달려가서 연구원 책임자들을 만났다. 그들이 하나같이 연구를 못 한다고 해서 소장님은 그동안 준비한 연구를 못 할까 봐 불안해하셨다. 온갖 회유에도 버티는 연구원들을 보다못해 내가 나섰다. 박사님 제가 해드리겠습니다. 시험이 어렵지도 않은데 못 한다면 제가 하면 됩니다. 그동안 많은 시험을 해보았으며 얼마 전까지 연구소를 운영했기 때문에 저희 회사에서 시험을 해드리겠습니다. 문제는 시간이 얼마 없으니 무균실과 시험을 할 수 있는 시설을 갖춘 연구소를 찾아서 랩을 빌릴 수 있는지 알아보겠습니다.

믿는 구석이 있어 연구해 드린다고 큰소리는 쳤으나 사실은 걱정이 되었다. 우리나라 GLP 연구기관 바이오톡스텍 강종구 대표님께 어떻게 설명하고 설득해야 할지 막막했다. 일단은 전화를 드려서 자초지종을 설명하고 메일로 자세한 내용을 보냈다. 연구원들이 독성물질이라 연구를 할 수 없다고 하는 것을 설명해 이해를 시켜드렸으나 어느 연구소든 언제나 우리를 위해서 오시오 하고 기다리는 연구소는 없다.

모든 시험은 시험 일정과 연구 계획서에 의해서 운영되는 것이고 갑작스럽게 다른 연구를 할 수 없다. 3일 동안 매일 구구절절 메일을 드리고 전화를 드려서 설득했다. 마침내 연구원들과 상의 끝에 천지산 배 대표님의 부탁이니 무상으로 2개월 동안 시험을 해 주기로 의견을 보았다고 하신다. 1주일 후 마우스가 입고되고 시험 물질을 가지고 오창 바이오톡스텍을 방문해 강 대표님과 연구원을 만나서 시험에 관해 많은 의견을 나눌 수 있었다. 그렇게 어려운 시험을 거절하지 않으시고 완료하여 주신 강종구 대표님과 김현 연구원과 바이오톡스텍 임직원과 연구원님들께 깊이 감사를 드린다. 새로운 적응증으로 추가 연구를 좀 더 해서 인류에 공헌하려고 하며 추가시험을 위해서 큰 연구를 정식으로 의뢰하려고 한다.

강 대표님의 배려와 연구원들의 노력으로 다행히 생각보다 더 좋은 연구 결과를 얻었다. 천지산을 연구하시는 박사님과 수시로 상의하고 있으며 추가적인 시험을 통하여 임상시험 허가를 받고 신약으로 시판된다면 인류에 많은 공헌을 할 것이다. 내가 살아있고 강 대표님께서 살아 계시는 한 우리는 함께할 것이다.

▌임상시험을 할 수 있는 아산병원

김영삼 정부 시절 천지산이 워낙 이슈가 되어 많은 관심을 받았으나 우리가 준비되지 못하여 허가를 신청할 수 없었다. 김대중 정부가 들어서고 난 후 임상시험을 준비하면서 대학병원들과 미팅을 하여 보면 임상1상 시험을 할 수 있는 시설과 연구원 임상팀이 꾸려진 병원도 없었다. 우리나라는 외국에서 시판되고 있는 약을 제약회사들이 판권을 가지고 와서 대학병원에서 3상시험을 하고 시험자료는 외국의 자료를 그대로 허가해 주는 수준으로 임상시험에 관한 개념이 없었다. 우리나라는 C&R 리서치 윤문태 대표님이 CRO를 처음으로 창업해 영업을 시작했으며 의사나 약대 교수 대부분도 신약 개발의 개념이 없던 시절이다.

임상시험을 하려고 해도 우리나라의 대학병원 수준이 임상시험을 할 수 있는 수준이 안되어 김대중 대통령 앞으로 장문의 편지를 쓰기도 했다. 앞으로 우리나라도 신약을 개발할 수 있는 나라가 되어야 하며 약을 허가해 주는 식품의약품안전처의 담당 공무원들을 외국에 연수를 보내서 교육하고 대학병원은 임상센터를 만들어서 호주와 같이 다국적 임상시험을 할 수 있는 인프라를 만들어야 한다고 청와대에 편지를 보냈다.

2주일이 되었을 때 청와대 보건의료 비서관의 전화를 받았다. 부산대 의대 출신이라는 이상구 비서관이 내가 쓴 내용을 정책에 반영하겠다고 한다. 정부에서도 IMF를 극복할 방법을 찾는 중이었기에 국무회의에 올려서 통과되었다. 얼마 지나지 않아서 식약청의 의약품안전국장님을 단장으로 과의 담당자들과 식약청 연구원들이 호주에 연수를 다녀와서 식약청의 임상 허가 부서의 직원들을 교육했다. 뒤이어 아산병원은 임상실험센터를 개원했다. 그렇게 우리나라의 최고 시설과 의료진을 갖추었으나 임상의 개념이 없어서 약물동태학전문가가 있어야 하는 것을 모르던 시절이다. 임상의사들만 있으면 되는 것으로 생각하고 있으나 임상시험에서 제일 중요한 것이 약물동태학이다.

임상시험은 임상을 총괄하는 연구의사와 임상연구간호사, 약학을 전공한 약물동태학박사 등이 참여하여 팀을 이루어 진행한다. 아산병원에 임상센터를 열기로 병원장님과 재단에서 결정했으나 우리나라에서는 약물동태학을 전공하는 사람들이 없어서 서울대학교 의대 신상구 교수님의 자문을 받았다. 신 교수님의 수제자인 배균섭 교수님을 아산병원이 스카우트해서 약물동태학을 담당하게 하고 임상간호사님은 임○○ 간호사님 1명이 처음으로 아산병원 임상센터 후 1호 임상시험을 우리 회사에서 연구한 천지산으로 진행했다.

서울대 의대 신상구 교수님과 아산병원 암연구소장 강윤구 교수님 등과 천지산 임상시험에 필요한 프로토콜의 자문과 PK 분석을 위해서 많은 미팅을 했다. 임상 미팅 후 식사 자리도 자주 가졌는데 천지산테트라스 항암약이 시판 허가를 받으면 찾아 뵙고자 했으나 많은 시간이 흘렀다. 천지산의 성공을 위해서 많은 분이 도와주셨다. 우리나라 최고의 교수님께서 수제자를 아산병원에 보내주시고 우리 약의 임상시험을 할 수 있게 하여 주신 후 아산병원을 중심으로 전국의 대학병원들이 앞다투어 임상센터를 개원했다. 약물동태학을 전공하는 사람들이 많이 생기게 되었으며 임상시험을 대행으로 진행하는 국내의 CRO도 많이 생겼다. 임상센터와 CRO에 근무하는 사람들이 수천 명 이상 직업을 가지게 되었으며 바이오 회사에 종사하는 사람들까지 포함하면 수를 헤아릴 수 없이 많다.

천지산테트라스가 시판되는 그날까지

천지산테트라스를 연구한 지도 어언 43년의 끝자락 2023년 12월 28일이다. 올해도 3일밖에 남지 않았는데 허전한 마음을 정리하며 연구 노트를 기록하고 있으나 지나온 날들이 주마등처럼 지나가서 회한에 잠긴다.

꽃다운 나이 19살 청년이 무작정 상경해서 기약 없는 신약 개발에 도전해서 여기까지 왔으나 거울을 쳐다보니 반백이 다 되었다. 한 것도 없이 세월만 흘러갔다. 잠자는 것이 아까워 하루에 세 시간도 자지 않고 밤낮없이 달려와서 겨우 여기까지 왔는데 앞으로 연구하고 기록할 날들은 잠자는 것을 빼면 얼마나 남았을까?

남들이 하지 않는 새로운 길을 찾는 것은 어쩌면 용기와 실천과 인내를 이겨내고 실패를 두려워하지 않고 끝없이 성공할 때까지 도전하는 것일 테다.

약을 연구하면서 수많은 과학자들을 만나고 사기꾼들을 만나고 좋은 사람과 나쁜 사람들도 만났으나 지나온 날들을 돌이켜보니 나에게 공부를 시켜준 모두 고마운 분들이다.

대부분의 사람들은 돈을 벌기 위해서 밤낮으로 일하고 돈을 모으는

데 일생을 바쳐도 죽을 때 써보지도 못하고 인생을 마감한다. 나는 처음부터 돈을 벌고 모아서 자식에게 물려주고 싶은 생각을 하지 않고 약에 미쳐서 보낸 세월이지만 조용히 생각하니 입가에 미소가 피어난다.

지금까지 천지산테트라스의 성공을 위해서 도움 주신 분들을 모두 나열할 수 없으나 나를 낳아주신 부모님과 할아버지의 영향이 밑거름 되었다. 나 때문에 한의사가 된 동생의 도움과 아무것도 모르고 중국 하얼빈에서 나를 따라와 천지산테트라스 임상에 도움을 주기 위해 약대에 입학해서 석박사를 하고 임상을 책임지고 있는 오소연 본부장과 회사의 어려움으로 무보수로 일하는 김희수 상무와 남천우 상무, 조병두 상무 등이 끝까지 남아서 약의 성공을 기원하고 함께해서 고마운 마음이다. 기존 현대의학에서 포기한 말기 암 환자의 길잡이가 되어주는 김태식 원장님과 어려운 환경에도 투자해 주신 김홍근 회장님과 친구분들, 김재흥 점장님, 조남석 차장님, 이승호 대표님, 정규열 대표님, 이윤생 회계사님, 홍경표 회계사님, 박채전 대표님이 있으며 투자를 해 주고 20년이 넘게 기다리고 있는 초창기 주주님들과 ㈜케마스 800여 명의 주주님들께 한없이 고마움을 전한다.

평생을 같이 연구하고 인류에 좀 더 좋은 약을 연구하기로 하신 김성진 박사님과 양경민 박사님, 윤택준 박사님 그리고 바이오톡스텍 강종구 회장님, 현직에 근무하시면서 연구에 도움을 주시는 박사님들께 감사의 마음을 전한다.

새로운 세상을 열어갈 파트너를 찾고 있다.

어렵고 힘들다고 아무도 가지 않으면 길은 나지 않는다. 용기와 신념과 사명감이 없으면 아무도 이 길을 가지 못할 것이다. 천지산테트라스는 어렵고 힘든 길을 헤쳐오고 만들어 왔으며 마지막 임상과 시판 허가를 위해서 얼마 되지 않는 마지막 임상 자금 200-300억 원의 투자 파트너를 기다리고 있다. 만일 병원에서 포기한 돈 많고 능력 있는 회장님이 투병 중이라면 언제든지 환영합니다.

사람은 태어날 때 맨손으로 와서 죽을 때도 맨손으로 왔던 길로 돌아간다. 명예와 부와 사랑하는 모든 것을 버리고 조용히 생을 마감할 때 지금보다 더 좋은 세상을 위해서 기부하고 가는 문화가 이루어졌으면 하는 바람이다.

천지산테트라스 성공을 기원하며 어렵고 민감한 시기에 책을 출판할 수 있도록 한없이 도움을 주신 지식공감 김재홍 대표님과 편집팀 김혜린 선생님과 책 디자인에 신경 써주신 박효은 디자이너님께 감사의 인사를 전합니다.

병원에서 치료를 포기한 환우들의 쾌유를 기원하면서 끝까지 읽어주신 분들께 감사 인사를 올립니다.

투자 상담은 010-4299-8299로 문의 바랍니다.

Pyroptosis

부록

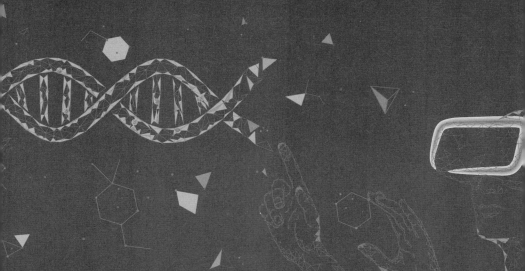

〈조선일보〉

무면허 한의사의 〔천지산〕 정말 암 특효약인가?

조선일보

입력 1996.02.07. 18:19

∷ 검찰도 석방하고 만 배일주 씨… "의사도 놀랐다"

지난 2월 1일 자에는 암 환자들의 눈을 번쩍 뜨이게 하는 기사가 실렸다. 무허가 암 치료제를 판매한 혐의로 경찰에 의해 구속됐던 「돌팔이 한의사」 배 모 씨(36)를 서울지검이 석방했다는 내용이었다. 눈길을 끈 것은 「석방 이유」였다. 배씨의 처방 덕분에 목숨을 건진 환자들의 선처 호소가 줄 이은 데다 임상실험에서도 약의 효능이 입증됐다는 것. 과연 암을 치료하는 신약이 개발된 것일까.

문제의 암 치료제는 배일주라는 사람이 만든 「천지산」이다. 이 약이 언론매체에 등장한 것은 이번이 처음은 아니다. 사에서 발행하는 여성지 FEEL 95년 2월호에 보도된 적이 있었고, 배씨 스스로 천지산을 알리기 위해 『말기 암도 완치하는 암 치료법』(태일출판사) 등 책을 출간한 바도 있다. 그러나 크게 주목받지 못하다 당국에 구속되는 바람에 오히려 널리 알려지게 된 셈이다.

도대체 천지산은 어떤 약인가. 그는 자신의 책에서 천지산의 제조

방법에 대해 이렇게 설명하고 있다.

「천지산은 갖가지 천연 한약재들 중에서 암에 효험이 있는 약재 30
여 종을 골라서 항암 성분만을 찾아내고, 또 그것들을 법제하여 독성
을 없앤 다음 1천3백 도의 고열로 1백 시간 동안 태워서 증류한 것으
로… 1천3백 도의 고열 속에서 갖가지 성분들은 서로 합하고 조화를
이루어 여태까지 없었던 새로운 물질을 형성한다. 이 신물질을 다시
까다로운 방법으로 법제하여 독성을 완전히 없앤 것이 천지산이다.」

약의 정체가 뭔지 더욱 궁금하게 만드는 설명이다. 배씨를 직접 만
나 얘기를 들어야 할 것 같았다.

:: "10명 중 2~3명은 완치된다"

『말기 암 환자만 치료했습니다. 10명을 치료하면 그중 2~3명이 완
치됐습니다. 다 고칠 수 있는 것은 아닙니다. 암세포가 한 군데에 있지
않고 다른 곳에 퍼져 있으면 완치율이 더 낮고, 곧 죽을 사람한테는 아
무리 약을 써도 소용이 없습니다. … 초기 환자들은 병원에 가야지요.
난 한의사도 의사도 아니고, 돌팔이입니다. 병원에 있는 환자들이 저
를 찾아오면 괜히 수술 시기를 놓칠 수도 있어요. 배일주를 만나면 고
친다고 기대하다가 잘못될 수도 있습니다.』

그는 스스로를 「돌팔이」라고 격하시켜 표현했다. 다 고칠 수 있는 것
이 아님을 누차 강조했다. 그러기에 병원에서 포기한 사람들만 상대한

다는 것이다. 기사를 보고 환자들이 찾아와도 약을 줄 수 없는 처지라면서 무척 곤혹스러워했다. 기사를 쓰더라도 과장하지 말라고 신신당부했다.

하지만 약에 대해서만은 『암을 고치는 사람은 저밖에 없어요』하면서 자신했다.

배씨는 커피숍 테이블 위에 놓인 꽃병을 가리키며 한약에 대해 설명했다. 『안개꽃과 튤립이 서로 어울리듯 약에도 서로 도움이 되는 것과 해가 되는 게 있습니다. 원리를 알아야지요. 서로 어울리는 약재를 섞어야 약이 되는 것입니다.』

배씨는 원래 강원도 정선이 고향이다. 어려서부터 깊은 산골에서 약초를 캐다 보니 자연히 약재에 관심을 갖게 됐다고 한다. 스무 살이던 79년 무작정 상경해 의과대학에 가려 했으나 좌절됐다. 특히 불치병은 병원에서도 속수무책이라는 것을 알게 되자 전통 비방 쪽으로 관심을 돌린다.

전국을 돌아다니면서 영험하다는 사람을 찾아가 묻고 또 물었다. 그 결과 배씨는 셀 수 없이 많은 비전을 입수하게 된다. 그 가운데 천지산의 비방이 들어있었다는 것. 그의 책에는 이렇게 쓰여 있다.

「천지산을 개발하게 된 것은 1983년 해풍이라는 한 떠돌이 스님한테서 비방을 전수받으면서 비롯됐다. 암 환자 6백 명을 고쳤다고 하는 그 스님은 선뜻 암 치료 비방을 전해주고는 홀연히 사라져 버렸다. 스님은 나이가 일흔두 살이었고, 눈빛이 아이처럼 맑았으며 건강해 보이는 노인이었다.」 그러나 이 비방에는 약재의 분량이나 법제법 등 약 제조 방법이 없어 수없는 실험과 시행착오 끝에 86년 비로소 천지산을 만들 수 있었다는 것. 환약으로 만들면 50여 가지의 약재가 들어가지만 원액은 우황 사향 웅담 용골 붕사 등 30여 가지의 약재가 들어간다고 한다. 배씨는 책에서 이 처방이 처음 나온 것은 대략 3백 년 전쯤이라고 쓰고 있다. 그 처방이 후세로 전해지면서 배씨에 이르렀다는 것. 따라서 천지산의 배합은 배씨만의 비밀이다.

약의 비방을 입수한 경위도 납득하기 어려운 데다 배씨는 이제 30대 중반에 불과한 나이다. 어떻게 현대의학이 무릎을 꿇는 암을 정복하겠다는 것일까. 도대체 검찰은 어떤 근거로 그를 석방한 것인가.

검찰이 배씨를 풀어준 이유를 보다 자세히 알아보자. 경찰청에 구속된 배씨가 검찰에 송치된 것은 1월 18일. 혐의는 95년 한 해 동안 각종 암 환자 1백29명을 진료하고, 천지산 1억4천8백만 원어치를 판매한 것이었다. 배씨가 송치되자 검찰에는 배씨 덕분에 암을 고쳤거나 증세가 호전됐다는 환자 13명의 탄원서가 접수됐다. 그를 풀어달라는 전화도 그치지 않았다. 그저 그런 돌팔이 한의사 한 명을 잡아넣으려던 검찰은 갑자기 고민에 빠졌다. 분명히 보건범죄단속에 관한 특별조치법 위반이기는 하나 그 약 덕분에 병을 고쳤다면 처벌하기는 어려운 것 아닌가? 더욱이 그 병이 암과 같은 불치의 병이라면….

∷ 국내 유수의 3개 연구소가 효력 인정

검찰은 탄원에 대한 확인 작업에 들어갔다. 그 결과는 놀라웠다. 다음은 국내 유명병원 W 박사가 검찰에 밝힌 내용.

『시한부 인생을 선고받은 암 환자가 있었다. 고칠 방법이 없느냐고 애걸했다. 배씨 측에서 희망이 없는 환자를 보내 달라는 부탁이 있기는 했지만 의사의 양식으로 그리 보내기가 망설여졌다. 그러나 어차피 죽을 목숨이라면 마지막 수단이라도 써보는 게 낫지 않겠나 하는 심정으로 소개했다. 그런 몇 개월 뒤 그 환자는 다시 나타났다. 놀랍게도 거짓말처럼 완치돼 있었다.』 W 박사는 그래서 국내 유수의 3개 연구소에 감정을 의뢰했다고 한다. 그 결과 또한 놀라운 것이었다. 「암 치료에 탁월한 효과 있음」.

물론 검찰은 그 연구소의 감정 담당자에게 재확인했다. 대답은 역시 마찬가지였다.

『천지산을 만드는 30여 가지 약재의 효능을 일일이 다 감정하기는 어렵지만 그 약재들이 융합돼 새로운 성분을 만들어낸다. 그것이 뭔지는 모르겠지만 암 치료에 효능이 있고, 부작용도 없었다.』

W 박사는 자신도 암에 걸려 병원에서 더 이상 치료 수단이 없다면 배씨의 천지산을 복용하겠다는 말까지 했다.

소속 공무원의 탄원도 있었다.

『아내가 자궁암으로 병원에서 3개월 시한부 인생 선고를 받았다. 그 뒤 천지산을 구입해 3개월을 복용케 했다. 그 뒤 암세포가 녹아 자궁으로 흘러나왔다. 병원 CT 촬영 결과 암세포가 현저히 감소됐음이 증명됐고, 그 자리(직장과 항문 사이)에 천공이 생겨 인공항문 수술을 받았다.』

이 공무원은 배씨를 노벨상감이라고 극찬했다. 검찰은 배씨를 석방하지 않을 수 없었다.

배씨는 자신의 책과 검찰 진술에서 에이즈에도 천지산이 효력이 있다고 주장했다. 또 천지산을 당국에 등록하기 위해 약품 허가 신청을 냈었다고 한다.

그러나 성분을 밝히라는 요구 때문에 그 비법을 알려줄 수 없어 포기했다는 것. 그러나 오는 6~7월쯤에 천지산에 대한 각종 데이터를 발표할 예정이라고 했다. 그동안 천지산이 얼마나 효능을 보였으며, 어떤 성분이 포함돼 있는가를 밝히겠다는 것이다. 지금은 샘플을 만드는 형식이지만 계획대로만 된다면 2년쯤 뒤에는 정식 약품으로 생산될 것이라고 했다. 배씨의 말대로만 된다면 환자들은 2년 뒤에는 그를 찾지 않아도 의사들의 처방에 따라 천지산을 쓰게 될지도 모른다.

『저는 의사가 아닙니다. 다만 암약 발명가로 남고 싶은 것뿐입니다.

의서도 하나 쓰고 싶습니다.』

배씨는 요즘도 계속 약을 연구 중이며, 현재 20~30여 명의 연구원들이 자기를 도와주고 있다고 밝혔다. 배씨의 말대로 암 치료에 청신호가 들어올까.

*

기사를 더 보고 싶으면 인터넷 조선일보에 들어가서 배일주 기사를 검색하여 자세히 볼 수 있다. 조선일보에서 쓴 배일주 기사는 저작권이 조선일보에 있다.

천지산, 사기인가? 기적의 암 치료제인가?

아래의 내용은 1996년 〈그것이 알고 싶다〉의 기획과 취재 방송 내용을 어렵게 입수한 내용 원본이다.

*

시청자 여러분, 배일주 씨의 얘기가 믿어지십니까?

기존의 항암제는
암세포만 공격하는 것이 아니라
정상세포까지 파괴하기 때문에
부작용이 많았던 것이 사실입니다.
그런데 이 [천지산]이라는 약은
암세포만 선택적으로 공격하기 때문에 부작용도 없고
특히 말기 암 환자의 경우에도
일정 비율 이상의 효과를 보인다는 주장입니다.
즉, '생명연장'은 물론 현격한 '삶의 질 향상'을
가져온다는 것입니다.

−천지산, 사기인가? 기적의 암 치료제인가?

방송일시: **96.10.21**(밤 11시)

연출: 서유정

작가: 고희영

조연출: 이승준

자료조사: 위정후

[차례]

1. 기획안
2. 대본
3. TAPE 목록
4. 시사지, 잡지, KPI 자료
5. 취재 자료(환자들 포함)
6. 검찰 자료(Y 박사 진술 환자들)
7. 설문조사
8. 판결문(서울지방법원)
9. 한동대 소견서
10. 연락처 −섭외 및 천지산 복용환자 129명 연락처

부제: 천지산, 사기인가? 기적의 암치료제인가?

1. 방송: 10월 21일 (월) 밤 11시
2. 연출: 서유정
3. 작가: 고희영
4. 기획의도

어느 날부터 기적의 암치료제로 알려졌다가, 얼마 전 완벽한 사기로 판결받은 천지산. 말기 암 환자들을 유혹하는 수많은 민간요법 중에서 그동안 논란의 중심이 된 천지산은 과연 어떤 약인가?

논란은 배일주(37세)라는 돌팔이 한의사가 만든 '천지산'이라는 약이 말기 암 환자들을 완치시키거나, 현저한 효과를 보였다는 주장으로부터 시작되었다. 그러나 문제는 배일주가 무면허 의료행위로 구속되었다가 천지산으로 목숨을 건진 환자들의 탄원서로 풀려나면서부터 파문을 일으켰다. 극히 이례적인 사실에 뒤이어 언론의 공방가세가 덧붙여지면서 천지산의 파문은 점점 커져갔다.

특히 젊은 의사들의 모임인 「청년의사」와 모 주간지는 공동추적 조사한 결과 '천지산의 약효는 과장된 거짓이며 검찰의 실수'라고 주장한다.
배일주가 자신의 책과 검찰 진술에서 약효가 있었다고 주장한 8명의 환자 가운데 3명은 죽었고 4명은 병원에서 치료받은 사실을 숨기거나 축소했으며 1명은 오히려 병세가 악화되었다는 것이다.

그럼에도 불구하고 단순히 사이비 의료행위라고 단정하기에 천지산은 너무나 많은 의문점을 안고 있다. 임상실험 결과 암에 효과가 있다고 밝힌 바 있는 국내 암 전문의, 말기 암 상태에서 천지산 복용 후 효과를 본 환자들, 전문의 소견을 통해 나타난 CT상의 논란, 연구해 볼 가치가 있다고 말하는 의사들, 취재 과정에서 나타난 의문점들, 청년의사회와 배일주의 팽팽한 대립.

만일 한쪽에서 주장되는 것처럼 그 효과가 사실이라면 그것은 전 세계적인 주목을 받을 만한 가치를 지녔다고 할 수 있다. 반대로 그것이 판결대로 사기라면 언론, 검찰, 관련 의사 등 유수의 기관들이 거기에 놀아난 전대미문의 해프닝으로 비쳐질 수밖에 없다.

일단 지금은 그 반대쪽으로 어느 정도 결론이 난 것처럼 보인다.

그러나 현재도 그 항암효과를 굳게 믿는 국내외 연구진, 의사들이 존재하고 있고, 동시에 그들의 연구도 진행되고 있다. 또한 재판 후 배일주의 잠적에도 불구하고 천지산을 구하려는 환자들의 발길 역시 끊이지 않는다고 한다.

결국 생명과 실정법이라는 선택 앞에서 사기로 판결이 났지만, "천지산"의 실체는 아직도 안개에 싸여 있고, 시한폭탄 같은 잠재적인 위력을 감추고 있는 것처럼 보여진다.

지금까지 논란은 과연 취재 과정을 통해 어느 쪽으로 기울어질 것인가?

그리고 과연 천지산은 항암치료제로서 연구해 볼 가치가 있는 것인가?

　지금껏 보도된 어떤 언론기사나 전문가들의 반박 주장도 항암효과라는 엄밀한 의미에서의 그 실체적 진실에 접근했다고 보여지지 않는다.

　"그것이 알고 싶다"에서는 취재할 수 있는 모든 여력을 동원해 엄격한 의학적 관점에서 천지산의 실체적 진실에 접근코자 한다. 물론 판단은 시청자 몫이다.

5. 구성

- ◆ 헌 항암제의 치료효과 (특히 말기 암 환자를 중심으로)
- ◆ 항암제로서의 천지산을 둘러싼 논란의 실체적 접근 및 판단
- ◆ 항암효과 면에서 본 천지산의 정체
- ◆ 결론

6. 취재

- ◆ 논란의 중심에 선 8종류 사례의 환자들을 중심으로 가능한 많은 환자들의 사례를 취재
- ◆ 환자에 관련된 모든 병원 및 의사들 취재
- ◆ 객관적 사실 판단을 위한 다양한 접근 방법 모색 그에 따른 의학적 해석 및 판단
- ◆ 천지산 제조자 "배일주" 및 그 반대적 입장의 "청년의사" 등 의학단체 취재
- ◆ 항암제의 실체 (항암제와 천지산의 비교)
- ◆ 배일주로부터 받은 129명의 환자 설문조사
- ◆ 환자 관련 재연

-천지산

:: ENG - 1

뉴스보도	(…… 더 유명해졌습니다. 법원은.)
	지난 10월 1일 기적의 암 치료제로 세상을 떠들썩하게 했던 [천지산]이 아무런 약효가 없는 것이 입증돼 유죄판결을 받았다는 내용이 일제히 매스컴에 보도됐습니다.
한동대 가는 길	이 [천지산] 논란의 중심엔 늘 한동대가 있었습니다.
김 소장 팻말	뉴스가 보도된 다음 날 어렵게 만난 김종배 소장은 자신의 소견서가 왜곡돼서 인용된 것에 강한 불만을 토로했습니다.
인터뷰(김종배 소장) …… 아직도 이르다는 이야깁니다.	
실험실	김 소장의 실험은 원하든 원하지 않든 서로 다른 입장에서 자의적인 해석으로 인용돼왔습니다.
인터뷰(김 소장)…… 또 제가 한 방 맞았지요	
소견서	자신의 소견이 항상 부분만 인용되었을 뿐, 한 번도 그 원래 뜻이 전달된 적이 없다는 것이었습니다. 이번 법정 제출 소견서 경우도 마찬가지였다고 합니다.
인터뷰(김 소장) …… 이 생각엔 아직도 변함이 없습니다.	

:: ENG – 2

재연-병원복도	청년 이 모 씨는 어느 날 병원에서 충격적인 소식을 듣게 됩니다. 조직검사 결과, 폐암이라는 진단이었습니다.
인터뷰(아버지) … 방사선치료하고 병행해야 한다.	
CT 필름	이미 암이 많이 전이돼서 수술도 불가능하고, 항암요법 등 집중 치료를 해도 근치 확률이 10%밖에 안 된다는 얘기에 아버지는 서울의 한 종합병원으로 재진을 의뢰합니다.
재연-의사+아버지	그러나 결과는 마찬가지였고, 남은 방법은 항암요법과 방사선치료밖에 없다고 했습니다.
인터뷰(아버지) … 그 끔찍한 꼴을 나는 보지 못하겠다.	
천지산 약	병원 치료는 포기했지만, 아들을 포기할 수 없었던 아버지는 [천지산]에 희망을 걸어보기로 했습니다.
세종병원 복도	그리고, 두 달 후 … 부천의 한 종합병원에 들러 CT 촬영을 했습니다.
CT 필름	CT상에는 폐의 원발암이 상당히 줄어들어 있었습니다. 그리고, 늑골의 전이가 확인되었습니다.

인터뷰 날릴 것

(… 환자가 고통을 못 느끼나 봐)

현대방사선과	다시 또 두 달 후 … 방사선과 의원에서 CT 촬영을 한 결과 또 다른 변화가 있었습니다. 이 결과에 의사도 놀랐다고 합니다.

(… 보기는 많이 봤습니다.)

CG 필름	두 달 전 한차례 줄어들었던 암 종양은 CT상에 이제 겨우 흔적만 남아 있었습니다.
아버지+전화	본인은 인터뷰를 거절했지만, 우리는 전화통화를 통해서 현재 환자의 상태를 확인해 보고 싶었습니다. 그는 요즘도 별다른 증상이 없다고 했습니다.

(… 네. 테니스 이 주일에 한 번씩요.)

계단 내려가는 두 사람	과연 이 경과 과정이 무엇을 의미하는 것인지 궁금했습니다. 그래서 우리는 환자를 담당했던 임상의사의 소견을 들어 보기로 했습니다. 2.5cm 크기였던 종양이 2cm로 다시 흔적만 남은 사실이 확인되었습니다.

인터뷰(의사) … 놀라운 일이다. 이런 걸 느낍니다.

부산 전경	부산에 사는 임 모 씨는 4년 전 임파선암 말기 선고를 받고 몇 차례 수술을 거쳤지만, 병세는 더 악화돼 갔습니다. 그러던 차에 천지산 소식을 듣고 꾸준히 받고 있던 항암치료도 중단한 채 이 약을 복용하기 시작했습니다. 그러나… 그것이 돌이킬 수 없는 일이 돼버리고 말았다고 합니다.

인터뷰(남편) … 이런 결과를 얻지 않았느냐.

온라인 송금표	천지산 복용 2개월 …

인터뷰(남편) … 종말만 바라보고 있는 그런 상태니까.

환자+남편	한때 천지산에 모든 것을 걸었던 가족들은 그것이 얼마나 무모했었는가를 깨달았다고 했습니다. 집 안엔 무거운 침묵만 흐르고 있었습니다.

:: ENG - 3

동의보감 책	[천지산]을 만든 장본인 배일주 씨. 그의 얘기에 따르면 그는 스무 살 무렵부터 전국을 찾아다니며 암치료약 개발에만 몰두해왔다고 합니다. 그리고 연구 15년 만에 드디어 천지산이 탄생했다는 것입니다.
책	그렇다면 [천지산]은 과연 무엇으로 만든 약일까요? 천지산에 들어있다는 50가지의 생약들이 과연 어떤 성분인지 그리고 그러한 것들이 모여 어떤 약이 될 수 있는지 궁금했습니다. 그러나 대부분 고개를 흔들었습니다.
(… 잘 모르는 약이 많아요.)	
방에서 나오는	천지산에 들어있는 한약재들은 보통 시중에선 잘 쓰이지 않는 희귀한 것들이 많았습니다. 천산갑 같은 동. 식물 약재 외에
결명주사가 가져올 때	수은 성분이 들어있는 결명주사. 그중에는 중금속도 들어있다고 했습니다. 이런 성분들이 어떤 방법으로 어떻게 약효를 내는지는 배일주 씨 자신만의 비법이라는 것입니다.
인터뷰(배일주) … 그래서 성공을 한 겁니다.	
특허	그는 이 천지산을 개발하고 특허를 신청하기도 했습니다. 그러나, 자료 불충분으로 반려되고 맙니다. 그러나,
인터뷰(배일주) … 효과가 더 잘 나타난다는 거죠.	

CT 필름	배일주 씨는 이 천지산을 항암제의 하나로 봐 달라고 합니다. 이 천지산을 쓰면 암 덩어리가 줄어들거나, 몇몇 암의 경우 아예 암 덩어리가 빠져나와 버린다는 것이 배일주 씨의 주장입니다.
(… 줄어들었다는 거)	
설명하는 배씨	그는 자신이 직접 치료했다는 구체적인 환자 사례들을 보여주었습니다.
(… 조금 남아 있다고. 요게 암세포라고.)	
청년의사	이러한 배일주 씨의 주장에 결정적인 타격을 입힌 것이 신문 [청년의사]였습니다.
청년의사 신문	[청년의사]는 한때 "천지산 조사단"까지 파견할 정도로 이 논란의 핵심에 서 있었습니다. 그들은 배일주 씨가 제시한 바로 그 사례에 대해 구체적인 반박을 해왔습니다.
인터뷰(청년의사) … 저희들은 생각합니다.	

:: ENG — 4

골목길 … 두 사람	신우암 말기였던 이 모 씨는 천지산을 먹고 종양 크기가 오히려 더 커졌고, 수술을 받은 사실을 숨겼다는 점이 지적됐던 사례입니다. 부산에 있는 이씨를 취재팀이 직접 만나봤습니다.
인터뷰(이ㅇ하) … 수술하다 또 잘못되면 …	
메리놀 병원 외경	사실을 정확히 알기 위해선 여기서 그의 병력을 먼저 살펴볼 필요가 있습니다. 6년 전, 그는 혈뇨가 보여 입원했던 병원에서 신우암 말기 판정을 받습니다.
진단서	당시 환자의 상태는 8cm가 넘는 신우 종양에 요근까지 전이가 의심되는 소견이었습니다.
병원복도(?)	그때부터 천지산을 복용했고, 그리고 두 달 뒤… CT 촬영을 한 결과 종양이 줄어들어 있는 것을 발견합니다. (잠깐 쉬고)
병원복도	그리고 다시 4개월 후 종양은 다시 더 줄어 있었습니다. 그런데 2개월 뒤에는 이상하게도 종양이 더 커져 있는 묘한 일이 벌어졌습니다.
(… 수술을 의뢰하게 된 거죠)	
(종양 크기의 변화)	처음엔 8*4cm 크기에서 계속 줄어들던 종양은 수술 직전에는 4*3까지 커지게 됩니다. 과연 이것은 무엇을 의미하는 것일까요?
인터뷰(배일주) … 다시 종양이 자라기 시작합니다.	
검찰기록	다시 말해 천지산으로 줄어들던 종양이 약을 중단하자 다시 커졌다는 것입니다.
	결국 그는 수술로 깨끗해졌고, 그 사실을 배씨 석방 탄원서에서도 밝히고 있습니다.
병원복도	우리는 담당의사를 만나봤습니다.

인터뷰(최○현 의사) … 한 번도 본 적이 없습니까? 네.	
청년의사 신문	결론적으로 한쪽의 주장 즉, 천지산 복용 후 종양이 커졌고 수술 사실을 은폐했다는 것은 사실이 아닌 걸로 판명이 됩니다. 이씨의 경우 어떤 의학적 치료도 받지 않은 상태에서 천지산만을 복용, 암 종양의 크기가 줄어들었다는 것입니다. 이에 대한 해석이 어느 쪽이든 의학적으로 극히 드문 일이 일어난 셈입니다.
〈김○진 사례〉	
걸어가는	대구의 김 모 씨는 2년 전 간암 말기 판정을 받았습니다. 다른 병원으로 재질을 의뢰했지만, 똑같은 결과였고, 3개월에서 1년 시한부 선고를 받습니다.
인터뷰(사위) … 아무것도 없어요.	
현대병원	두 딸이 간호사와 원무과 직원으로 근무했지만, 손쓸 방법이 없기는 마찬가지였다고 합니다. 어쩔 수 없이 퇴원해서 천지산 복용을 시작합니다. 그리고 환자의 상태가 외견상 눈에 띄게 좋아져 갔습니다.
인터뷰(사위) … 줄었다는 얘기를 들었어요.	
현대병원 외경	그리고 다시 2개월 후 CT 촬영 결과 당시 방사선과 의사가 놀랄 정도로 암 종괴가 줄어들어 있었습니다. 우리는 김씨를 초기에 담당했던 임상의사의 얘기를 들어봤습니다.
전화 인터뷰(의사) … 한 케이스가 줄었다. 이건 안 되죠.	

한양대	우리는 그 CT 필름을 들고 서울의 한 종양내과 의사에게 자문을 부탁했습니다. 결론은 분명 종양이 줄어들어 있으며 그것을 우연으로 치부할 경우엔 아무런 의미도 없지만, 어떤 외부 요인에 의한 것이라면 상당한 의미 부여를 할 수 있다는 지적을 받았습니다.
영남대 들어가는	다시 김씨가 사망 직전 입원했던 병원을 찾았습니다.
(… 사진이 다릅니다. 달라요?)	
CT 보는	이 병원엔 10개월 간격으로 찍은 두 필름이 보관돼 있었는데 그게 너무 달라 보인다는 지적이었습니다.
(CG)	있던 종괴가 현격히 작아져 있었고, 또한 간이 아주 줄어들었다는 지적이었습니다.
(… 케이스로 볼 수 있습니다.)	
CT 필름 보는 청년의사 신문	이상하게도 종양의 크기는 두 번이나 줄어 있었고, 원래 있었던 종괴는 어디론가 사라진 대신 새로운 종괴가 생겨나 있었습니다.

CT 들어오고	이 두 사례의 경우 특이한 공통점이 있습니다. 지금 이 CT 필름에서 검은 부분이 보이실 겁니다. 그것은 그 부위에 커다란 구멍이 뚫려 있다는 것입니다.
〈김○곤 사례 〉	
재연 - 들어가는	우측상악동암으로 오랫동안 시달려오던 김씨는 마지막 병원 치료로 두 달 동안 항암제를 맞았지만, 암세포가 입천장을 뚫고 내려와 숨도 못 쉴 정도의 고통 속에서 김씨는 천지산 복용을 시작하고 이상한 현상을 발견합니다.
〈박○숙 사례 〉	
재연 - 병실 들어가는	자궁경부암 4기의 박 여인도 천지산을 복용한 후 앞의 김씨와 똑같은 증상이 일어납니다. 즉, 살이 썩는 듯한 심한 악취가 나면서 썩은 이물질이 계속 흘러나오는 것이었습니다. 그 후, 이상하게도 고통은 누그러지고 CT상에는 커다랗게 검은 구멍이 뚫려 있었습니다.
인터뷰(배일주) … 합병증 우려도 생기고	
CT 필름	박 여인의 경우 암 조직으로 들어차 있던 자궁경부와 주변 장기가 서로 통해버린 상태였습니다. 하부장기가 제 기능을 상실해 다시 1개월 후 MRI 촬영상으로는 대변이 질로 흘러들어와 그 빈자리를 메우고 있었습니다.

인터뷰(청년의사) … 확인되고 있습니다

신문	[청년의사] 측의 관점은 이 "괴사"가 암이 진행되는 과정에서 일어나는 자연스러운 현상, 즉 악화된 것이라는 관점이었습니다.
〈원자력병원〉	
−복도	그래서 우리는 객관적 판단을 끌어내기 위해 계획을 세웠습니다. 그 첫 번째는 환자들의 CT를 공신력 있는 방사선과에 판독 의뢰 하는 것이었습니다. 한 곳에서, 공식 취재 전에 들은 얘기는 뜻밖이었습니다.
(… 안 되는데 정말.)	
의사1/S	왠지 정확한 판단을 듣기는 어려울 것 같은 분위기였습니다. [천지산]에 대한 선입견을 갖고 있는 것 같았습니다.
(… 얼마든지 빠질 수가 있죠.)	
MRI	조금 심한 괴사로써 악화되는 중에 일어나는 현상이라는 설명이었습니다.
(… 잘 나타나는 것으로 돼 있어요.)	
의사1/S	방사선치료 후 나타나는 현상이라면 좋은 것이 아닌가… 우리는 잠시 혼란스러웠습니다. 그리고 취재팀이 잠시 테잎을 갈아 끼우고 촬영 준비를 하는 동안 우연히 한마디가 녹음돼 있었습니다.
(…결론만 한 마디)	
두 사람	그래서 취재진은 다시 결론을 부탁드려 봤습니다.
김ㅇ건	이번에는 상악동암 사례의 판독을 부탁했습니다. CT상으로는 분명 좋아지고 있다는 결론이었습니다.
(… 이렇게 많이 없어진 건 못 봤어요.)	
〈서울대학교〉	

달리는 차	다음에 우리가 간 곳은 한 대학병원이었습니다. 인터뷰는 했지만, 방송이 나가기 며칠 전 이를 취소시켜 달라는 요청을 해왔습니다. [천지산] 문제에 관여하고 싶지 않다는 것이었습니다. 이곳에서의 판독 결과는 자궁경부암의 경우는 암이 악화되는 과정에서 괴사된 것이라는 [청년의사] 측과 동일한 견해였고, 상악동암의 경우 전반적으로 좋아졌다는 결론이었습니다.
소견서	제일 중요한 것은 당시 환자들의 CT 소견서일 것입니다. 상악동암의 경우 거기엔 '종괴의 거의 완전한 소실'이라는 결론이 적혀 있었습니다.
Y박사	우리가 두 번째로 한 일은 이 환자들의 임상의사를 만나는 것이었습니다. 여기엔 두 임상의사가 있습니다. 한 사람은 천지산과 관련된 환자들을
	5년간이나 지켜봐 온 사람이고, 또 한 사람은 두 환자를 직접 진료했던 의사입니다.
필름 보는	그는 이 [괴사]에 대해 암이 악화돼 가는 과정에서 흔히 올 수 있는 현상이라는 입장이었습니다.
(… 썩어서 툭 떨어져 가고 …)	
H 박사 얼굴	그런데 취재 도중 한 가지 이상한 기록을 발견했습니다. 자궁경부암 환자의 조직검사 결과였습니다. 이 환자의 경우 항암제 치료를 받은 것이 8개월 전, 그 후 계속 천지산을 복용했는데 이 무렵, 무엇인지 모를 항암제의 공격을 받은 것 같다는 소견이었습니다. …

재연 - Y 박사	H 박사와는 많은 견해차를 보이는 한 사람… Y 박사가 있습니다. 그 역시 앞의 두 환자를 외래 및 입원환자로 봐왔던 의사입니다. 그는 인터뷰를 거절했지만, 그의 견해는 배일주 씨 석방을 위해 검찰에 제출했던 기록을 통해 엿볼 수 있습니다.
검찰기록	그 주 내용은 이렇습니다. 천지산은 분명하게 항암효과가 있고, 암세포만 선택적으로 공격하기 때문에 종양을 줄이거나, 대규모의 '괴사'를 일으켜 암세포가 빠져나온다는 것입니다.

〈김ㅇ중 씨 〉	
달리는 차	방광암 4기인 김 모 씨는 암세포를 부분적으로 긁어내는 1차 수술을 받은 후, 2차 수술을 포기, 천지산 복용 4개월 만에 CT상에 암이 사라져버린 경우입니다. 직접 만나본 그는 의견상 아주 건강해 보였습니다.
인터뷰(아들) … 천지산 말고는 설명이 안 되겠죠.	
달리는 차	CT 필름을 비교하고 나서 '이건 기적이라'며 놀라워했던 병원을 찾았습니다.
인터뷰(의사) … 그런 가능성을 배제할 수 없죠.	
VIP	물론 그 후에 조직검사를 안 했기 때문에 현재로선 환자의 경과를 지켜봐야 할 것입니다.
〈장ㅇ희〉	
−레코드가게	유방암 말기로 병원에서조차 포기했던 장 모 여인, 병원 문을 나오면서 마음속으로 마지막을 맞을 준비를 하고 있었다고 합니다.
인터뷰(환자) … 모습에서도 알았고	
CD	마지막 끈을 부여잡는 심정으로 천지산을 복용하기 시작한 후, 손가락 하나 움직이지 못하던 그녀는 날로 차도를 보이기 시작했다는 것입니다.
인터뷰(남편) … 지옥과 천당 사이를 왔다 갔다 한 기분이에요.	
레코드 가게	한때 어두운 그림자가 드리워졌던 집안엔 활기가 돌고, 부부 사이엔 미소가 흐르고 있었습니다.
〈이ㅇㅇ 씨 〉	

걸어가는	위암 말기를 선고받았던 이씨 할아버지도 천지산 복용 후 의견상 눈에 띄게 건강해진 사례입니다.
인터뷰(아들) …마음의 준비를 하라고 그러더라고요.	
병원	그래서 과연 환자의 얘기처럼 실제 병의 차도가 있는지 CT 촬영을 해보기로 했습니다.
CT 들고	기다리는 시간이 초조하게 흘러갔고, 마침내 판독 결과가 내려졌습니다.
	암이 더 확산되었다는 것이었습니다. 기대를 했던 만큼 실망도 컸지만, 아직도 환자나 가족들은 천지산의 효과를 굳게 믿고 있었습니다.
⟨박○서⟩	
아파트	직장암 3기를 선고받고 천지산을 복용했지만,
	결국 사망한 박 모 씨의 경우. 홀로 남은 아내는 아무런 효과도 보지 못했다며 남은 약을 취재진에게 꺼내 보였습니다.
인터뷰(부인) … 감을 못 잡겠어요.	
설문조사	그 외에도 우리는 배일주 씨가 검찰에 압수당했던 129명의 환자명단을 입수해 취재에 응한 44명에 대해 보충취재 및 설문조사를 해봤습니다.
CG	결과는 천지산의 효과를 봤다는 환자가 12명으로 전체의 27%, 효과를 보지 못했다는 환자가 22명으로 50%로 나왔습니다.

검찰기록	[천지산]에는 국내 유수의 연구기관들이 직, 간접적으로 관련돼 있습니다.
LG	Y 박사가 천지산의 항암효과에 대한 실험을 의뢰했던 한 민간연구소. 시험관 내의 항암효과에 대해선 긍정적인 답변이 나와 있었지만 취재진이 찾아갔을 땐 [천지산]과는 아무런 관련이 없다며 인터뷰를 거부했습니다.
삼성병원 가는	두 번째로 찾아간 곳은 당시 KAIST의 연구원이었던 김ㅇ식 박사였습니다. 그는 천지산의 세포독성, 즉 항암효과에 대해선 인정을 하고 있었습니다.
인터뷰(김 박사) … 직장을 옮겼어요.	
실험	그는 Y 박사로부터 천지산과 관련된 환자들의 CT 필름과 자료를 받고 큰 충격을 받았다고 했습니다.
인터뷰(김 박사) … 필름이 진짜이기만 하면 …	
CT 필름	그 필름들은 이미 앞에서 보신 확인된 필름들이었습니다.
달리는	역시 Y 박사로부터 연구의뢰를 맡았던 KIST의 Y 박사. 그 역시 더 이상 [천지산]에 대해 간여하고 싶지 않다며 끝내 인터뷰를 거절했습니다.
검찰기록	대신 우리는 다른 연구소의 한 팀장을 만날 수 있었습니다.

인터뷰(제일제당) … 개발자의 판단에 달려 있는 거죠.	
한동대	이 팀장이 속한 연구소에서 중금속 성분 때문에 실험을 중단했다면 그 성분 때문에 연구를 시작한 곳이 한동대입니다.
인터뷰(김소장) … 안 할 이유가 없다고	

실험실	김 소장은 지금 자신이 하고 있는 실험이 아주 기초적인 단계임을 강조했습니다. 그러기 때문에 천지산의 약효 유무가 검증되기까지는 아직 넘어야 할 산이 많고, 수많은 변수가 그 속에 도사리고 있다고 했습니다.
(… 제가 보기엔 힘들다고 봅니다)	
실험실	천지산에 관한 한 학문적 연구조차도 우리나라에선 제한받을 수밖에 없는 현실이라는 것입니다.
흔들리는 병원	그것은 여러 의사들을 만나는 중에도 어느 정도 감지되는 분위기였습니다.
녹음 인터뷰 … 제 목 날아가지 않게 해줘요.	
Y박사	의사로서 [천지산]에 관심을 표명했다가 수많은 소용돌이에 휘말려야 했던 Y 박사… 그는 한때 그 사실 하나만으로 시말서를 써야 했고, 동료 의사들로부터 경원시 당하는 고초를 겪기도 했습니다. 그는 다음 달, 휴직계를 내고 미국으로 유학을 간다고 했습니다. 그가 무엇 때문에 미국으로 건너가는지 우리는 애써 확인하지 않았습니다.

(ST − 1)	우리는 오늘
	참으로 말하기 힘든 이야기를 하려고 합니다.

우리는 오늘
참으로 말하기 힘든 이야기를 하려고 합니다.
[천지산]이라는 약에 대한 것입니다.
병원에서 포기한 말기 암 환자도
이 약을 몇 달만 먹으면 낫는다고 알려진
한마디로 믿기지 않는 그런 약입니다.

그러나, 거기에 대한 결론부터 얘기하자면
바로 그 약을 만들었던 배일주 씨는 지난 10월 1일
보건범죄 단속에 관한 특별조치법 위반죄가 적용돼
징역 2년에 집행유예 3년의 중형과,
법정 최고액인 벌금 1천만 원을 선고받았습니다.
… 그리고 배일주 씨는 항소를 포기했습니다.
그렇게, 시끄러웠던 [천지산] 공방도 끝이 난 것 같았습니다.

그런데, 우리가 왜 또 이미 끝난 일로 보이는
[천지산]을 다시 거론하는 것일까요?

우선 한 가지 분명하게 밝히고 싶은 것은
앞으로 전개될 그 어떤 논의도
우리가 불법 무면허 의료행위를
옹호하거나, 배일주에 대해서 면죄부를 주자는
얘기는 아니라는 사실입니다.
그가 무면허 의료행위를 했다는 것은
누가 뭐라고 해도 처벌받아 마땅합니다.
또 그것이 말기 암 환자를 상대로
허용받지 않은 약을 돈을 받고 투약했다는 점에서
더욱 그렇습니다.

그러나 다만, 한 가지…
우리가 이 뜨거운 [천지산] 논란 속을
다시 파헤쳐 들어가는 것은
단 한 가지 생각 때문입니다.
그 약이 만에 하나… 만에 하나라도
말기 암 환자들의 고통을 경감시킬 수 있는
일말의 가능성은 없는가 하는 점 때문입니다.
(잠시 생각) 과연 이것을 거론할 가치가 있는지 없는지는
다음 두 환자의 사례를 보고 나서 판단해도
늦지는 않을 것입니다.

(ST - 2)	한쪽에서는 놀라운 일이 벌어졌다고 하고, 또 한쪽에선 죽음을 기다리고 있는 이 현실… 여기서 여러분도 잠시 혼란스러울 겁니다. 도대체 [천지산]은 사기인가? 아니면 또 다른 무엇인가가 숨겨져 있는가 하고. 이에 대한 진실은 의학적 판단의 몫일 것입니다. 그래서 앞으로 우리는 이 [천지산]이라는 약을 만든 배일주 씨도 만날 것이며 환자들도 만나게 될 겁니다. 그리고, 시청자 여러분의 판단을 돕기 위해 그 환자들을 직접 치료했던 임상의사들과 환자들의 CT 필름을 판독해 줄 방사선과 의사들도 만날 것입니다. 그러나 그것은 다 부분적인 접근일 수밖에 없습니다. 사례가 적은 데다 의학적인 공식 논의가 없었기 때문입니다. 이제 여러분이 객관적인 입장으로 들어보십시오. 과연 진실은 무엇인가 하고.

(ST - 3)	시청자 여러분, 배일주 씨의 얘기가 믿어지십니까? 기존의 항암제는 암세포만 공격하는 것이 아니라 정상세포까지 파괴하기 때문에 부작용이 많았던 것이 사실입니다. 그런데 이 [천지산]이라는 약은 암세포만 선택적으로 공격하기 때문에 부작용도 없고 특히 말기 암 환자의 경우에도 일정 비율 이상의 효과를 보인다는 주장입니다. 즉, '생명연장'은 물론 현격한 '삶의 질 향상'을 가져온다는 것입니다. 여기서 한 가지 짚고 넘어가자면 배일주 씨의 그런 주장은 참고일 뿐이라는 점입니다. 그는 암 전문가도 아니며, 더구나 환자의 임상경과에 대해서 논평할 수 있는 입장도 아니기 때문입니다. 그리고 현대의학의 관점에서 보자면 도대체 그런 약은 있을 수가 없습니다.
(청년의사 신문 들고)	
	방금 보신, [청년의사] 측의 지적이 맞다면 우리의 논의는 여기서 더 이상 진행될 필요가 없을 것입니다.
(배일주 씨 책 들고)	
	그래서 우리는 논쟁의 실체를 파헤치기 위해서 배일주 씨가 자신의 책에서 완치를 주장했으며 [청년의사]가 제기했던 8명의 환자 사례들을 다시 재추적해 보기로 했습니다.

(ST – 4)	방금 보신 김 모 씨의 경우
	가족들의 얘기로는
	환자가 한창 회복될 당시
	집안의 불화에 신경을 쓰다 사망했다고 했습니다.
	그리고 환자 가족들은 지금도
	[천지산]의 효과를 굳게 믿고 있었습니다.
	우리가 유의해 봐야 할 것은
	환자가 생존 시 밭일을 나갈 정도로
	현저하게 증세 호전이 되었고,
	CT상으로 암 종양도 줄어들었다는 점인데,
	이는 현대의학으로 해석이 잘 안된다는 사실입니다.
	여기 또 다른 4명의 사례들이 있습니다.
(4명의 도표 보면서)	
	이 사례들은 공통점이 있습니다.
	현대의학적인 치료를 다 받았다는 점,
	그리고 그 전후 시점에서
	[천지산]을 함께 복용했다는 점입니다.
	암은 아시다시피 재발이 잘 되는 병입니다.
	그런데 (3명 가리키며) 이 환자들의 경우
	재발되지 않고 완치가 된 상태입니다.
	… 그리고 거기에 공통적으로 [천지산]이 들어가 있습니다.
	그러나 우리는 그 약에 의미를 두기보다는
	현대의학의 치료의 결과라고 보고 싶습니다.
(분위기 바꿔서)	
	아직 우리는 두 사례를 말하지 않았습니다.
	첨예한 의학적 대립이 있는 사례들입니다.

(뒤돌아 CT 필름 보며)	
	이상하게도 이 두 환자의 사례는
	학문적으로도, 구체적인 환자의 임상 과정을 통해서도
	상당한 견해차를 발견할 수 있었습니다.
	그 중심 용어는 [괴사]입니다.
	간단히 말해 '세포가 죽는 것'을 말합니다.
	이 [괴사]라는 부분을 유의해서
	다음 화면을 보시기 바랍니다.

(ST − 5)	앞서 [괴사]라는 용어에 유의해서 보시라고 말씀드렸었습니다. 그런데 의학상식이 없는 일반인으로선 참으로 판단하기 어려운 게 사실입니다. 가령, 앞의 환자 사례만 해도 두 임상의사의 소견이 많은 견해차를 보이고 있었습니다. 그래서 우리는 각 분야의 전문가들에게 조언과 자문을 구했습니다. 결과는 (차트 가리키며) 여기 두 임상의사처럼 상반된 견해를 보였습니다. 그것을 요약하면 이 도표와 같습니다.
(차트 설명)	가장 대표적인 견해차는 H 박사의 경우[괴사] 자체가 병이 악화된 것이며 말기 암 환자에게 자주 볼 수 있는 현상이라는 소견이고 그에 반해, Y 박사는 좋아졌다, 그리고 극히 드문 일이 일어났다. 암세포가 빠져나오지 않았는가… 하는 입장입니다.
(정면 보며)	결론적으로 H 박사는 [천지산]이 만약 효과가 있다면 왜 환자들은 죽거나 악화되는 것인가 하고 반론을 제기합니다. 이에 대해 Y 박사는 기존의 항암제가 암 덩어리를 축소하거나 없애 버리는 게 그 주목적이 아니냐? 그런 관점에서 이 약을 봐야 한다고 주장합니다. 그러기 때문에 연구해 볼 가치가 있다. 그러나 H 박사의 입장은 거론할 가치도 없다는 의견을 보이고 있습니다. 왜 이렇게 의견이 다를까요? 그리고 누구의 의견이 옳은 것일까요? 지금으로선 두 분의 입장에 똑같은 비중을 둘 수밖에 없다고 생각합니다.

(분위기 전환)

	앞서 보여드린 환자 사례들로는 그 어떤 결론을 내리기가 아직 충분하지 않다는 분들도 많을 것입니다. 그래서 우리는 배일주 씨가 치료했던 129명 환자들, 검찰에 압수됐던 그 명단을 입수해서 보충취재 및 설문조사에 나섰습니다. 직접 환자들을 만나 보면서 보다 더 [천지산]의 실체에 다가서기 위해서였습니다.
(ST − 6)	129명에 대한 설문조사의 결과를 보셨습니다. 그것은 환자나, 환자 가족들이 말한 진실일 겁니다. 특히 말기 암 환자들에게 27%의 긍정적인 답변은 상당한 의미로 들립니다. 더구나 보충취재를 통해서 그 수치가 더 높아지기도 했습니다. 그러나, 우리는 그 결과를 단지 참고적인 자료 정도로만 가치를 두려고 합니다. 그것은 임상의사의 소견이 없는 환자나 그 가족들만의 증언이었기 때문입니다. 그런데⋯ 이 [천지산]을 5년 동안이나, 때론 의심하면서 관찰하고 연구해온 한 의사가 있습니다. 그는 때론 혼자, 때론 배일주 씨와 함께 직접 실험 데이터를 얻기 위해 국내 유수의 연구기관을 누비고 다녔다고 합니다. 그리고 그 내용의 일부가 검찰기록에 남아 있습니다. 우리는 그것을 토대로 관련 연구기관 취재에 나섰습니다.

(ST – 7)	아마 시청자 여러분은 궁금하실 겁니다. 도대체 이 프로그램의 결론이 뭐냐고… 여기서 우리가 분명히 말씀드릴 수 있는 것은 이 천지산이라는 약이 현재 시점에서 효과가 있거나, 없다고 단정적으로 말할 수 있는 근거는 없다는 점입니다. 다만 우리는 취재 과정 중 여러 곳에서 이 약에 대해 거론하는 것조차 금기시하는 분위기를 느낄 수 있었습니다. 또한 의학적 문제에 대한 많은 한계도 절감했습니다. 그러면서도 우리는 하나의 조심스러운 모색을 해봅니다. 무면허 의료행위는 분명 있어서는 안 될 일입니다. 그리고 이 약은 아무런 공식 절차도 거치지 않았기 때문에 결코 쓸 수도, 써서도 안 되는 약임에 틀림없습니다. 다만, 소위 무면허 돌팔이가 만들어 의료질서를 혼란케 했다는 그 이유만으로 혹시 있을지도 모를 그 어떤 가능성을 사장시키는 건 아닌가 하는 우려도 들었습니다. 그동안 이 약이 사회문제화돼 시끄러웠던 만큼 취재진의 입장은 조심스러울 수밖에 없었습니다. 그러면서도 취재 내내 이 질문을 간직해 왔습니다. 이 천지산이라는 약은 과연 연구할 가치가 있는 것일까? 아니면 연구할 가치도 없는 것일까 하고. 이제 판단은 시청자 여러분의 몫입니다.

[TAPE 목록]

T-1	배일주 인터뷰
T-2	배일주 인터뷰
T-3	배일주 인터뷰
T-4	배일주 인터뷰
T-5	서울지방법원 SK 「청년의사회」-이ㅇㅇ 인터뷰
T-6	「청년의사회」-유ㅇㅇ 인터뷰
T-7	집에서 CT 보며 설명하는 배일주-이ㅇ하, 박ㅇ숙
T-8	집에서 CT 보며 설명하는 배일주-김ㅇ곤(야유회 사진), 이ㅇ식
T-9	집에서 CT 보며 설명하는 배일주-이ㅇ식, 김ㅇ진
T-10	집에서 CT 보며 설명하는 배일주-장ㅇ광, 백ㅇ순, 김ㅇ중(소견서)
T-11	집에서 CT 보며 설명하는 배일주-한ㅇ순 이ㅇ호 씨 편지, 그동안 받은 편지들 이ㅇ하 씨 편지 보며 설명 김ㅇ곤, 김ㅇ곤 부부 편지 설문지 (이ㅇ하 씨 설문지 포함)
T-12	부산 백병원 -이ㅇ하 집에서 CT 보며 설명하는 의사 -'청년의사'에 실린 사진 보며 설명
T-13	백병원 의사 인터뷰
T-14	메리놀병원 의사 인터뷰
T-15	메리놀병원 의사 인터뷰 경과기록부(6명)
T-16	이ㅇ하 집 가는 길 이ㅇ하 인터뷰
T-17	이ㅇ하 인터뷰
T-18	이ㅇ하 인터뷰 배일주 씨가 이ㅇ하에게 보낸 서류봉투 메리놀병원 소견서 이ㅇ하 부인 인터뷰 탄원서 보여주는 PD 나무 손질하는 이ㅇ하
T-19	장ㅇ희 인터뷰 남편 임ㅇ동 인터뷰
T-20	남편 임ㅇ동 인터뷰(52'22" 앞까지) 레코드 가게에서 일하는 장ㅇ희 SK 옆 가게 女 인터뷰 도로 TR

T-21	이○삼 씨 아들 이○삼 씨 집-이○삼 인터뷰
T-22	이○삼 씨 집 -이○삼 인터뷰 -천지산 꺼내 보여주고 -겉으로 대화
T-23	이○주 父 인터뷰 -진단일 /CT, 조직검사 /천지산 복용일
T-24	이○주 父 인턴뷰 -이○주의 현재 상태 /배씨에 대한 생각 이○주와 통화 - 오디오 안 들림
T-25	KIST 가는 도로 TR 생명공학연구소
T-26	LG유전공학연구소 SK 김○곤(김○곤 씨 아들) 인터뷰
T-27	삼성의료원 SK K 박사 인터뷰
T-28	K 박사 인터뷰
T-29	K 박사 인터뷰 손에 든 유리판 비교하는 K 박사 동부시립병원 FS
T-30	외과 이○열 박사 인터뷰(이○호 담당의사) 삼성제일제당연구소 김○학 팀장 인터뷰(18'01"부터)
T-31	삼성제일제당연구소 김○락 팀장 인터뷰 김○곤 관련 인물들 인터뷰 : 20'51"부터
T-32	김○곤 관련 인물들 인터뷰
T-33	자료촬영 -검찰청 구속영장 -탄원서 -환자들로부터 온 편지 -진술서 내용 일부
T-34	자료촬영 -일반 항암제에 비해 10배 이상의 효능이 있지 않을까 -KIST ~상당히 긍정적인 답변~ -일반 항암제에 비해 10배 이상의 효능 -특허증 거절 사정서 -배일주 잡지기사들 -청년의사 신문
T-35	대구 현대병원 외경 김○진 씨 딸 김○자, 사위 고○일 인터뷰

T-36	김○진 씨 딸 김○자, 사위 고○일 인터뷰(45'48"까지) 이○용 씨 누나 인터뷰
T-37	이○용 씨 누나 인터뷰
T-38	한의원 SK 및 약재에 관한 인터뷰
T-39	한의원 인터뷰 – '비소'에 대해 한약재 SK 영남대 병원 -병원 가는 길 TR -김○진 주치의 인터뷰
T-40	영남대 병원 김○진 주치의 인터뷰
T-41	김○진 진료카드 방사선과 SK 응급실 SK 동산의료원 내과 송○석 박사 인터뷰(이○용 주치의)
T-42	동산의료원 내과 송○석 박사 인터뷰(이○용 주치의) 경산대 식품과학과 교수 인터뷰
T-43	경산대 식품과학과 교수 인터뷰(12'27" 앞까지) 한동대생의학연구소 김종배 소장 인터뷰
T-44	한동대생의학연구소 김종배 소장 인터뷰
T-45	생의학연구소 실험실-실험실에서 애기 나누는 모습 생의학연구소 – 분석기계 보며 설명 김종배 소장 교수실 SK
T-46	부천세종병원-CT 판독하는 의사, 홍○록 박사
T-47	부천세종병원-CT 판독하는 의사, 홍○록 박사
T-48	부천세종병원 -CT 보며 얘기하는 홍 박사, PD (이○삼, 박○숙) -홍○록 박사 인터뷰(41'25"부터) 부천현대방사선과 한○환 원장 -이○주 CT 판독
T-49	부천현대방사선과 한○ 원장 -이○주 CT 판독 -〈현대방사선과의원〉 외경 FS 원자력병원(07'17부터) -병원 SK -CT 판독하는 모습
T-50	원자력병원 –CT 판독하는 모습 한효과학기술원(40'21"부터) -최○주 실장 인터뷰
T-51	한효과학기술원 최○주 실장 인터뷰(02'54"까지) 박○서 부인 인터뷰
T-52	박○서 부인 인터뷰-일기장

T-53	박○서 부인 인터뷰(09'06") 자료촬영 -「청년의사」
T-54	자료촬영 -「청년의사」 증례CT -이○용 편지 -소견서(서울대외과병리학적 검사보고서 …): 이○주, 박○숙, 김○곤
T-55	김○희 씨 가족 방문
T-56	김○희 씨 가족 방문 서울대병원 SK -MRI CT 촬영실/CT 촬영 모습/누워있는 환자/주사지 조제실SK
T-57	치료방사선과 -병원 복도의 환자, 보호자들/침대에 누워있는 환자/방사선치료 SK 서울대 김○협 인터뷰
T-58	서울대 한○희 인터뷰
T-59	서울대 한○희 인터뷰
T-60	청년의사 인터뷰
T-61	청년의사 인터뷰
T-62	재연 -병실/누워있는 환자/링겔/회진하는 의사/보호자와 만나는 의사/ 계단, 흐느끼는 女/휠체어 밀고 가는 女/男, 병원 안으로/ Z.I-〉응급실, 주사실
T-63	재연 -환자, 침대 밀며 엘리베이터 안으로/환자 보살피는 보호자/책 읽어주는 여자 방문객 찾아오고/의사 일하는 SK/병실 칠판 원자력병원(32'28"부터) -산부인과 박○복 부장 인터뷰
T-64	원자력병원 -산부인과 박○복 부장 인터뷰
T-65	전화녹취 -현대병원 -김○곤 부인 인터뷰
T-66	전화녹취 -김○곤 부인 인터뷰 -이천 제일제당연구소 -김○호 인터뷰
T-67	전화녹취 -김○호 인터뷰 -이○호 -이○용 누나, 동생

T-68	자료촬영 -박○숙 진단서 -한동대 소견서 -박○숙 소견소/김○곤, 장○광, 이○하 -신문기사: "무면허 한의사 이례적 석방" -복용환자들 병세호전 -완치됐다" -전문의 연구소도 효과 인정"
T-69	자료촬영 -"암 고친다는데 돌팔이에 환자 러시" -"당국서 실험 확인해줘야" -"자문구한 전문가도 특효 인정" -"기적의 암 치료제 유죄" -"천지산 항암효과 없다" -"항암효과 탁월" : ZI ->10-1천 배, TD ->탁월 -주간조선 '곤도 마코토' 이론 -천지산'기적의 항암치료제' 아니다. / '청년의사' 진료기록 등 분석 …/ 신비의 약으로 왜곡 -천지산 약(21'53"부터) -설문조사 결과(43'42"부터)
T-70	자료촬영 -설문조사 결과 -천지산 약 제조 그림 PAN -백병원 소견서
T-71	배일주 인터뷰
T-72	천지산 봉투+약/천지산 먹는 책 ->치료효과 부분 1. 치료효과란 말:약에 대해 반응하고 … Five year cancer survival rates for seleted 설문 대상자 명단 서울지방법원 판결문 「말기 암도 완치하는 암 치료법」 자료:천지산에 합성되는 생약과 암세포를 억제하는 천연 생약 50가지 암 환자의 투병기와 치료일지: 상악동암(김○곤), 3. 간암(김○진), 4. 자궁경부암(장○광), 6. 위암(어머니가 배일주 선생의 약을 복용하고 나서 …) 7. 자궁암(치료인의 소견과 치료일지) 8. 위암

T-73	'말기 암도 완치하는 암 치료법' ―〉3백 번 실패 끝에 성공 이ㅇ하: 등이 가끔 아플 때가 있다 한다/방사선 전공한 의사가 처음 보았다며 놀란다/무언가 썩은 물질이 쏟아져 나왔다 … '암과 싸우지 마라' ―〉암수술은 무의미하다 경찰청 구속 자료 등 탄원서를 하나씩 편지들 천지산 약봉지들 MBC 뉴스 설문조사 하는 모습 SBS 뉴스
T-74	전화녹취-강북삼성병원
T-75	전화녹취-서울대 해부병리과 　　　　　-서울대 지ㅇ근 교수
T-76	전화녹취-박ㅇ숙 남편 조ㅇ인 　　　　　-유ㅇ모 가족
T-77	전화녹취-전대비뇨기과 오ㅇ열(김ㅇ중 관련) 서울대비뇨기과 김ㅇ웅(김ㅇ중 관련) 　　　　　-환자 가족 인터뷰
T-78	자료촬영 -CT 걸어놓고
T-79	자료촬영 -진단서/서울대 의무기록지 자료/김ㅇ곤 기록지
T-A	김ㅇ중 인터뷰 -집 FS/마당의 개와 김/정원 돌보고 … -암 진단/병원 치료 과정/천지산을 처음 들었을 때/몸의 변화/CT 결과 강릉 동인병원(44'20"부터) -외경FS/MRI 촬영실 -한ㅇ복 과장 인터뷰(천지산에 대해)
T-B	강릉 동인병원 한ㅇ복 과장 인터뷰 -천지산의 효과에 대해/연구해 볼 가치는 있다. -CT 판독 강릉 검찰청 FS
T-C	이ㅇ삼 FOLLOW -CT 촬영(중앙진단방사선과)
T-D	임 모 씨 남편 인터뷰 -피닉스 타운 FS -진단명/치료경과/천지산 복용 후 변화/현재 상태 -누워있는 임/간병하는 권 SK/소견서
T-E	배일주 판결 후 SK
T-F	청년의사 이ㅇㅇ 인터뷰/논쟁
T-G	청년의사/최ㅇㅇ 박사/삼성병원 가서 CT 필름 주고
T-H	H 박사
T-I	H 박사

삼중 음성 유방암 세포에서
테트라스의 암세포 사멸 효과 분석

아래는 김 박사님과 연구과제로 국내에서 최초로 찾은 Pyroptosis 관련 연구자료 일부를 일반 독자들이 알기 쉽게 한글로 해석한 것이다.

＊

1. 연구개발 최종 목표

본 연구는 난치성 여성암 중 아직도 특별한 치료약이 없는 전이성 삼중 음성 유방암에서 육산화비소인 테트라스의 항암효과에 대한 분자적 기전을 규명하고, 이를 기반으로 난치성 유방암에 대한 치료제 개발을 위한 기초 정보를 제공하고 미충족 의료수요 해결을 위한 기반을 마련하고자 함.

2. 연구개발 개요 및 필요성

■ 수많은 항암제가 개발되었지만 암은 아직 정복되지 않았고, 암 발생률은 향후 20년간 75%나 증가할 것으로 전문가들은 예측하고 있어 암을 조기 진단할 수 있거나 항암제 내성에 따른 맞춤형 치료를 할 수 있는 혁신적인 연구와 진단 및 치료제 개발이 절실함.

■ 암에 대한 근본적인 연구의 중요성이 대두된 이래 많은 연구자들이 치료제 개발에 주력해 왔으나, 항암제에 대한 반응은 같은 조직학적 특징을 가진 암이라고 상당히 다르게 나타나는 경우가 있어 항암제의 일반적인 효과에 대해 과학적 근거를 얻기 어려움. 나아가 통상적인 임상 병리학적 특징만으로는 개별 환자에 대한 항암요법 결과를 예측하기에 많은 한계를 가지고 있음.

■ 항암제 치료 초기에는 종양 크기가 줄어드는 항암효과를 보이다가, 점차 효과가 줄어드는 항암제 내성이 보이는 환자가 많음. 또한 항암제 내성의 경우 암 재발에도 중요한 역할을 함. 따라서 항암제 내성은 암 치료 실패의 가장 큰 원인임.

■ 여성에서 여성 호르몬의 이점은 확실하지만 수많은 위험과 단점이 있으며, 호르몬 대체요법에 대해 아직까지도 확실한 결론을 내리기가 어려운 실정임.

3. 연구개발 결과

:: (1) 삼중 음성 유방암 세포에서
테트라스의 암세포 세포 사멸 효과 분석

■ 전이성 삼중 음성 유방암 세포에서 테트라스의 세포 독성 효과를 확인하기 위하여 생쥐 유래 유선 정상세포(NMuMG), 생쥐 유래 전이성 삼중 음성 유방암 세포(4T1) 및 인간 유래 삼중 음성 유방암 세포(MDA−MB−231)에 용량 의존적으로 테트라스를 24시간 동안 처리하여 MTT assay로 세포 생존율과 western blot으로 세포 사멸 인자를 확인

했음. 테트라스는 정상세포인 NMuMG보다는 삼중 음성 유방암 세포 4T1과 MDA-MB-213에서 용량 의존적으로 세포 생존율을 감소시켰으며, 세포사멸인자 단백질인 caspase-3와 PARP의 활성을 증가시킨다는 것을 확인했음(그림1).

■ 흥미롭게, 테트라스를 처리한 세포 형태가 세포응축이나 apoptotic body가 형성되는 전형적인 세포 사멸 형태인 apoptosis뿐만 아니라 cell swelling과 balloon-like bubble이 형성되는 secondary necrosis의 세포 사멸 형태인 Pyroptosis를 유도한다는 것을 확인했음(그림 2).

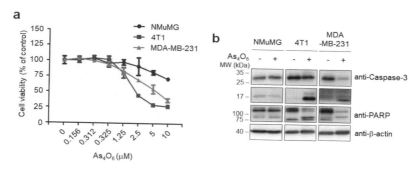

〈그림 1〉 삼중 음성 유방암 세포에서 테트라스에 의한 세포 사멸 효과 확인

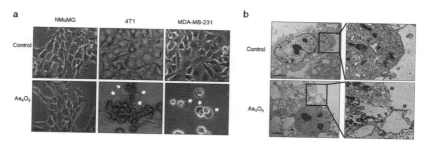

〈그림 2〉 삼중 음성 유방암 세포에서 테트라스에 의한 세포 형태 확인

■ 테트라스가 삼중 음성 유방암의 Pyroptosis를 유도하는지를 더 확인하기 위하여 테트라스를 용량 의존적으로 24시간 동안 처리하여 pyoptosis의 전형적인 마커인 lactate dehydrogenase (LDH) release, propidium iodide (PI) 염색 및 annexin v/PI 이중 염색을 이용하여 확인했음. 그 결과, 삼중 음성 유방암에 테트라스의 처리는 LDH release (그림 3a), PI dye의 세포막 통과에 의한 핵 염색(그림3b) 및 late apoptosis/secondary necrosis를 나타내는 annexin v/PI 이중 염색(그림 3c)이 증가한다는 것을 확인했음. 이러한 결과를 통해서 테트라스는 삼중 음성 유방암 세포의 생존율을 감소시키며, 이러한 세포 성장 억제는 세포 사멸 기전 중의 하나인 Pyroptosis에 기안한다는 것을 확인했음.

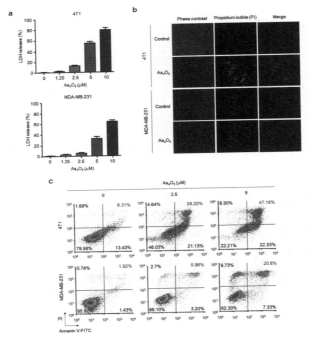

〈그림 3〉 테트라스에 의한 삼중 음성 유방암 세포의 pyroptotic cell death 특징 확인

∷ (2) 테트라스에 의한 GSMDE 활성 매개 Pyroptosis 분석

■ Caspase-3 기능의 활성화에 의해 절단된 GSDME 단백질의 아미노기 말단(N-terminal) 단편이 Pyroptosis의 중요한 매개인자임을 고려할 때, 테트라스에 의해 유도되는 Pyroptosis가 GSDME 활성에 의해서 유발되는가를 조사했음. 흥미롭게, 테트라스는 정상 유선 세포에 비해 삼중 음성 유방암 세포에서 세포사멸인자인 caspase-3와 PARP의 활성 및 Pyroptosis 유도 인자인 GSDME 단백질의 활성화를 유도했음. 특히 Pyroptosis의 다른 매개 인자인 GSDMD의 활성은 유도하지 않았음(그림 4a).

■ 또한, 테트라스가 처리된 삼중 음성 유방암 세포의 부착성 세포는 주로 apoptosis/Pyroptosis의 형태학적 특징과 부분적인 caspase-3/PARP/GSDME 단백질의 활성이 보인 반면, late apoptosis/secondary necrosis가 유도되는 세포들은 부유한 상태임을 고려할 때 상층액 세포는 Pyroptosis의 전형적인 형태학적 특징인 cell swelling과 balloon-like bubble과 caspase-3/PARP/GSDME 단백질의 완전한 단편화에 의해 Pyroptosis가 유발됨을 확인했음(그림 4a, b).

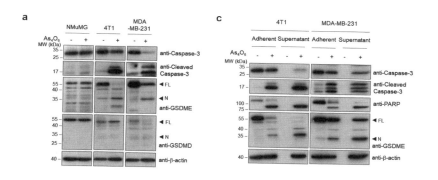

b

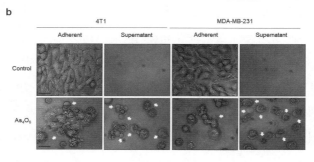

〈그림 4〉 테트라스에 의한 caspase-3/GSDME 매개 Pyroptosis 유도 확인

■ Pyroptosis를 유도하는 GSDME 단백질의 활성은 세포 사멸을 유도하는 caspase-3 단백질 활성에 의해서 매개되는 것으로 알려져 있음. 테트라스에 의해 유도되는 GSDME 매개 Pyroptosis가 caspase-3 활성에 의해서 매개되는지를 확인하기 위하여 caspase-3 활성을 억제하는Ac-DEVD-CHO 펩타이드를 처리하여 확인했음. 테트라스의 처리는 Pyroptosis를 유도하는 caspase-3/GSDME 활성, LDH release 및 Pyroptosis의 전형적인 형태학적 특징인 cell swelling과 balloon-like bubble이 유도되었음. 그러나, caspase-3 억제제인 Ac-DEVD-CHO 처리 시, 테트라스에 의해 유도되는 Pyroptosis가 억제되는 것을 확인했음(그림 5).

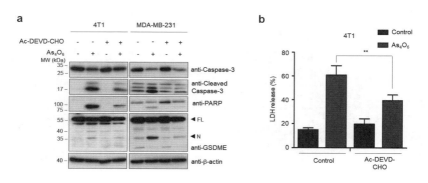

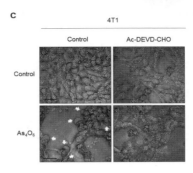

〈그림 5〉 Caspase-3 억제제 Ac-DEVD-CHO에 의한 테트라스에 의해 유도되는
Pyroptosis 억제 확인

■ 또한, GSMDEsiRNA를 이용하여 삼중 음성 유방암 세포의 GSD-
ME 발현을 억제했을 경우, 테트라스에 의해 유도되는 caspase-3/
PARP/GSDME 활성 및 Pyroptosis의 전형적인 형태학적 특징인 cell
swelling과 balloon-like bubble이 억제되는 것을 확인했음(그림 6). 그림
5와 그림 6 결과를 통하여, 테트라스에 의한 삼중 음성 유방암 세포의
Pyroptosis는 caspase-3/GSDME 활성에 의존적으로 유도된다는 것을
확인했음.

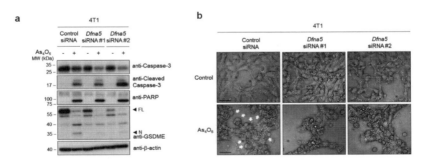

〈그림 6〉 GSDME knockdown에 의한 테트라스에서 유도되는 Pyroptosis 억제 확인

■ 본 연구진은 GSDME 유전자가 서로 다른 유방암 아형(breast cancer subtype)에 따른 유방암 세포주에서 전이성 삼중음성 유방암 세포주와 삼중 음성 유방암 환자 조기에서만 특이적으로 과발현한다는 것을 public microarray 및 차세대유전체 해독 기술인 RNA sequencing을 이용하여 확인했음(그림 7a-c). 도한, GSDME 단백질 발현은 비전이성 유방암 세포주(MCF-7, T47D)에서는 저발현되어 있으며, 전이능이 높은 삼중 음성 유방암 세포주(Hs578T, MDA-MB-231)에서는 과발현되어 있음을 확인했음(그림 7d, e).

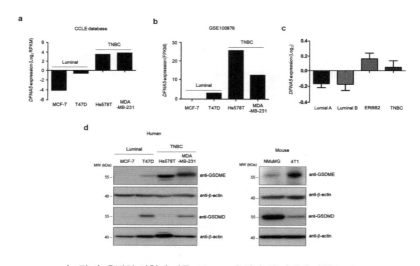

〈그림 7〉 유방암 아형에 따른 GSDME 유전자 및 단백질 발현 분석

■ GSDME 매개 Pyroptosis는 미토콘드리아 기전과 밀접한 관련이 있는 것으로 알려져 있음. 테트라스에 유도되는 삼중 음성 유방암의 Pyroptosis가 미토콘드리아 기전과 관련이 있는가를 확인하기 위하여 5uM 테트라스를 24시간 동안 4T1 세포에 처리하여 전자현미경(TEM)

으로 미토콘드리아 형태를 확인했음. 대조군에 비하여 테트라스가 처리된 세포의 미토콘드리아의 형태가 swelling이 된 것을 확인했음(그림 8a). 미토콘드리아의 swelling은 미토콘드리아 내의 cytochorme c가 세포질로의 방출과 밀접한 관련이 있어 5uM 테트라스를 24시간 동안 4T1 세포에 처리하여 미토콘드리아를 분리 후 cytochrome c 발현을 확인했음. 대조군에 비하여 테트라스가 처리된 세포의 미토콘드리아 내 cytochrome c 발현이 현저하게 감소된다는 것을 확인했음(그림 8b).

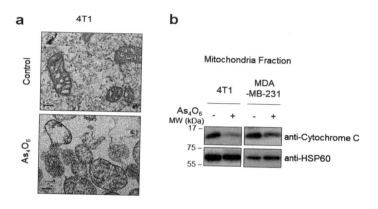

〈그림 8〉 테트라스에 의한 미토콘드리아 형태 및 cytochrome c 발현 분석

■ 미토콘드리아의 swelling과 cytochrome c release는 미토콘드리아의 막 전위차에 기인하는 것으로 알려져 있음. 테트라스가 삼중 음성 유방암 세포의 미토콘드리아 막 전위차를 조절하는지를 확인하기 위하여 TMRE dye와 JC-1 dye를 이용하여 확인했음. 대조군 세포에 비해 테트라스의 처리는 TMRE 및 JC-1 염색의 fluorescence intensity가 감소되는 것을 확인했음(그림 9).

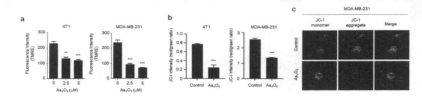

〈그림 9〉 테트라스에 의한 미토콘드리아 막 전위차 분석

■ 활성산소종(reactive oxygen species, ROS)은 Pyroptosis를 유도하여 암 발생을 억제한다고 알려져 있음. 미토콘드리아 막 전위차의 조절은 ROS 발생과 밀접하게 관련이 있다는 사실에 근거하여, 테트라스에 의한 미토콘드리아 막 전위차 억제가 ROS 발생을 유도할 수 있다고 생각했음. 이를 확인하기 위하여 ROS와 반응하여 형광을 나타내는 DCFDA dye를 이용하여 테트라스가 투여된 세포에서 ROS 발생을 FACS와 형광 현미경으로 조사했음. 삼중 음성 유방암 세포에 테트라스의 처리는 ROS와 반응한 DCFDA intensity가 증가하는 것을 확인했음(그림 10).

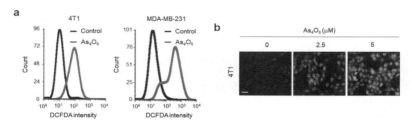

〈그림 10〉 테트라스에 의한 cellular ROS 발생 분석

■ 또한, ant-oxidant agent인 N-acetyl-l-cysteine(NAC)에 의해서 테트라스에 의해 증가된 ROS 발생이 억제되는지를 FACS와 형광 현미

경으로 조사했음. NAC의 전처리는 테트라스에 의해 증가된 cellular ROS 발생을 억제한다는 것을 확인했음(그림 11).

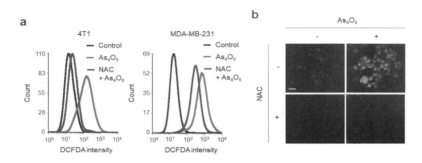

〈그림 11〉 Anti-oxidant agent NAC 전처리에 의한 테트라스 매개 cellular ROS 발생 분석

■ 테트라스에 의해 유도되는 caspase-3/PARP/GSDME 매개 Py-roptosis가 cellular ROS 발생에 의해서 매개되는지를 확인하기 위하여 NAC를 처리하여 확인했음. 테트라스의 처리는 Pyroptosis를 유도하는 caspase-3/PARP/GSDME 활성, LDH release 및 Pyroptosis의 전형적인 형태학적 특징인 cell swelling과 balloon-like bubble이 유도되었음. 그러나, ROS 활성을 억제하는 NAC 처리 시, 테트라스에 의해 유도되는 caspase-3/PARP/GSDME 활성, LDH release 및 cell swelling과 bal-loon-like bubble의 형태학적 특징이 억제되는 것을 확인했음(그림 12).

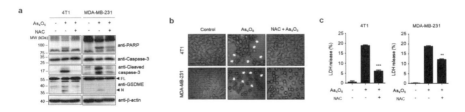

〈그림 12〉 Anti-oxidant agent NAC 전처리에 의한 테트라스 매개 Pyroptosis 분석

■ 또한, Pyroptosis를 의미하는 late apoptosis/secondary necrosis의 annexin v/PI 이중 염색이 테트라스에 의해 증가했으나, NAC 처리 시 감소하는 결과를 FACS로 확인했음(그림 13). 이 결과들을 통해서, 테트라스에 의한 삼중 음성 유방암의 Pyroptosis 유발은 ROS 활성에 의해 매개된다는 것을 확인했음.

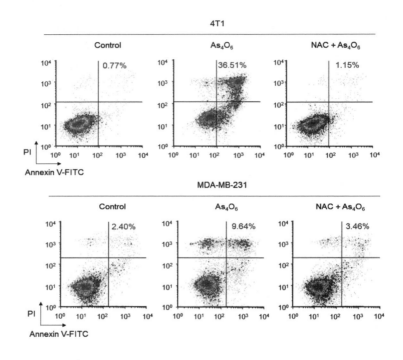

〈그림 13〉 테트라스 매개 Pyroptosis에서 NAC 전처리에 의한 FACS 분석

■ 미토콘드리아가 ROS의 주요 발생원이라는 점을 감안할 때, 삼중 음성 유방암 세포에서 테트라스에 의한 cellular ROS 발생 증가가 미토콘드리아 ROS에 의하여 발생되었을 것으로 생각했음. 이러한 가설을 확인하기 위하여 특이적으로 미토콘드리아 ROS를 측정할 수 있는

MitoSox dye를 이용하여 FASC 분석으로 조사했음. 대조군에 비하여 삼중 음성 유방암에 테트라스 처리는 미토콘드리아 ROS와 반응하는 MitoSox Red intensity의 증가를 유도하는 것을 확인했음(그림 14). 이 결과를 통해서, 테트라스에 의한 cellular ROS 발생 증가는 미토콘드리아 ROS에 기인한다는 것을 확인했음.

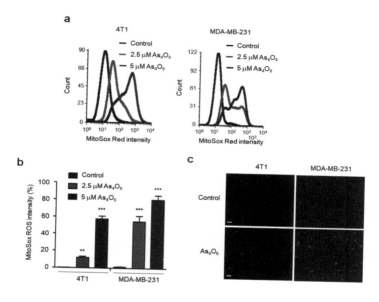

〈그림 14〉 테트라스에 의한 미토콘드리아 ROS 생성 분석

■ 여러 연구에 따르면 Signal transducer and activator 3(STAT3)는 미토콘드리아에서 전자 수송 사슬의 제어 및 미토콘드리아 ROS의 조절과 밀접하게 관련되어 있으며, 유방암 아형 중 비전이성 유방암이 luminal subtypes보다 삼중 음성 유방암 세포에서 과인산화가 되어 있음. 이러한 사실을 바탕으로 본 연구진은 테트라스가 미토콘드리아 STAT3의 인산화를 억제하여 미토콘드리아 ROS의 생성을 유도할 수 있다고

생각했음. 이를 확인하기 위하여 삼중 음성 유방암 세포에 테트라스를 처리하여 STAT3 인산화를 western blot으로 확인했음. 그 결과, 테트라스는 삼중 음성 유방암의 STAT3 인산화를 시간 의존적으로 감소시킨다는 것을 확인했음(그림 15a). 흥미롭게, 테트라스는 세포질 STAT3보다는 미토콘드리아 내의 STAT3 인산화를 특이적으로 억제한다는 것을 확인했음(그림 15b).

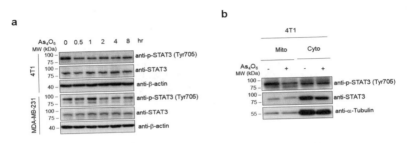

〈그림 15〉 테트라스에 의한 미토콘드리아 STAT3 인산화 분석

■ 미토콘드리아 ROS의 생성이 미토콘드리아 STAT3에 의해 억제된다는 것을 고려하여, 테트라스에 의해 증가되는 ROS 생성이 STAT3 인산화에 영향을 미치는가를 확인했음. 흥미롭게, 테트라스는 STAT3 인산화를 억제한 반면, ROS 억제제인 NAC 처리는 테트라스에 의해 감소된 STAT3 인산화의 증가를 유도하지 못한다는 결과를 확인했음(그림 16). 이 결과를 통해서, 테트라스는 특이적으로 미토콘드리아 STAT3 인산화를 억제하여 미토콘드리아 ROS 증가를 유도한다는 것을 확인했음.

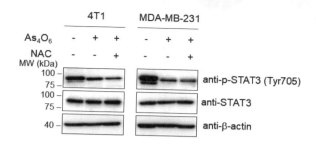

〈그림 16〉 NAC 전처리 후 테트라스에 의한 STAT3 인산화 분석

■ STAT3 단백질 발현이 미토콘드리아 ROS 발생에 관여하는지를 확인하기 위해서 STAT3 siRNA를 이용하여 삼중 음성 유방암 세포에 STAT3 발현을 억제시켜 미토콘드리아 ROS 발생을 FACS와 형광현 미경으로 확인했음. 그 결과, 삼중 음성 유방암 세포에 STAT3 knock-down은 대조군에 비하여 테트라스에 의해 유도되는 MitoSox Red intensity를 더욱더 증가시킨다는 것을 확인했음(그림17).

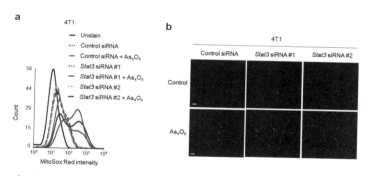

〈그림 17〉 STAT3 knockdown 삼중 음성 유방암 세포에서 테트라스에 의한 미토콘드리아 ROS 발생 분석

■ 삼중 음성 유방암 세포에 STAT3 발현 억제 시 테트라스의 처리는 대조군에 비하여 Pyroptosis를 유도하는 caspase−3/PARP/GSDME 활

성 및 LDH release가 더욱더 증가하는 것을 확인했음(그림 18). 이 결과
들을 통하여, 테트라스는 미토콘드리아 STAT3 인산화를 억제함으로써
미토콘드리아 ROS 발생을 증가시켜 caspase-3/PARP/GSDME를 통하
여 삼중 음성 유방암 세포의 Pyroptosis를 유도한다는 것을 확인했음.

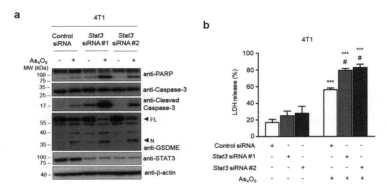

〈그림 18〉 STAT3 knockdown 삼중 음성 유방암 세포에서 테트라스에 의한
Pyroptosis 유도 분석

■ 테트라스가 삼중 음성 유방암 세포의 암 증식과 암 전이를 조절
하는가를 규명하기 위하여 foci formation과 cell invasion assay를 이용
하여 in vitro에서 확인했음. 테트라스는 삼중 음성 유방암의 foci for-
mation(그림 19a)과 침윤 능력(invasiveness)을 감소시켰음(그림 19b).

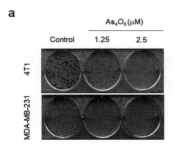
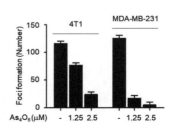

b

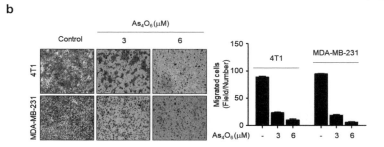

〈그림 19〉 테트라스에 의한 전이성 유방암 세포주의 in vitor 세포 증식 및 침습 분석

■ 테트라스의 암 증식과 암 전이에 대한 생체내(in vivo) 항암효과 연구를 위하여 전이성 마우스 유방암 4T1-Luciferase(4T1-Luc) 세포주를 Balb/c mice의 유선에 주입하여 2주 후 매일 테트라스를 2mg/kg 및 4mg/kg를 복강 내로 주입하여 4주 동안 bioluminescence imaging으로 원발성 종양 형성과 자발적 폐로의 암전이 현상을 확인했음. 대조군에 비하여 테트라스를 주입한 마우스 유선에 형성된 원발성 종양 및 폐 전이가 현저하게 감소됨을 bioluminescence imaging으로 확인했음(그림 20a).

■ 또한 주입된 테트라스에 의한 몸무게 감소나 간독성 및 비장 독성이 나타나지 않았으며, 원발성 종양 크기가 테트라스 4mg/kg에서 현저하게 감소한다는 것을 확인했음(그림 20b-d).

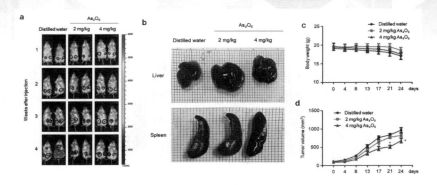

〈그림 20〉 테트라스에 의한 전이성 유방암 세포주의 in vivo 원발성 종양 발생 및
자발적 폐 전이 억제 분석

■ 테트라스에 의한 원발성 종양 감소가 세포 성장 및 세포 사멸 단
백질 변화에 의한 것인지를 확인하기 위하여 원발성 종양 조직을 이용
하여 암세포 성장 마커 Ki-67 항체와 암세포 사멸 마커 caspase-3 항
체로 면역조직을 화학 염색하고 세포 사멸 마커 기법인 TUNEL assay
로 확인했음. 대조군 조직에 비하여 테트라스를 주입한 원발성 종양
조직에서 Ki-67 단백질 감소와 caspase-3 및 TUNEL intensity가 증가
함을 확인했음(그림 21).

■ 테트라스에 의한 삼중 음성 유방암 세포의 원발성 종양 감소가
Pyroptosis를 통했는지를 확인하기 위하여 대조군과 테트라스가 주입
된 원발성 종양 조직에서 GSDME 발현을 확인했음. 그 결과, 대조군
조직에 비하여 테트라스가 주입된 원발성 종양 조직에서 GSDME 단
백질의 cleavage에 의한 GSDME 활성 단백질이 증가함을 확인했음(그
림 22).

■ 또한, 삼중 음성 유방암 세포의 자발적 폐 전이는 대조군 세포에 비하여 테트라스 투여 시 전이성 마우스 유방암 세포의 폐 전이가 현저하게 감소됨을 확인했음(그림 23).

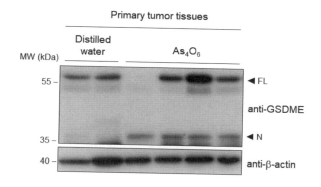

〈그림 21〉 테트라스에 의한 전이성 유방암 세포주의 in vivo 원발성 종양 조직의 세포증식인자 및 세포사멸인자 발현 분석

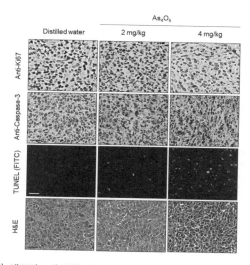

〈그림 22〉 테트라스에 의한 전이성 유방암 세포주의 in vivo 원발성 종양 조직의 GSDME 단백질 발현 분석

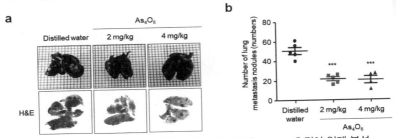

〈그림 23〉 테트라스에 의한 전이성 유방암 세포주의 in vivo 폐 전이 억제 분석

■ 테트라스가 암 발생에 관련된 유전바 발현을 조절하는가를 확인하기 위하여 그림20의 조직을 이용하여 RNA sequencing을 통한 전사체 분석을 수행했음(그림 24a). 분석된 전사체를 이용한 암 관련 pathway analysis에서 테트라스는 세포 성장과 세포 침습에 관여하는 유전자 발현들과 밀접한 관련이 있다는 것을 확인했음(그림 24b). 이러한 변화된 유전자들 중 암 성장과 암 전이에 관여하는 Igfbp3, Esm1, Il1a, Fgfbp1, Cxcl1, Cxcl5, Mmp10, Mmp13 유전자 발현이 테트라스에 의해 감소됨을 RNA sequencing으로 확인했음(그림 24c).

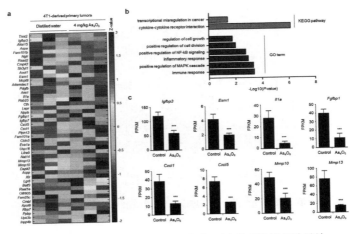

〈그림 24〉 원발성 종양 조직에서 테트라스에 의한 전사체 분석

■ RNA sequencing으로 분석된 유전자 발현의 재현성을 확인하기 위하여 분석된 조직을 이용하여 qRT-PCR을 이용하여 확인했음. RNA sequencing 결과와 일치하게 Igfbp3, Esm1, Il1a, Fgfbp1, Cxcl1, Cxcl5, Mmp10, Mmp13 유전자 발현이 테트라스에 의해 감소됨을 확인했음(그림 25a).

■ 또한, RNA sequencing에서 테트라스에 의해 변화된 유전자 중 미토콘드리아 매개 세포 사멸을 유도하는 Apol6 유전자가 테트라스에 의해 삼중음성 유방 세포에서 증가된다는 것을 확인했음(그림 25b, c).

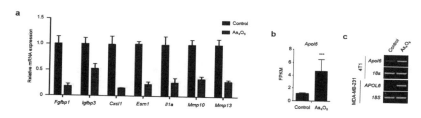

〈그림 25〉 테트라스에 의한 암 발생 관련 유전자 발현 분석

■ 결론적으로, 테트라스는 미토콘드리아 STAT3의 인산화를 억제하여 미토콘드리아 ROS 매개 caspase-3/GSDME 활성 기전을 통해 Pyroptosis를 유도하여 난치성 유방암인 삼중 음성 유방암 세포의 종양 성장과 암 전이 기능을 억제하여 항암효과를 나타낸다는 것을 확인했음(그림 26).

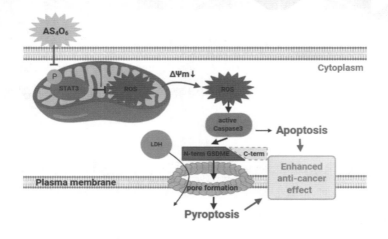

〈그림 26〉 삼중 음성 유방암 세포에서 테트라스의 항암 효과 기전

4. 연구개발 결과의 활용 방안 및 기대효과

:: 가. 연구개발 결과의 활용 방안

■ 대부분의 유방암 치료제 개발은 호르몬 수용체와 HER2의 과발현을 제어하는 약물의 개발을 타깃으로 하여 진행되어 유방암 환자의 생존율을 향상시켜 왔으나 삼중 음성 유방암은 비특이적인 항암치료 이외에 호르몬 치료나 표적 치료 등의 특별한 치료 방법이 없어 80% 이상의 사망률을 보임.

■ 2상 임상시험 단계에서 PARP 억제제와 기존 항암 화학 요법의 병행이 BRAC 1/2 돌연변이를 가지고 있는 삼중 음성 유방암 환자에서 높은 치료 효과를 보였으나 지속적인 임상시험 단계에서는 그 효과가 미미하여 중지되었으며 새로운 분자적 타깃 발굴이 필요한 상태임.

■ 따라서 항암제의 효과가 거의 없는 삼중 음성 유방암의 새로운 항암제 발굴이 중요해지고 있으며 본 연구과제를 통하여 육산화비소인 테트라스에 대한 삼중 음성 유방암 성장 및 암전이 억제 검증은 삼중 음성 유방암 치료제 개발에 있어서 매우 경쟁력 있는 원천기술을 확립할 수 있음.

:: **나. 기대 성과**

(1) 기술적 측면

■ 세포주를 이용한 in vitro와 동물 모델을 이용한 in vivo 실험을 연계하여 상호보완적인 결과를 얻음으로써 연구 개발 성과를 극대화하고 본 연구과제의 성공 가능성을 높이며 향후 타 암종에 대해서 본 연구과제의 방법과 기술의 응용이 가능해짐.

■ Bioinformatics를 통한 mRNA sequencing 분석은 하나의 질환에 대한 종합적인 분석이 가능해지며 다른 질병 연구에도 응용이 가능해짐.

■ 본 연구과제에 의해서 도출되는 테트라스의 Pyroptosis 기전 규명은 여러 암에서의 항암효과 기전에 대한 중요한 단서를 제공할 것임.

(2) 경제적, 산업적 측면

■ 항암제 시장은 현재 150억 불 정도이나 신규 작용 기전의 항암제 개발은 새로운 시장을 형성하게 되며, 따라서 그 시장의 수요는 매우 낙관적임. 특히 안전성과 유효성이 확보된 항암제는 암 환자의 경우

장기 복용이 필수적이므로 여타의 항암제 개발과는 다른 경제적 파급
효과를 가져올 것임.

■ 따라서, 암 치료제의 개발은 궁극적으로 암 형성 억제뿐만 아니라 암 전이도 억제하는 새로운 항암제의 신개념 치료약 개발이 요구됨.

■ 본 연구과제를 통하여 육산화비소인 테트라스를 이용한 삼중 음성 유방암의 제어는 치료제가 없는 전이성 암 치료제 개발에 있어서 매우 경쟁력 있는 새로운 항암제로서의 가능성이 있을 것으로 사료됨.

*

다음 논문은 2021년 2월 『네이처』지에 실린 논문 원문이며 자세한 내용은 www.nature.com cell death & disease에서 확인할 수 있다.

:: Tetraarsenic hexoxide enhances generation of mitochondrial ROS to promote pyroptosis by inducing the activation of caspase-3/GSDME in triple-negative breast cancer cells

An et al. Cell Death and Disease (2021)12:159
https://doi.org/10.1038/s41419-021-03454-9

Cell Death & Disease

ARTICLE　　　　　　　　　　　　　　　　　　　　　　　　**Open Access**

Tetraarsenic hexoxide enhances generation of mitochondrial ROS to promote pyroptosis by inducing the activation of caspase-3/GSDME in triple-negative breast cancer cells

Haein An[1,2], Jin Sun Heo[1], Pyunggang Kim[1,3], Zenglin Lian[4], Siyoung Lee[1], Jinah Park[1], Eunji Hong[1,2], Kyoungwha Pang[1], Yuna Park[1], Akira Ooshima[1], Jihee Lee[1,3], Minjung Son[1], Hyeyeon Park[1,3], Zhaoyan Wu[5], Kyung-Soon Park[3], Seong-Jin Kim[1,6,7], Ilju Bae[5] and Kyung-Min Yang [1,7]

Abstract
Although tetraarsenic hexoxide is known to exert an anti-tumor effect by inducing apoptosis in various cancer cells, its effect on other forms of regulated cell death remains unclear. Here, we show that tetraarsenic hexoxide induces the pyroptotic cell death through activation of mitochondrial reactive oxygen species (ROS)-mediated caspase-3/ gasdermin E (GSDME) pathway, thereby suppressing tumor growth and metastasis of triple-negative breast cancer (TNBC) cells. Interestingly, tetraarsenic hexoxide-treated TNBC cells exhibited specific pyroptotic characteristics, including cell swelling, balloon-like bubbling, and LDH releases through pore formation in the plasma membrane, eventually suppressing tumor formation and lung metastasis of TNBC cells. Mechanistically, tetraarsenic hexoxide markedly enhanced the production of mitochondrial ROS by inhibiting phosphorylation of mitochondrial STAT3, subsequently inducing caspase-3-dependent cleavage of GSDME, which consequently promoted pyroptotic cell death in TNBC cells. Collectively, our findings highlight tetraarsenic hexoxide-induced pyroptosis as a new therapeutic strategy that may inhibit cancer progression of TNBC cells.

Introduction

Triple-negative breast cancer (TNBC) accounts for 12 to 17% of patients with breast cancer worldwide, and frequently occurs in young African American women as well as women with *BRCA1* mutations[1]. Among the breast cancer subtypes, TNBC is highly heterogeneous and aggressive, resulting in the worst prognosis due to the

Correspondence: Ilju Bae (:jj.bj@gmail.com) or
Kyung-Min Yang (kmyang0718@gmail.com)
[1]Precision Medicine Research Center, Advanced Institute of Convergence Technology, Seoul National University, Suwon, Gyeonggi-do 16229, Republic of Korea
[2]Department of Biological Science, Sungkyunkwan University, Suwon, 16419 Gyeonggido, Republic of Korea
Full list of author information is available at the end of the article
These authors contributed equally: Haein An, Jin Sun Heo, Pyunggang Kim, Zenglin Lian
Edited by B. Zhivotovsky

lack of specific targets compared to hormone receptors- and HER2-enriched subtypes[1,2]. Although several clinical trials are conducted by using therapeutic agents against specific molecular targets in TNBC, such as immune checkpoint inhibitors and poly ADP-ribose polymerase (PARP) inhibitors, conventional chemotherapy drugs are still mainly used as the primary treatment for patients with TNBC due to their little effect[3–5]. Nevertheless, insensitivity of TNBC to chemotherapy is often associated with increased risk of recurrence and metastasis, resulting in high mortality rates for patients with TNBC[6]. Therefore, there is an urgent need to develop effective neoadjuvant chemotherapy agents against TNBC that can improve a very poor prognosis for patients with TNBC.

Arsenic derivative compounds have been shown to exert anti-cancer effects. For example, arsenic trioxide

SPRINGER NATURE
CDDpress

(As_2O_3, Trisenox®) has been used as standard monotherapy in acute promyelocytic leukemia (APL), which is a rare case of acute myeloid leukemia (AML), targeting the PML/RARA oncogene[7,8]. In addition, studies have shown that modified arsenic derivative compounds such as arsenic trisulfide (As_2S_3) and tetraarsenic hexoxide (As_4O_6, TetraAS®) demonstrated potent anti-cytotoxic effect in various cancer cells, including leukemia, glioma, colon, breast, and cervix cancer cells[9–13]. Particularly, tetraarsenic hexoxide was developed as a chemotherapeutic agent for clinical trials for patients with advanced cancers. Studies have demonstrated that tetraarsenic hexoxide induces apoptosis by activating reactive oxidative species (ROS) and proapoptotic proteins, such as caspase-3 and caspase-8, and autophagic cell death[14]. Furthermore, it is reported that the inhibitory effect of tetraarsenic hexoxide on cell growth is more potent than that of arsenic trioxide in cervical cancer cells[15]. Although anti-cancer effect of tetraarsenic hexoxide has been extensively studied in various cancer cells, the molecular basis of its tumor inhibitory activity remains poorly understood.

Pyroptosis, a type of inflammasomes-induced programmed necrosis, critically depends on pore formation of the plasma membrane by activating gasdermin proteins, especially gasdermin D (GSDMD) as the pyroptotic substrate of inflammatory caspase-1/4/5/11[16–18]. Although pyroptosis has been widely studied in cell death-associated inflammatory responses, which is different from apoptosis, there is increasing number of studies researching on the role of pyroptosis in inhibiting the proliferation of cancer cells. Intriguingly, it has been recently reported that activation of caspase-3, a critical executioner of apoptosis, by TNF-α or chemotherapy drugs facilitates the cleavage of gasdermin E (GSDME, encoded by *DFNA5*), consequently switching apoptosis to pyroptosis as a secondary necrosis[19,20]. Furthermore, it was shown that the loss of GSDME, a candidate tumor suppressor that is induced by etoposide-activated p53, caused resistance to etoposide in melanoma cells[21–23]. However, despite these findings, the role of pyroptosis in the context of metastatic breast cancers has not been extensively investigated yet.

In this study, we show that tetraarsenic hexoxide induces GSDME-mediated pyroptosis by increasing generation of mitochondrial ROS through specific inhibition of mitochondrial STAT3 phosphorylation, thereby suppressing proliferation and metastasis of aggressive TNBC cells.

Materials and methods
Cell culture and reagents

Mouse mammary carcinoma cells (EO771, 4T1), human breast cancer cells (Hs578T, MDA-MB-231), mouse normal mammary epithelial cells (NMuMG), and human non-malignant breast epithelial cells (MCF10A) were purchased from American Type Culture Collection (ATCC). EO771, 4T1, Hs578T, and MDA-MB-231 breast cancer cells were maintained in monolayers in DMEM (WelGENE, Daegu, South Korea) with 10% fetal bovine serum (FBS; WelGENE, Daegu, South Korea), 1% penicillin/streptomycin (GIBCO, Grand Island, NY, USA). NMuMG cells were maintained in monolayers in DMEM (WelGENE) with 10% fetal bovine serum (FBS; WelGENE, Daegu, South Korea), 1% penicillin/streptomycin, and 10 μg/ml insulin (Sigma-Aldrich, St.Louis, MO, USA). MCF10A cells were maintained in DMEM/Ham's F-12 nutrient mixture (GIBCO) with 5% horse serum (GIBCO), 20 ng/ml EGF (Peprotech), 10 μg/ml insulin, 0.5 μg/ml hydrocortisone (Sigma), and 100 ng/ml choleratoxin (Sigma). All cell lines were maintained at 37 °C in CO_2 humidified atmosphere. For all experiments cells were grown to 70–80% confluence. The cell lines in this study were routinely tested for mycoplasma contamination by PCR. Tetraarsenic hexoxide (As_4O_6, TetraAS®) was provided by CHEMAS Co. Ltd. (Seoul, South Korea) N-Acetyl-Asp-Glu-Val-Asp-al (Ac-DEVD-CHO) and N-Acetyl-L-cysteine (NAC) were purchased from Sigma-Aldrich.

In vivo tumor formation and lung metastasis

4T1-Luc cells (1×10^5) were orthotopically injected into the mammary fad of 6-weeks old female Balb/c mice. Four weeks after inoculation, mice were treated daily with or without 2 and 4 mg/kg tetraarsenic hexoxide in a dose-dependent manner by oral gavage. Tumor volumes were calculated using the formula Volume (cm^3) = ($S \times S \times L$) × 0.5, where S and L are the short and long dimensions of the tumor, respectively. Monitoring of the occurrence of spontaneous lung metastasis was performed by bioluminescence imaging after intraperitoneal injection of D-luciferin (Promega, Madison, WI, USA). The intensities of bioluminescence signals were measured using an IVS-200 system (Xenogen Corp., San Francisco, CA, USA). After the experiment, mice were sacrificed via CO_2 asphyxiation followed by cervical dislocation. Then, lungs were perfused with 7.5% of India ink and destained in Fekete's solution. Metastatic lesions were counted and presented by the mean number of lesions in each group. All of the animals were maintained according to the Woo Jung Bio Facility (Suwon, South Korea) and Use Committee guidelines under protocol number IACUC110004.

Transmission electron microscopy (TEM)

4T1 cells were seeded at the density of 1×10^5 cells/well in a 100 mm dish for 24 h and cells were fixed by incubating with fixation solution including 4% formaldehyde, 2% glutaraldehyde, 0.1 M cacodylate for 2h at room temperature. 1% osmium tetroxide was used as a post-fixed solution for 1 h and stained in 0.5% uranyl acetate for 4 h. Samples were gradually dehydrated in ethanol (from 35 to 100%) and finally replaced to 100% propylene oxide. After infiltration in propylene oxide and epoxy resin for overnight, samples were treated in 100% epoxy resin. Polymerization of resin was conducted for 72 h at 60 °C. Thin sections of 80–100 nm were cut using an ultramicrotome (RMC), stained with lead citrate, uranyl acetate, lightly carbon coated, and imaged in a TalosL120C transmission electron microscope (FEI).

Cell viability assay

Cell viability assay was performed using the 3-[4,5-dimethylthiazol-2-yl]-2,5-diphenyltetrazolium bromide (MTT) (Sigma-Aldrich, St. Louis, MO, USA) and lactate dehydrogenase (LDH) (Roche, Mannheim, Germany). Cells were pretreated with or without NAC or DEVD for 2 h, then, tetraarsenic hexoxide was treated in a dose-dependent manner. For MTT assay, 0.5 mg/ml of MTT was treated to each well and incubated for 2 h at 37 °C. After incubation, the culture medium was discarded and dimethyl sulfoxide (DMSO) was added to dissolve the formazan crystals. Plates were analyzed at the absorption values at 570 nm using a 96-well microplate reader. For LDH assay, LDH reagent was incubated with cell super-natants for 30 min at room temperature in the dark and analyzed the absorption values at 492 nm using a 96-well microplate reader. The cell viability was also analyzed by using a propidium iodide (PI) fluorescent probe. Briefly, cells were grown in 6-well glass-bottom plates at a density of 2×10^4/well and incubated with or without tetraarsenic hexoxide treatment. Then cells were stained using 10 µg/ml PI (Komabiotech, Seoul, South Korea). The level of fluorescence intensity of PI was detected using CEL-ENA®S Digital Imaging System (Logos Biosystems, Gyeonggi-do, South Korea).

Foci formation assay and cell migration assay

For foci formation, cells were seeded to 4×10^2 in 6-well plates and incubated for 5–6 days with or without tetra-arsenic hexoxide treatment. The colonies were washed with PBS and stained with 2% methylene blue in 50% ethanol. All of the experiments were conducted in triplicate. For Transwell migration assays were performed using Transparent PET membrane inserts (Falcon, #353097) as described in the manufacturer's protocol. A total of 5×10^4 cells were plated in the transwell and incubated for 16 h. The cells that penetrated and migrated to the opposite surface of the transwell were fixed with 70% ethanol and stained with 0.05% methylene blue. The numbers of invaded cells in each field of view were quantified for statistics analysis.

Immunoblot analysis

The lysates were prepared using IP buffer (50 mM Tris, pH 7.4, 150 mM NaCl, 1% Triton X-100, 2 mM EDTA, and 10% glycerol) plus phosphatase and protease inhibitors (Roche, Mannheim, Germany). For mitochondrial fractionation, mitochondria were isolated from cytosolic components of the cells using a mitochondria isolation kit (Thermo Fisher, Rockford, IL., USA) according to the manufacturer's protocols. Protein concentrations were determined by BCA assay and then lysates were subjected to SDS-PAGE, transferred onto 0.45 µm PVDF membrane (GE healthcare, Buckinghamshire, UK). The membranes were incubated with the appropriate primary antibodies for overnight. The primary antibodies used are as following: Caspase-3 (Rb, 1:1000; Cell Signaling, #9662), Cleaved Caspase-3 (Rb, 1:1000; Cell Signaling, #9664), Cytochrome C (Rb, 1:1000; Cell Signaling, #11940), Gasdermin D (Rb, 1:1000; Cell Signaling, #93709), PARP (Rb, 1:1000; Cell Signaling, #9542), p-STAT3 (Thy705) (Rb, 1:1000; Cell Signaling, #9145), DFNA5/GSDME (Rb, 1:1000; Abcam, ab215191), Pro-Caspase-1 (Rb, 1:1000; Abcam, ab179515), β-actin (Ms, 1:5000; Sigma, A5441). Immunoblots were detected using Amersham Imager 600 system (GE healthcare, Little Chalfont, UK). β-actin was used as an internal standard. At least three independent experiments were performed.

Mitochondrial membrane potential assay

Depolarization of mitochondrial membrane was detected using tetramethylrhodamine, ethyl ester (TMRE) (Abcam, Cambridge, MA, USA) with the manufacturer's protocol. Briefly, 3×10^3 cells/well were seeded in 96-well plates. After incubation for 24 h at 37 °C, cells were treated with or without tetraarsenic hexoxide for 24 h. Then TMRE (200 nM) was added and incubated at 37 °C for 30 min. The plates were read using a SpectraMAX M2E 384 plate reader (Molecular Devices, San Jose, CA, USA) right after the incubation period. All experiments were repeated three times.

Immunofluorescence assays

Cells at a density of 2×10^4/well were grown in 6-well glass-bottom plates, and then stained using 20 µM DCFDA (Abcam, Cambridge, MA, USA), 5 µM MitoSox (Invitrogen, Waltham, MS, USA), 2 µM JC-1 dyes following the manufacturer's protocol. DCFDA fluorescence was detected at 485 nm excitation and 535 nm emission and MitoSox fluorescence were detected at 510 nm excitation and 580 nm emission using Victor3 Multi label counter (PerkinElmer, Shelton, CT, USA). JC-1 fluorescence shifting was detected from red fluorescence to green fluorescence. JC-1 monomers were detected at 529 nm excitation and JC-1 aggregates were detected at

590 nm excitation. JC-1 fluorescence was detected by using LSM800 (Carl Zeiss, Jena, Germany).

Flow cytometry assay

Live cells were detected by flow cytometry in Hank's Buffered Salt Solution (HBSS) with 2% bovine serum albumin (BSA) using FACS Aria II (Becton Dickinson, Franklin Lakes, NJ, USA). For evaluation of apoptosis, cells were labeled with the Annexin V-FITC Apoptosis Detection Kit (Komabiotech, Seoul, South Korea) following the manufacturer's protocol. Briefly, cells were pelleted and resuspended in Annexin V-FITC buffer and incubated for 15 min at room temperature, and then propidium iodide (PI) was added for FACS analysis. Annexin V-FITC fluorescence was detected in FL-1 and PI was detected in FL-2. For DCFDA fluorescence, cells were labeled with the DCFDA Cellular ROS detection assay kit (Abcam, Cambridge, MA, USA) following the manufacturer's protocol. Briefly, cells were pelleted and stained with 20 μM DCFDA for 30 min at 37 °C in the dark. For MitoSox fluorescence, cells were labeled with MitoSox Red mitochondrial superoxide indicator (Invitrogen, Waltham, MS, USA) in 5 μM concentration for 30 min at 37 °C in the dark. After incubation, cells were trypsinized and washed with HBSS two times and analyzed on FACS. For JC-1 fluorescence, cells were labeled with JC-1 Mitochondrial Potential Sensor (Invitrogen, Waltham, MS, USA) with 2 μM JC-1 for 15 min at 37 °C in the dark. After incubation, cells were trypsinized and washed with cold HBSS and analyzed. JC-1 fluorescence was detected in FL-1 and FL-2, respectively, and the mitochondrial depolarization was determined by red fluorescence/green fluorescence ratio. The experiments were performed in triplicate and analyzed using De Novo FCS Express software (Pasadena, CA, USA).

Gene silencing using RNAi

The siRNA duplexes were designed and synthesized by Bioneer (Daejeon, South Korea) and used to silence Stat3 and DfnaS siRNA expression. The following mouse-specific siRNAs synthesized were used: mouse Stat3 siRNA #1 (5′-CACAGUUCCUGCACCUACU-3′), mouse Stat3 siRNA #2 (5′-GCUCAGGGAGUAUGGUCCU-3′), mouse DfnaS siRNA #1 (5′-GAGGAAGAGCUUUGU CAGU-3′), mouse DfnaS siRNA #2 (5′-GUCUCACA CUUGAACGGACU-3′). The following human-specific siRNAs synthesized were used: human DFNAS siRNA #1 (5′-GUCUGACCCUUUAAUCCAA-3′), human DFNAS siRNA #2 (5′-GAAAUACGAGGGCAAGUUU-3′). For the transfection, the siRNA duplexes were transfected into the cells as a final concentration of 25 μM for each siRNA with Lipofectamine RNAiMAX Reagent (Thermo Fisher, Waltham, MS, USA) for 24 h following the manufacturer's instructions. After transfection, the

transfection medium was replaced with a regular growth medium.

Immunohistochemistry and TUNEL assay

All tumor and lung tissues were embedded in paraffin for hematoxylin and eosin staining and immunohistochemistry. For immunohistochemistry analysis, Primary tumor sections were fixed and stained using anti-Ki67 (Rb, 1:200; Abcam, #ab16667) and anti-caspase-3 (Rb, 1:200; Cell Signaling, #9662) antibodies and counterstained with hematoxylin. For the visualization of the antibodies, 3,3′-Diaminobenzidine (DAB) (Vector Lab, Burlingame, CA, USA) was used. For TUNEL assay, tumor tissues were stained using DeadEnd Fluorometric TUNEL system (Promega, Madison, WI, USA) following the manufacturer's instructions. Briefly, tumor sections were deparaffinized with xylene and rehydrated gradually using ethanol. Then, tissues were permeabilized with Proteinase K and labeled with Terminal Deoxynucleotidyl Transferase, Recombinant, (rTdT) enzyme. Localized green fluorescent of apoptotic cells were detected using CELENA®S Digital Imaging System (Logos Biosystems, Gyeonggi-do, South Korea).

Reverse transcription and real-time quantitative PCR

Total RNA was isolated from cells using TRIzol reagent (Invitrogen, Waltham, MS, USA) according to the manufacturer's protocol. Reverse transcription was performed with 1 μg of pure RNA using M-MLV reverse transcriptase (Promega, #M1705, Madison, WI, USA). The synthesized cDNA was amplified by PCR using specific primers. PCR products were visualized by electrophoresis on agarose gels with RedSafe (iNtRON, Gyeonggi-do, South Korea) stain and analyzed using an ImageQuant LAS 4000 image analyzer (GE Healthcare Life Sciences, North Richland Hills, TX, USA). Real-time quantitative PCR using 2x SYBR Green PCR Master Mix (TaKaRa, Kyoto, Japan) was performed by a QuantStudio 5 system (Applied Biosystems, Foster City, CA, USA). All reactions were performed at least three times independently. The following primer sequences were used for RT-PCR: human APOL6; Forward: 5′-GCCACCAAAAGCTACC AAG-3′, Reverse: 5′-GATGCTGTTGACCTGAGCAA-3′, human 18S; Forward: 5′-AATGCTTCTCTGGCACGT CT-3′, Reverse: 5′-TCTTCCATCTCACGCATCTG-3′, mouse Apol6; Forward: 5′-AGGATGACGCTCCTCTGT GT-3′, Reverse: 5′-AGGAGGCTCATCACTCCAGA-3′, mouse 18S; Forward: 5′-AATGCTTCTCTGGCACGTC T-3′, Reverse: 5′-TCTTCCATCTCACGCATCTG-3′. The following primer sequences were used for real-time quantitative PCR: mouse Fgfbp1; Forward: 5′-TCATC CCTCTCCACCCTGTT-3′, Reverse: 5′-GAAGGAGAGC AGGATGAGGC-3′, mouse Igfbp3; Forward: 5′-CACTGC CCTCACTCTGCTC-3′, Reverse: 5′-GCGCGCACTGGG

ACA-3′, mouse *Cxcl1*; Forward: 5′-GGGTGTTGTGCG AAAAGAAGT-3′, Reverse: 5′-CTCCCACACATGTCCT CACC-3′, mouse *Esm1*; Forward: 5′-CCAGCTGCGAGA CATGAAGA-3′, Reverse: 5′-CAATGTTCCGGGCAAT CCAC-3′, mouse *Il1α*; Forward: 5′-CGCTTGAGTCGGC AAAGAAA-3′, Reverse: 5′-TGGCAGAACTGTAGTCTT CGT-3′, mouse *Mmp10*; Forward: 5′-ATGGACAC TTGCACCCTCAG-3′, Reverse5′-GGTGGAAGTTAGC TGGGCTT-3′, mouse *Mmp13*; Forward: 5′-TCG CCCTTTTGAGACCACTC-3′, Reverse: 5′-AGCACCAA GTGTTACTCGCT-3′, mouse *Cxcl5*; Forward: 5′-CCCT TCCTCAGTCATAGCCG-3′, Reverse: 5′-CTATGACT TCCACCGTAGGGC-3′, mouse *Apol6*; Forward: 5′-AGC CATCAGACAGAGGAGGA-3′, Reverse: 5′-TCTTCAA-CATCCAGAGGACTG-3′, mouse *18S*; Forward: 5′-GTA ACCCGTTGAACCCCATT-3′, Reverse: 5′-CCATCCAA TCGGTAGTAGCG-3′. The mRNA expression levels were calculated using the comparative CT value ($2^{-\Delta\Delta Ct}$). All the experiments were repeated three times.

RNA sequencing

Total RNA from each cell for RNA sequencing was isolated using TRIzol reagent following the manufacturer's instructions. The total RNA samples were treated with DNase I, purified with miRNeasy Mini Kit (Qiagen, Hilden, Germany) and subsequently examined for quality using an Agilent 2100 bioanalyzer (Agilent, Santa Clara, CA, USA). An Illumina platform (Illumina, San Diego, CA, USA) was used to analyze transcriptomes with a 90 bp paired-end library. Samples were pair-end sequenced with the Illumina HiSeq 2000 platform using HiSeq Sequencing kits. GO and KEGG pathway enrichment analyses were performed using the DAVID tool (http://david.abcc.ncifcrf.gov) and the KEGG orthology-based annotation system (KOBAS) online tool (http://geneontology.org) with cut-off values of $P < 0.05$.

Quantification and statistical analyses

Statistical significance was calculated using GraphPad Prism 5. For all other comparisons, the two-tailed unpaired Student's *t*-test was used, and $P < 0.05$ indicated statistical significance. There were no studies in which investigators were blinded, and all experiments were repeated at least three times. No statistical method was used to predetermine sample size. The sample size was chosen on the basis of literature in the field.

Results

Tetraarsenic hexoxide induces pyroptotic cell death in TNBC cells

Given that patients with TNBC are generally considered incurable with current traditional chemotherapy, highlighting the development of neoadjuvant agents, we first explored the potential anti-tumor effect of tetraarsenic

hexoxide in aggressive TNBC cells. To this end, mouse (NMuMG) and human (MCF10A) normal-like mammary epithelial cells, mouse TNBC (EO771, 4T1), and human TNBC (Hs578T, MDA-MB-231) cells were treated with various concentrations of tetraarsenic hexoxide. Interestingly, tetraarsenic hexoxide effectively decreased the cell viability of TNBC cells in a dose-dependent manner, compared to that of normal-like mammary epithelial cells (Fig. 1A). Furthermore, tetraarsenic hexoxide increased expression of cleaved caspase-3 and poly (ADP-ribose) polymerase (PARP), which are pivotal mediators of apoptosis, in TNBC cells without affecting normal-like mammary epithelial cells (Fig. 1B; Supplementary Fig. S1). More strikingly, we found that tetraarsenic hexoxide-treated TNBC cells exhibited microscopic features of cell swelling and balloon-like bubbling, which are morphological features of pyroptotic cells (Fig. 1C). In addition, TEM demonstrated multiple pore formation in the plasma membrane (Fig. 1D). In accordance with this observation, staining with propidium iodide (PI), which is impermeable into cells with the intact plasma membrane, showed that treatment of tetraarsenic hexoxide increased PI fluorescence, compared to control, implying tetraarsenic hexoxide-induced membrane disruption (Fig. 1E). Next, considering that the breakage of plasma membrane integrity induces the release of cytosolic components, we measured the release of lactate dehydrogenase (LDH) as an indication of pyroptotic cell cytotoxicity. Indeed, tetraarsenic hexoxide treatment markedly increased the release of LDH into the cell supernatant in a dose-dependent manner (Fig. 1F). Furthermore, secondary necrosis was observed in the cells undergoing tetraarsenic hexoxide-induced cell death by analyses of flow cytometry of double positive for Annexin V and PI (Fig. 1G). These data suggest that tetraarsenic hexoxide may specifically induce pyroptotic cell death by inducing the rupture and leakage of the plasma membrane in TNBC cells.

Tetraarsenic hexoxide-induced pyroptosis is dependent on caspase-3-mediated cleavage of GSDME

Considering that N-terminal fragments of GSDME cleaved by activation of caspase-3 switch apoptotic cell death to pyroptotic cell death, we initially investigated whether GSDME was involved in tetraarsenic hexoxide-induced pyroptosis. Interestingly, treatment of tetraarsenic hexoxide elevated expression of N-terminal fragments of GSDME with concomitant cleavage of caspase-3 and PARP in TNBC cells without affecting normal-like mammary epithelial cells (Fig. 2A; Supplementary Fig. S2). Notably, N-terminal fragments of GSDMD, which is cleaved by caspase-1, were not observed in TNBC cells. Considering that caspase-3-cleaved GSDME mediates progression to pyroptosis as a secondary necrosis during apoptosis, we speculated that two forms of programmed

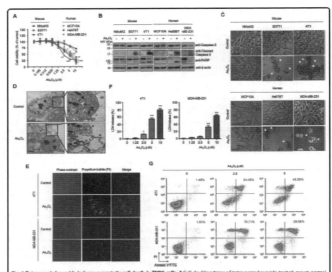

Fig. 1 Tetraarsenic hexoxide induces pyroptotic cell death in TNBC cells. A Cell doubling times of tetraarsenic hexoxide-treated mouse normal mammary epithelial cells (NMuMG), mouse TNBC cells (E0771, 4T1), human normal-like mammary epithelial cells (MCF10A), and human TNBC cells (Hs578T, MDA-MB-231) cells for 24 h in a dose-dependent manner. *P < 0.05, **P < 0.005, ***P < 0.0005 versus control cells. The data represent the mean ± S.D. of three independent experiments. **B** Representative immunoblot analysis of cleaved caspase-3 and PARP using lysates of tetraarsenic hexoxide-treated cells. β-actin was used as an internal control. Cells were treated with 5 μM tetraarsenic hexoxide for 24 h. **C** Phase-contrast images of tetraarsenic hexoxide-treated cells. Pyroptotic cell morphology was indicated by white arrows. Original magnification, ×200. Scale bar, 50 μm. **D** Representative transmission electron microscopy (TEM) images of 4T1 cells treated with 5 μM tetraarsenic hexoxide for 24 h. Red arrows indicate the large bubbles of the plasma membrane. Scale bar, 2 μm. **E** Fluorescent microscopy images showing propidium iodide (PI) staining in 5 μM tetraarsenic hexoxide-treated TNBC cells for 24 h. Original magnification, ×50. Scale bar, 25 μm. **F** Release of LDH from TNBC cells treated with tetraarsenic hexoxide for 24 h in a dose-dependent manner. *P < 0.05, **P < 0.005, ***P < 0.0005 versus control cells. The data represent the mean ± S.D. of three independent experiments. **G** Flow cytometry analysis of 2.5 and 5 μM tetraarsenic hexoxide-treated TNBC cells for 24 h stained by Annexin V-FITC and PI. The percentage of double-positive cells, which may indicate pyroptotic cells, was labeled in red. All P values were calculated by unpaired two-tailed Student's t-tests (**A, F**).

cell death (PCD) might simultaneously be induced by tetraarsenic hexoxide in TNBC cells. Therefore, we evaluated morphological changes and biochemical markers using adherent cells and the cells from the supernatant exposed to tetraarsenic hexoxide. Upon treatment of tetraarsenic hexoxide, adherent cells underwent morphological changes of apoptosis or pyroptosis as well as cleavage of caspase-3/PARP/GSDME (Fig. 2B, C; Supplementary Fig. S3). However, the cells from the supernatant markedly exhibited increased homogeneous balloon-like bubbling, which represented pyroptotic morphology, and complete fragmentations of caspase-3/

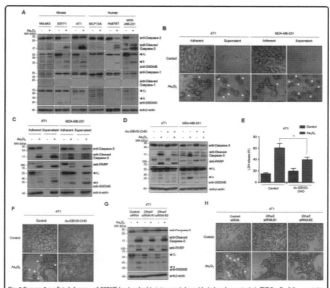

Fig. 2 Caspase-3-mediated cleavage of GSDME has involved in tetraarsenic hexoxide-induced pyroptosis in TNBC cells. A Representative immunoblot analysis of cleaved caspase-3, PARP, GSDME, caspase-1, and GSDMD in mouse normal mammary epithelial cells (NMuMG), mouse TNBC cells (SO77I, 4T1), human normal-like mammary epithelial cells (MCF10A), and human TNBC cells (Hs578T, MDA-MB-231) cells treated with 5 μM tetraarsenic hexoxide for 24 h. β-actin was used as an internal control. **B, C** Phase-contrast images (B) and representative immunoblot analysis showing cleaved caspase-3, PARP, and GSDME (C) from tetraarsenic hexoxide-treated adherent and supernatant TNBC cells. Cells were treated with 5 μM tetraarsenic hexoxide for 24 h, followed by separating adherent and supernatant cells, respectively. **D–F** Representative immunoblot analysis of cleaved caspase-3, PARP, and GSDME (D) and LDH release (E) and phase-contrast images (F) from TNBC cells treated with 5 μM tetraarsenic hexoxide for 24 h in the presence or absence of 100 μM Ac-DEVD-CHO. The data represent the mean ± S.D. of three independent experiments. **P < 0.01 using unpaired two-tailed Student's t-tests. **G, H** Representative immunoblot analysis (G) and phase-contrast images (H) of GSDME (encoded by DFNA5) knockdown 4T1 cells upon 5 μM tetraarsenic hexoxide for 24 h. Pyroptotic cell morphology was indicated by white arrows. Original magnification, ×200. Scale bar, 50 μm (B, F and H). FL full length, N N-terminus.

PARP/GSDME (Fig. 2B, C; Supplementary Fig. S3). Because both apoptosis and pyroptosis share the same regulatory machinery, such as activation of caspase-3, we examined whether tetraarsenic hexoxide-induced cell death was dependent on the activation of caspase-3. We found that treatment with Ac-DEVD-CHO, a specific inhibitor of caspase-3, decreased the cleavage of caspase-3/PARP/GSDME, the release of LDH, and the apoptotic/pyroptotic phenotypes triggered by tetraarsenic hexoxide (Fig. 2D–F; Supplementary Fig. S4). This result is similar to the previously reported studies showing that chemotherapy drugs-activated caspase-3 cleaves GSDME to induce pyroptosis[20]. We further examined whether GSDME was responsible for tetraarsenic hexoxide-induced pyroptosis in TNBC cells. Interestingly, GSDME knockdown by siRNA did not affect tetraarsenic hexoxide-induced cleavage of caspase-3, compared to that of control siRNA (Fig. 2G; Supplementary Fig. S5). In accordance with this observation, knockdown of GSDME markedly suppressed tetraarsenic hexoxide-induced release of LDH and pyroptotic phenotypes, regardless of the presence of apoptotic phenotypes, implying that caspase-3-cleaved GSDME is required for the induction of pyroptosis by tetraarsenic hexoxide (Fig. 2H; Supplementary Fig. S6). Furthermore, to understand the roles of GSDME in breast cancers, we analyzed the expression of GSDME according to different breast cancer subtypes using public datasets (CCLE dataset; GSE100878; GSE2034). Notably, mRNA expression of GSDME was significantly higher in TNBC cells and the patients with TNBC than in luminal subtypes (Supplementary Fig. S7a–c). Immunoblot analyses supported the public dataset (Supplementary Fig. S7d, e). However, expression of GSDMD was not correlated with breast cancer subtypes (Supplementary Fig. S7d, e). Taken together, these results suggest that tetraarsenic hexoxide induces caspase-3/GSDME-dependent pyroptosis, in addition to triggering caspase-3/PARP-mediated apoptosis, in TNBC cells.

Tetraarsenic hexoxide promotes ROS-mediated pyroptosis through reduction of the mitochondrial permeability transition in TNBC cells

We next sought to elucidate the underlying mechanism by which tetraarsenic hexoxide induces GSDME-mediated pyroptosis. Because several studies have shown that GSDME-mediated pyroptosis is closely associated with the mitochondrial pathway, we investigated whether tetraarsenic hexoxide-induced pyroptosis is required for mitochondrial dysfunction. Interestingly, TEM images showed that tetraarsenic hexoxide remarkably increased mitochondrial swelling, compared to the control cells (Fig. 3A). Mitochondrial swelling, which is caused by the disruption of the mitochondrial membrane potential, is often associated with the release of cytochrome c from mitochondria into the cytosol. We found that tetraarsenic hexoxide markedly reduced the expression of cytochrome c in the mitochondrial fraction of TNBC cells (Fig. 3B; Supplementary Fig. S8a). To determine the effect of tetraarsenic hexoxide on the mitochondrial membrane potential, we used TMRE dye, which accumulates in active mitochondria, and JC-1 dye, which shifts from green to red fluorescence in polarized or intact mitochondria. As expected, TMRE intensity was significantly decreased in tetraarsenic hexoxide-treated TNBC cells, compared to the control cells (Fig. 3C). Consistent with this observation, tetraarsenic hexoxide prominently attenuated the ratio of red fluorescent signal as an aggregated dye to green fluorescent signal as a monomeric dye,

implying increased mitochondrial depolarization by tetraarsenic hexoxide (Fig. 3D, E). It has been reported that reactive oxygen species (ROS) induces pyroptosis, eventually suppressing cancer progression[24]. Considering that depolarization of mitochondria is closely associated with the generation of ROS, we assumed that tetraarsenic hexoxide might increase levels of cellular ROS. Indeed, flow cytometry analyses by using DCFDA dye, a multiple intracellular ROS indicator, revealed that cellular ROS was significantly increased by treatment of tetraarsenic hexoxide (Fig. 3F; Supplementary Fig. S9a), whereas pre-treatment of NAC, a ROS scavenger, decreased cellular ROS levels elevated by tetraarsenic hexoxide (Fig. 3G; Supplementary Fig. S9b). We next examined whether cellular ROS influenced tetraarsenic hexoxide-induced cleavage of caspase-3/PARP/GSDME in TNBC cells, considering that caspase-3-GSDME axis was mainly involved in pyroptosis mediated by cellular ROS. Interestingly, NAC substantially attenuated the cleavage of caspase-3/PARP/GSDME (Fig. 3H; Supplementary Fig. S8b) and pyroptotic characteristics, including the release of LDH, balloon-like bubbling and double positive for Annexin V and PI, upon treatment of tetraarsenic hexoxide, suggesting that cellular ROS mediated tetraarsenic hexoxide-induced pyroptosis by activating caspase-3 and GSDME (Fig. 3I–K). Taken together, these results suggest that tetraarsenic hexoxide increases the generation of cellular ROS through dysfunction of mitochondrial membrane potential, subsequently inducing caspase-3/GSDME-dependent pyroptosis in TNBC cells.

Tetraarsenic hexoxide induces mitochondrial ROS-mediated pyroptosis by inhibiting phosphorylation of mitochondrial STAT3 in TNBC cells

Given that mitochondria are a main source of ROS, we further tested whether tetraarsenic hexoxide induces the generation of mitochondrial ROS in TNBC cells. Tetraarsenic hexoxide significantly increased the intensity of MitoSox Red, a selective mitochondrial ROS indicator, in a dose-dependent manner in TNBC cells, indicating that tetraarsenic hexoxide induced the production of mitochondrial ROS (Fig. 4A, B). Consistently, this finding was further supported by an immunofluorescence assay (Fig. 4C). In particular, several studies have reported that signal transducer and activator of transcription 3 (STAT3) is closely linked to the control of the electron transport chain as well as the modulation of mitochondrial ROS in mitochondria[25]. Also, STAT3 is frequently hyperphosphorylated in TNBC cells than in luminal subtypes[26]. Based on these facts, we assumed that tetraarsenic hexoxide might inhibit phosphorylation of STAT3 to induce the generation of mitochondrial ROS. To this end, we initially confirmed the phosphorylation level of STAT3 upon treatment of tetraarsenic hexoxide in TNBC cells.

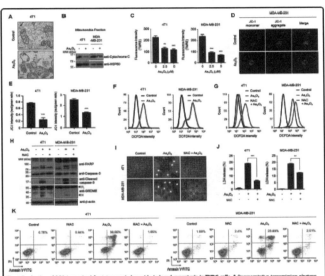

Fig. 3 Production of ROS is required for tetraarsenic hexoxide-induced pyroptosis in TNBC cells. A Representative transmission electron microscopy images of 4T1 cells treated with 5 μM tetraarsenic hexoxide for 24 h. Scale bar, 200 nm. **B** Representative immunoblot analysis showing cytochrome c expression in mitochondria fractions. Cells were treated with 5 μM tetraarsenic hexoxide for 24 h and then mitochondria were fractionated. HSP60 was used as an internal control of mitochondria fractions. **C**–**E** Quantification of TMRE fluorescence intensity (**C**) and confocal images and quantification of JC-1 dye (**D**, **E**) showing mitochondrial membrane potential in TNBC cells treated with 5 μM tetraarsenic hexoxide for 24 h. **F** Flow cytometry analysis showing cellular ROS levels in TNBC cells. Cells were treated with 5 μM tetraarsenic hexoxide for 24 h and then stained with DCFDA. **G** Cells were pretreated with or without 5 mM NAC for 2 h before treatment of 5 μM tetraarsenic hexoxide for 24 h, and then analyzed using a flow cytometer. **H**–**K** Representative immunoblot analysis (**H**), Phase-contrast images (**I**), LDH release (**J**), and flow cytometry analysis (**K**) showing ROS-mediated pyroptotic characteristics induced by tetraarsenic hexoxide upon pretreatment of NAC in TNBC cells. Cells were pretreated with or without 5 mM NAC for 2 h before treatment of 5 μM tetraarsenic hexoxide for 24 h. Pyroptotic cell morphology was indicated by white arrows. Original magnification, ×200. Scale bar, 50 μm (**I**). The data represent the mean ± S.D. of three independent experiments. ** $P < 0.01$, *** $P < 0.001$ using unpaired two-tailed Student's *t*-tests (**C**, **E** and **J**). The data represent the mean ± S.D. of three independent experiments. FL full length, N N-terminus.

Interestingly, tetraarsenic hexoxide markedly inhibited constitutively activated phosphorylation of STAT3 in a time-dependent manner (Fig. 4D; Supplementary Fig. S10a). To examine this observation more precisely, we investigated the phosphorylation of STAT3 in the mitochondria fractions and the cytosol fractions of tetraarsenic hexoxide-treated TNBC cells. Strikingly, tetraarsenic hexoxide significantly inhibited STAT3 phosphorylation in the mitochondria fractions, compared to the cytosol fractions, suggesting that tetraarsenic hexoxide specifically suppressed phosphorylation of mitochondrial STAT3 in TNBC cells (Fig. 4E, F). Considering that the generation of mitochondrial ROS is suppressed by mitochondrial STAT3 in a context-dependent manner, we

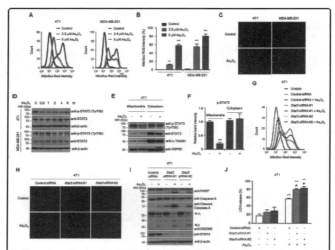

Fig. 4 Tetraarsenic hexoxide promotes the production of mitochondrial ROS by inhibiting the phosphorylation of mitochondrial STAT3. A, B Flow cytometry analysis (A) and its quantification (B) showing the production of mitochondrial ROS in tetraarsenic hexoxide-treated TNBC cells. Cells were treated with 2.5 and 5 μM tetraarsenic hexoxide for 24 h and then were stained with MitoSox Red. **P < 0.01, ***P < 0.001 versus control cells. C Fluorescent microscopy images showing MitoSox Red staining in 5 μM tetraarsenic hexoxide-treated TNBC cells for 24 h. Original magnification, ×50. Scale bar. D Representative immunoblot analysis showing the phosphorylation of STAT3 in tetraarsenic hexoxide-treated TNBC cells for the indicated times. E, F Representative immunoblot analysis (E) and densitometric quantitation (F) showing the phosphorylation of STAT3 in mitochondria and cytoplasmic fractions. 4T1 cells were treated with 5 μM tetraarsenic hexoxide for 24 h and then mitochondria and cytoplasm were isolated. ***P < 0.0005 versus control cells. G, H Flow cytometry analysis (G) and fluorescent microscopy images (H) showing the production of mitochondrial ROS in Stat3-knockdown 4T1 cells. 4T1 cells were transiently transfected with Stat3 siRNA and then treated with 5 μM tetraarsenic hexoxide for 24 h, followed by staining with MitoSox Red. Original magnification, ×50. Scale bar. I Representative immunoblot analysis showing cleaved caspase-3, PARP, and GSDME from tetraarsenic hexoxide-treated 4T1 cells transiently transfected with Stat3 siRNA. J LDH release by tetraarsenic hexoxide in Stat3-knockdown 4T1 cells. The data represent the mean ± S.D. of three independent experiments. ***P < 0.001 versus tetraarsenic hexoxide-untreated cells; #P < 0.01 versus tetraarsenic hexoxide-treated control cells. All P values were calculated by unpaired two-tailed Student's t-tests. The data represent the mean ± S.D. of three independent experiments. FL full length, N N-terminus.

next determined whether the expression of STAT3 regulates tetraarsenic hexoxide-induced production of mitochondrial ROS in TNBC cells. Notably, siRNA-induced STAT3 knockdown markedly enhanced the further intensity of MitoSox Red upon treatment of tetraarsenic hexoxide, compared to those of tetraarsenic hexoxide-treated control cells (Fig. 4G, H). In addition, because it is also reported that increased production of ROS inhibits the phosphorylation of STAT3[27], we tested whether the ROS generated by tetraarsenic hexoxide suppresses phosphorylation of STAT3. Tetraarsenic hexoxide consistently inhibited phosphorylation of STAT3 in TNBC cells, whereas the decreased phosphorylation was not affected by pretreatment of NAC (Supplementary Fig. S11). Thus, tetraarsenic hexoxide may induce the production of mitochondrial ROS by inhibiting phosphorylation of mitochondrial STAT3. We further examined whether the expression of STAT3 influenced tetraarsenic hexoxide-induced pyroptosis in TNBC cells. Knockdown of STAT3 significantly enhanced tetraarsenic hexoxide-induced cleavage of caspase-3/PARP/GSDME as well as the releases of LDH, compared to those of tetraarsenic hexoxide-treated control cells (Fig. 4I, J; Supplementary Fig. S10b). Collectively, these results suggest that tetraarsenic hexoxide promotes pyroptosis via the generation of mitochondrial ROS by inhibiting phosphorylation of mitochondrial STAT3 in TNBC cells.

Tetraarsenic hexoxide suppresses tumor growth and lung metastasis in TNBC cells

Our findings led us to verify anti-tumor effects of tetraarsenic hexoxide in cancer progression of TNBC cells. To this end, we first investigated whether tetraarsenic hexoxide suppressed clonogenic potential and cell migration of TNBC cells in vitro. Treatment of tetraarsenic hexoxide significantly reduced foci formation and cell migration of TNBC cells in a dose-dependent manner in vitro (Supplementary Fig. S12a, b). To further examine the anti-tumor effects of tetraarsenic hexoxide on tumorigenesis and spontaneous lung metastasis of TNBC cells in vivo, we orthotopically injected the luciferase-expressing 4T1 cells into the mammary fat pad of Balb/c mice as a syngeneic mouse breast cancer model. After the size of the primary tumor had grown to 1 cm, tetraarsenic hexoxide was administered daily via intraperitoneal injection in a dose-dependent manner, followed by detection of bioluminescent signal every week. As shown in Fig. 5A, administration of tetraarsenic hexoxide markedly attenuated bioluminescent signal of primary tumor sites as well as metastatic sites in the lung, compared to those in the control group. In accordance with this observation, tetraarsenic hexoxide at 4 mg/kg dose significantly decreased the ability of 4T1 cells to form primary tumor without affecting body weight, compared to the control group (Fig. 5B, C). Furthermore, expression of Ki-67, a marker of cell proliferation, was decreased, whereas expression of active caspase-3 and signal of TUNEL staining was significantly increased in the primary tumor tissues from tetraarsenic hexoxide-administered mice, compared with the control tissues (Fig. 5D). We then tested whether anti-tumor effects of tetraarsenic hexoxide are associated with pyroptosis. Increased cleavage of N-terminal fragment of GSDME was markedly observed in the primary tumor tissues obtained from tetraarsenic hexoxide-administered mice, compared with those from the control mice (Fig. 5E, F). In addition, we further observed that tetraarsenic hexoxide administration resulted in a significant reduction in spontaneous lung metastasis (Fig. 5G, H). Taken together, these results indicate that tetraarsenic hexoxide exerts

the anti-tumor effects via GSDME-mediated pyroptosis in aggressive TNBC cells.

Tetraarsenic hexoxide significantly decreases the expression of cancer progression-related genes in TNBC cells

Based on these in vivo results, to further verify whether tetraarsenic hexoxide regulates the expression of cancer progression-associated genes in TNBC cells, we performed transcriptome analysis using 4T1-derived primary tumor tissues acquired from Fig. 5. A heatmap revealed that tetraarsenic hexoxide administration resulted in a significant decrease of the genes enriched in cancer progression, compared to those of control tumor tissues (with a twofold cutoff, $P < 0.05$) (Fig. 6A). To gain further insights into the genes downregulated in the primary tumor tissues administered with tetraarsenic hexoxide, we analyzed Gene Ontology (GO) terms and Kyoto Encyclopedia of Genes and Genomes (KEGG) pathways utilizing the Database for Annotation, Visualization and Integrated Discovery (DAVID) functional annotation tool. The genes that were downregulated by tetraarsenic hexoxide, including *Igfbp3*, *Esm1*, *Il1a*, *Fgfbp1*, *Cxcl1*, *Cxcl5*, *Mmp10*, and *Mmp13*, which have been implicated in cancer progression, were highly involved in cell growth and transcriptional misregulation in cancer, compared to those in the control tissues (Fig. 6B, C). These findings were further supported by quantitative RT-PCR (Fig, 6D). Interestingly, we also identified that *Apol6*, which induces mitochondria-mediated cell death, was up-regulated in the primary tumor tissues administered with tetraarsenic hexoxide (Fig. 6E), and its expression was also increased by treatment of tetraarsenic hexoxide in TNBC cells (Fig. 6F). Taken together, these results indicate that, besides the induction of GSDME-mediated pyroptosis, alteration of cancer progression-related genes by tetraarsenic hexoxide may be associated with the anti-tumor effects in TNBC cells.

Discussion

In this study, our findings have demonstrated the anti-tumor effect of tetraarsenic hexoxide, suggesting it as a potential new chemotherapeutic agent for TNBC therapy. Notably, we found that tetraarsenic hexoxide induces typical pyroptotic characteristics, including balloon-like bubbling and release of LDH through pore formation in the plasma membrane in TNBC cells. Furthermore, we proposed a mechanism by which tetraarsenic hexoxide induced pyroptotic cell death via mitochondrial ROS-mediated caspase-3/GSDME pathway by inhibiting phosphorylation of mitochondrial STAT3, thereby suppressing tumor growth and metastatic potential of aggressive TNBC cells (Fig. 7).

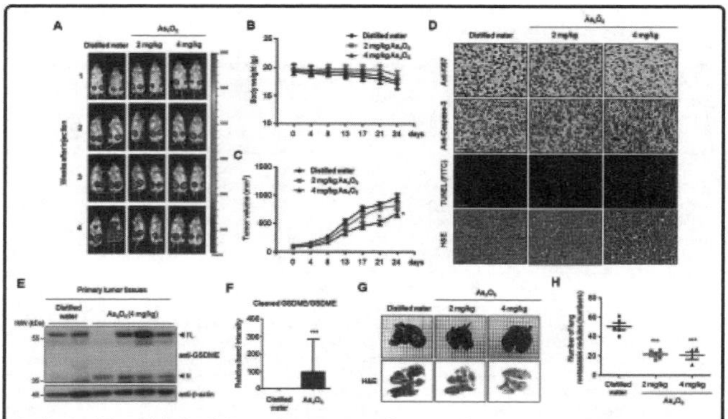

Fig. 5 Tetraarsenic hexoxide significantly decreases the primary tumor and spontaneous lung metastasis in aggressive breast cancer cells. **A** Representative Bio Layer Interferometry (BLI) imaging of Balb/c mice showing primary tumors and spontaneous lung metastasis generated by 4T1-Luc cells upon administration of tetraarsenic hexoxide. **B, C** Body weight (**B**) and tumor volume (**C**) curves in tetraarsenic hexoxide-administrated 4T1-injected mice. **D** Representative IHC images showing Ki67, caspase-3, and TUNEL in primary tumor tissues from (**A**). Original magnification, x100. Scale bar, 50 μm. **E, F** Representative immunoblot analysis (**E**) and densitometric quantitation (**F**) showing the cleavage of GSDME in primary tumor tissues from (**A**). **G** Representative whole-lung images stained with India ink (upper) and H&E (lower) from (**A**). **H** Scatter plot showing number of lung metastatic nodules from (**A**). $^{*}P < 0.05$, $^{***}P < 0.0005$ versus tetraarsenic hexoxide-treated mice. All P values were calculated by unpaired two-tailed Student's t tests (**C, F, H**). The data represent the mean ± S.D. FL full length, N N-terminus.

Although it has long been known that apoptosis is a potent mechanism for tumor suppression following treatment with various anti-tumor agents, there is an increasing number of studies related to other forms of PCD, especially pyroptosis, through activation of specific signaling pathways in various tumor cells. Pyroptosis, an inflammatory form of the final phase of PCD, has been considered as GSDMD-mediated cell death through activation of inflammatory caspases (caspase-1/4/5/11) in immune cells[28,29]. In addition, recent studies showed that chemotherapeutic or molecular targeted agents-induced activation of caspase-3 triggers pyroptosis by cleaving GSDME specifically, resulting in a decrease of cell growth in various cancer cells[29,30]. However, given that various chemotherapeutic agents currently used in clinical cancer therapy are often associated with chemoresistance or side effects, there is a need to develop effective neoadjuvant chemotherapy that can improve the poor prognosis of patients with cancer. Although previous studies have mainly focused on the anti-tumor effect of tetraarsenic hexoxide on apoptosis, we first found that tetraarsenic hexoxide markedly induced pyroptotic cell death through caspase-3-mediated cleavage of GSDME in TNBC cells. Indeed, tetraarsenic hexoxide-treated TNBC cells exhibited the pyroptotic cell death characterized by cell swelling, balloon-like bubbling, the rupture of the plasma membrane, and the release of LDH. Moreover, consistent with the important role of caspase-3 in releasing N-terminal fragments of GSDME, which consequently leads to pore formation of the plasma membrane during pyroptotic cell death, tetraarsenic hexoxide significantly induced the cleavage of caspase-3 as well as GSDME, increasing the release of LDH. Supporting this observation, inhibition of active caspase-3 attenuated tetraarsenic hexoxide-induced pyroptotic features by blocking the cleavage of GSDME. Furthermore, tetraarsenic hexoxide markedly attenuated the tumorigenic and metastatic capacity of TNBC cells. Considering that GSDMD also induces pyroptosis, it is feasible that the cleavage of GSDMD is required to induce pyroptosis by tetraarsenic hexoxide in TNBC cells. However, interestingly, tetraarsenic hexoxide did not affect the

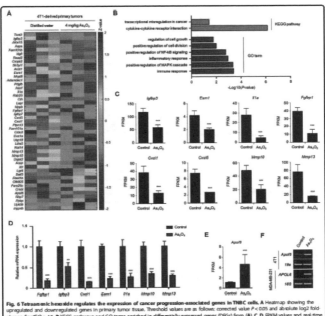

Fig. 6 Tetraarsenic hexoxide regulates the expression of cancer progression-associated genes in TNBC cells. A Heatmap showing the upregulated and downregulated genes in primary tumor tissue. Threshold values are as follows: corrected value $P < 0.05$ and absolute log2 fold-change (log2FC) > 1.0. **B** KEGG pathways and GO terms enriched in differentially expressed genes (DEGs) from (**A**). **C**, **D** FPKM values and real-time qRT-PCR showing tumor growth-related downregulated genes from (**A**). **E**, **F** FPKM value and RT-PCR showing expression of APOL6, a tumor suppressor gene in TNBC cells. **P** < 0.01, ***$P < 0.001$ using unpaired two-tailed Student's t-tests (**C–E**). The data represent the mean ± S.D. of three independent experiments.

cleavage of GSDMD. In addition, considering that GSDME was overexpressed in TNBC cells compared with luminal subtype cells, which are non-aggressive breast cancer cells, tetraarsenic hexoxide-induced pyroptosis may be dependent on the GSDME expression level in breast cancer cells. Collectively, tetraarsenic hexoxide-triggered pyroptosis may specifically be dependent on the caspase-3-mediated cleavage of GSDME in TNBC cells.

Our findings of the current study raise questions regarding how tetraarsenic hexoxide induces pyroptosis through the cleavage of caspase-3/GSDME in TNBC cells. Previous studies have been reported that ROS plays an important role in pyroptosis. For example, lobaplatin induced caspase-3/GSDME-mediated pyroptosis by increasing cellular ROS levels in colon cancer cells[24]. Moreover, iron-elevated ROS induced pyroptosis through activation of Bax/caspase-3/GSDME pathway by

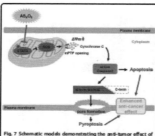

Fig. 7 Schematic models demonstrating the anti-tumor effect of tetraarsenic hexoxide in TNBC cells. Tetraarsenic hexoxide promotes pyroptosis through increased production of mitochondrial ROS by inhibiting the phosphorylation of mitochondrial STAT3, subsequently triggering the cleavage of caspase-3/GSDME, eventually suppressing cancer progression of TNBC cells. mPTP mitochondrial permeability transition pore.

facilitating the oxidation of mitochondrial outer membrane protein Tom20 in melanoma cells[31]. Based on these reports, we speculated that tetraarsenic hexoxide might induce pyroptosis by increasing ROS levels in TNBC cells. Our results suggested that tetraarsenic hexoxide markedly elevates the generation of cellular ROS by increasing mitochondrial depolarization to induce caspase-3/GSDME-mediated pyroptosis in TNBC cells. Indeed, tetraarsenic hexoxide reduced the mitochondrial membrane potential and increased the cellular ROS levels, whereas the addition of antioxidant N-acetyl Cysteine (NAC) markedly decreased cellular ROS levels elevated by tetraarsenic hexoxide, consequently blocking the cleavage of caspase-3/GSDME and pyroptotic characteristics. Furthermore, although the correlation between STAT3 and ROS is still controversial, it is reported that mitochondrial STAT3 is associated with the generation of mitochondrial ROS by regulating the mitochondrial permeability transition pore[32]. Mitochondrial STAT3 limited the production of mitochondrial ROS in response to stress insult[33], and knockdown of STAT3 increased the generation of cellular ROS in TNBC and pancreatic cancer cells[27,34]. In this regard, it is possible that tetraarsenic hexoxide might induce the production of mitochondrial ROS through inhibition of mitochondrial STAT3 activation. Indeed, tetraarsenic hexoxide markedly decreased phosphorylation of STAT3 and increased the production of mitochondrial ROS in TNBC cells. In addition, STAT3 knockdown enhanced tetraarsenic hexoxide-induced production of mitochondrial ROS,

cleavage of caspase-3/GSDME, and the releases of LDH. Therefore, we reasoned that tetraarsenic hexoxide induces mitochondrial ROS-mediated pyroptosis by targeting mitochondrial STAT3 in TNBC cells. Further comprehensive work is necessary to understand how tetraarsenic hexoxide regulates the activation of mitochondrial STAT3 in mitochondria.

Although GSDME is known as a tumor suppressor, it is reported that GSDME is highly expressed in several normal tissues and chemotherapy toxicity influences GSDME-mediated pyroptosis, eventually leading to the damage of normal cells[20]. In the case of our study, no side effects were observed in the mice administered with tetraarsenic hexoxide as well as in NMuMG normal mouse mammary epithelial cells upon tetraarsenic hexoxide treatment, indicating that tetraarsenic hexoxide exerts specific effects in TNBC cells, but not in normal cells. It could be explained that the level of cellular ROS is commonly increased in cancer cells because of their fundamental defects in the oxidative metabolism system, while oxidative stress is rapidly neutralized by the antioxidant defense system in normal cells. Thus, TNBC cells may be more sensitive to tetraarsenic hexoxide-induced accumulation of ROS compared with normal cells. Further comprehensive work is needed to gain deeper insight into the anti-tumor effect of tetraarsenic hexoxide on other malignant tumors.

In conclusion, our results suggest the mechanism by which tetraarsenic hexoxide induces pyroptosis through the increase of mitochondrial ROS by targeting phosphorylation of mitochondrial STAT3, subsequently activating caspase-3/GSDME that eventually leads to suppression of cancer progression of TNBC cells. In addition, given that aggressive TNBC cells are often resistant to apoptosis triggered by traditional chemotherapeutic agents, tetraarsenic hexoxide may be useful as a new GSDME-targeted therapeutic strategy against metastatic breast cancers.

Acknowledgements
We are thankful to the members of the Precision Medicine Research Center who are not listed as co-authors.

Funding
This work was supported by a grant of the CHEMAS Co., Ltd, Republic of Korea.

Author details
[1]Precision Medicine Research Center, Advanced Institute of Convergence Technology, Seoul National University, Suwon, Gyeonggi-do 16229, Republic of Korea. [2]Department of Biological Science, Sungkyunkwan University, Suwon, 16419 Gyeonggi-do, Republic of Korea. [3]Department of Biomedical Science, College of Life Science, CHA University, Seongnam City 463-400 Gyeonggi-do, Republic of Korea. [4]Beijing Yichuang Biotechnology Industry Research Institute, Beijing, China. [5]Chemas Co., Ltd, Seoul, Republic of Korea. [6]Department of Transdisciplinary Studies, Graduate School of Convergence Science and Technology, Suwon, Gyeonggi-do 16229, Republic of Korea. [7]Medpacto Inc, Seoul, Republic of Korea.

Author contributions

Conception and design: K.S.P., S.J.K., I.B., and K.M.Y. Development of methodology: H.A., J.S.H., P.K, Z.L., S.J.K, I.B., and K.M.Y. Acquisition of data: H.A, J.S.H., P.K, S.L., and J.P. Analysis and interpretation of data: H.A. and K.M.Y. Writing, review, or revision of the manuscript: H.A., J.S.H., P.K, S.J.K., and K.M.Y. Administrative, technical, or material support: E.H., K.P., Y.P., A.O., P.K., J.L., M.S., H.P., and Z.W. Study supervision: S.J.K., I.B., and K.M.Y.

Conflict of interest

I.B. has personal financial interests as shareholders in CHEMAS Co., Ltd. No potential conflicts of interest were disclosed by the other authors.

Ethics statement

All of the animals were conducted in accordance with protocols approved by the Woo Jung Bio Facility and Use Committee guidelines under protocol number IACUC110004.

Publisher's note

Springer Nature remains neutral with regard to jurisdictional claims in published maps and institutional affiliations.

Supplementary Information The online version contains supplementary material available at https://doi.org/10.1038/s41419-021-03454-9.

Received: 26 August 2020 Revised: 19 January 2021 Accepted: 20 January 2021

Published online: 08 February 2021

References

1. Foulkes, W. D., Smith, I. E. & Reis-Filho, J. S. Triple-negative breast cancer. *N. Engl. J. Med.* **363**, 1938–1948 (2010).
2. Sotiriou, C. et al. Breast cancer classification and prognosis based on gene expression profiles from a population-based study. *Proc. Natl Acad. Sci. USA* **100**, 10393–10398 (2003).
3. Mani, A., Viale, G. & Curigliano, G. Recent advances in triple negative breast cancer: the immunochemistry era. *BMC Med.* **17**, 90 (2019).
4. Anders, C. K. et al. Poly(ADP-Ribose) polymerase inhibition "targeted" therapy for triple-negative breast cancer. *Clin. Cancer Res.* **16**, 4702–4710 (2010).
5. Wahba, H. A. & El-Hadaaq, H. A. Current approaches in treatment of triple-negative breast cancer. *Cancer Biol. Med.* **12**, 106–116 (2015).
6. O'Reilly, E. A. et al. The fate of chemoresistance in triple negative breast cancer (TNBC). *BBA Clin.* **3**, 257–275 (2015).
7. Soignet, S. L. et al. United States multicenter study of arsenic trioxide in relapsed acute promyelocytic leukemia. *J. Clin. Oncol.* **19**, 3852–3860 (2001).
8. Soignet, S. L. et al. Complete remission after treatment of acute promyelocytic leukemia with arsenic trioxide. *N. Engl. J. Med.* **339**, 1341–1348 (1998).
9. Wang, L. et al. Dissection of mechanisms of Chinese medicinal formula Realgar-Indigo naturalis as an effective treatment for promyelocytic leukemia. *Proc. Natl Acad. Sci. USA* **105**, 4826–4831 (2008).
10. Park, S. G. et al. Tetraarsenic oxide (Tetras) enhances radiation sensitivity of solid tumors by anti-vascular effect. *Cancer Lett.* **277**, 212–217 (2009).
11. Byun, J. M. et al. Tetraarsenic oxide and cisplatin induce apoptotic synergism in cervical cancer. *Oncol. Rep.* **29**, 1540–1546 (2013).
12. Gwak, H. S. et al. Tetraarsenic oxide-induced inhibition of malignant glioma cell invasion in vitro via a decrease in matrix metalloproteinase secretion and protein kinase B phosphorylation. *J. Neurosurg.* **121**, 1483–1491 (2014).
13. Kim, M. J. et al. Arsenic hexoxide enhances TNF-alpha-induced anticancer effects by inhibiting NF-kappaB activity at a safe dose in MCF-7 human breast cancer cells. *Oncol. Rep.* **39**, 2305–2311 (2014).
14. Han, M. H. et al. Tetraarsenic hexoxide induces beclin-1-induced autophagic cell death as well as caspase-dependent apoptosis in U937 human leukemic cells. *Evid. Based Complement. Altern. Med.* **2012**, 201414 (2012).
15. Chang, H. S. et al. Comparison of diarsenic oxide and tetraarsenic oxide on anticancer effects: relation to the apoptosis molecular pathway. *Int. J. Oncol.* **30**, 1129–1135 (2007).
16. Shi, J. et al. Cleavage of GSDMD by inflammatory caspases determines pyroptotic cell death. *Nature* **526**, 660–665 (2015).
17. Kayagaki, N. et al. Caspase-11 cleaves gasdermin D for non-canonical inflammasome signalling. *Nature* **526**, 666–671 (2015).
18. He, W. T. et al. Gasdermin D is an executor of pyroptosis and required for interleukin-1beta secretion. *Cell Res.* **25**, 1285–1298 (2015).
19. Rogers, C. et al. Cleavage of DFNA5 by caspase-3 during apoptosis mediates progression to secondary necrotic/pyroptotic cell death. *Nat. Commun.* **8**, 14128 (2017).
20. Wang, Y. et al. Chemotherapy drugs induce pyroptosis through caspase-3 cleavage of a gasdermin. *Nature* **547**, 99–103 (2017).
21. Akino, K. et al. Identification of DFNA5 as a target of epigenetic inactivation in gastric cancer. *Cancer Sci.* **98**, 88–95 (2007).
22. Lage, H., Helmbach, H., Grottke, C., Dietel, M. & Schadendorf, D. DFNA5 (ICERE-1) contributes to acquired etoposide resistance in melanoma cells. *FEBS Lett.* **494**, 54–59 (2001).
23. Masuda, Y. et al. The potential role of DFNA5, a hearing impairment gene, in p53-mediated cellular response to DNA damage. *J. Hum. Genet.* **51**, 652–664 (2006).
24. Yu, J. et al. Cleavage of GSDME by caspase-3 determines lobaplatin-induced pyroptosis in colon cancer cells. *Cell Death Dis.* **10**, 193 (2019).
25. Wegrzyn, J. et al. Function of mitochondrial Stat3 in cellular respiration. *Science* **323**, 793–797 (2009).
26. Maycotte, P. et al. STAT3-mediated autophagy dependence identifies subtypes of breast cancer where autophagy inhibition can be efficacious. *Cancer Res.* **74**, 2579–2590 (2014).
27. Kasiappan, R., Jutooru, I., Karki, K., Hedrick, E. & Safe, S. Benzyl isothiocyanate (BITC) induces reactive oxygen species-dependent repression of STAT3 protein by downregulation of specificity proteins in pancreatic cancer. *J. Biol. Chem.* **291**, 27122–27133 (2016).
28. Ding, J. et al. Pore-forming activity and structural autoinhibition of the gasdermin family. *Nature* **535**, 111–116 (2016).
29. Liu, X. et al. Inflammasome-activated gasdermin D causes pyroptosis by forming membrane pores. *Nature* **535**, 153–158 (2016).
30. Lu, H. et al. Molecular targeted therapies elicit concurrent apoptotic and GSDME-dependent pyroptotic tumor cell death. *Clin. Cancer Res.* **24**, 6066–6077 (2018).
31. Zhou, B. et al. Tom20 senses iron-activated ROS signaling to promote melanoma cell pyroptosis. *Cell Res.* **28**, 1171–1185 (2018).
32. Boengler, K., Hilfiker-Kleiner, D., Heusch, G. & Schulz, R. Inhibition of permeability transition pore opening by mitochondrial STAT3 and its role in myocardial ischemia/reperfusion. *Basic Res. Cardiol.* **105**, 771–785 (2010).
33. Meier, J. A. et al. Stress-induced dynamic regulation of mitochondrial STAT3 and its association with cyclophilin D reduce mitochondrial ROS production. *Sci. Signal.* **10**, 472 (2017).
34. Lu, L. et al. Activation of STAT3 and Bcl-2 and reduction of reactive oxygen species (ROS) promote radioresistance in breast cancer and overcome of radioresistance with niclosamide. *Oncogene* **37**, 5292–5304 (2018).

임상시험의 배경 및 목적

1. 서론

비소와 비소유도화합물은 2000여 년 전부터 약품으로 쓰여왔다. 중국에서는 비소 함유 연고를 치과 질환이나, 건선, 매독 및 류마티스성 질환 등 광범위한 질환의 치료제로 사용해 왔으며, 고대 그리스의 히포크라테스도 웅황(雄黃, orpiment, As2S3)과 계관석(鷄冠石, realgar, As2S2)을 궤양 치료제로 처방했다고 한다. 히포크라테스 이후에도 페스트, 말라리아, 그리고 각종 암에 비소가 치료제로 사용되었다. 18세기에 근대 서양의학에서 비소는 암을 포함하는 각종 질환에 광범위하게 처방되었다. 가장 유명한 Fowler's solution은 1786년에 영국의 내과의사인 Thomas Fowler가 만든 삼산화비소(As2O3)의 탄산칼륨 용액으로 류마티즘, 전간대발작(간질, epilepsy), 궤양, 소화 불량 등에 사용되었으며 1910년대에는 악성빈혈, 천식, 건선, 천포창(天疱瘡, pemphigus) 그리고 습진 등의 치료제로 사용되었다. Fowler's solution은 이후에도 1940년대에 항암제가 나오기 전까지 만성골수성백혈병(Chronic Myelogenous Leukemia, CML) 치료제로 사용되었다. 1910년에는 독일 내과의사이며 화학요법의 창시자인 파울 에를리히(Paul Ehrlich)가 유기비소화합물인 살발산(Salvarsan, Arsphenamine)을 발명했고 페니실린이 나오기까지 약 40년 동안 매독의 표준 치료제로 사용되었다. 또 다른 유기비소화합물인 malarsoprol은 중추신경계를 침범한 트리파노소마증(trypanosomiasis)

에 아직도 치료제로 사용되고 있다. 치료제로서 비소의 사용이 점차 줄어들게 된 원인은 장기간 투약에 따른 독성에 대한 우려 그리고 새로운 항생 물질 및 화학요법제의 등장 때문이었다. 1973년 IARC는 '무기비소에 과다하게 노출되는 경우, 과량의 비소를 포함하는 식수, 그리고 비소에 노출되는 직업환경 등이 피부암의 발생과 인과 관계가 인정된다'고 평가했으나 실험동물에서 발암성을 명확히 입증하지는 못했다. 1979년에는 비소에 대한 직업적 노출, 비소의 섭취 그리고 의료 목적의 사용이 피부암의 발생과 관계가 있다는 역학조사를 근거로 비소 및 일부 비소화합물을 '사람에게 암을 유발시키는' 제1군 발암물질로 분류했고, 1980년도에 자료를 재평가하여 비소 및 비소함유화합물을 인체에서 폐암의 원인물질로 결정했다. IARC는 1987년에 최종적으로 '실험동물에서의 발암성에 대한 한정적인 증거'를 근거로 비소를 인체 발암물질로 판정했다. (1), (2), (3)

그러나 1990년대 초반에 비소는 새로이 주목을 받기 시작했다. 1970년대 중국에서 여러 종류의 암에 중국 전통 의학에서 유래한 삼산화비소(As_2O_3) 제제의 투약이 시도되었으며 특히 급성전골수성백혈병(APL; acute promyelocytic leukemia) 치료에 기존의 요법을 능가하는 놀라운 치료 효과가 보고되면서 비소화학물이 항암제로서 다시 전 세계적인 주목을 받기 시작했다. APL 환자에서 As_2O_3 투여 시(10mg/일, IV infusion 투여, 28~60일간) 완전관해율(complete remission rate)이 65.6~84%, 10년 생존율이 28.2%(32명 중 9명)로 보고되었으며 특히 기존 항암치료의 최대 약점인 골수 억제나 중증의 이상 반응이 관찰되지 않았다. In vitro 실험에서 비소는 APL 세포주인 NB4 세포주에서 세포사멸(apoptosis)을 유도하고 분화를 촉진하는 것이 밝혀졌고 일련의 pivotal 임상시험을 통하여 삼산화비소 정맥 투여 시의 유효성과 안전성이 재확증되어 2000년 9월 미국 식품의약품안전청에서는 삼산화비소제제(성분: As2O3, 상품명 TRISENOX™injection)를 재발한 APL 환자에 사용할 수 있도록 승인했다. 미국에서 삼산화비소에 대한 임상실험을 주도하고 있는 곳은 Memorial Sloan-Kettering Cancer Center이며 APL 외에 multiple myeloma, 전이성신세포암 등 각종 고형암에 대한 임상2상 연구가 현재 활발히 진행 중이다. 중국에서는 간암 및 담낭암에 대한 치료 결과를 보고한 바 있으며 이외에 각종 고형암에 대한 비소 임상시험이 진행 중이다. (4), (5), (6), (7), (8), (9), (10), (11), (12), (13)

삼산화비소 이외에 항암제로 사용되는 비소화합물로는 As4S4(tetra-arsenictetra-sulfide)가 있다. 사황화사비소는 경구용 제제로 개발되었으며 중국 베이징대학에서 6년간 129명의 APL 환자를 치료한 결과 특별한 부작용 없이 뛰어난 치료 효과를 보였다고 보고했다. (4)

천지산㈜에서는 강력한 항암 작용을 나타내는 비소화합물인 육산화사비소(As4O6, 성분명: 2, 4, 6, 8, 9, 10-Hexaoxa-1, 3, 5, 7-tetraarsatricyclo[3.3.1.13.7] decane, Tetraarsenic oxide)를 연구, 개발했다. 육산화사비소는 삼산화비소와는 다른 물리, 화학적인 성질을 갖고 있으며 일련의 in vitro 및 in vivo 효력 확인시험을 통하여 각종 암세포주에서 효과적으로 세포 사멸을 유도하고 특히 강력한 항혈관 신생 효과를 갖고 있음을 확인했다. 육산화사비소의 항암효과는 전 세계에 특허 출원이 되어 있으며 이미 한국 및 전 세계 여러 나라에 항암제로서 특허 등록이 되었다. 본 제제의 안전성은 국가인증 GLP 기관에서 실시한 동물독성 시험에서 확인, 검증되었다. 이에 본 제제의 개발 코드명을 테트라스 (TetraAs)로 명명하고 새로운 항암제 신약으로서 개발하기로 결정했으며, 더 이상의 표준 치료요법이 없는 말기 고형암 환자를 대상으로 실시한 1상 임상시험을 통하여, 인체에서의 시험 약물의 최대 내성 용량과 약물동태학적 특성을 규명했다.

2. 전임상시험 결과 요약

본 임상 연구의 실시에 앞서, 시험약물(As4O6, 성분명: Arsenic oxide, TetraAs®)의 안전성과 효과를 확인하기 위한 일련의 전임상시험이 실시되었다. 모든 독성시험과 약물동태학적연구(ADME)는 GLP 기관(바이오톡스텍㈜)에서 실시되었으며, 효력에 관한 연구는 원자력병원에서 실시되었다. 전임상시험들의 내용과 결과를 요약하면 다음과 같다.

:: 〈실시된 전임상시험 List〉

- 설치류단회투여독성: 랫드를 이용한 경구 단회 독성시험(Single dose toxicity study (oral) in Rats)
- 설치류용량결정시험: 랫드를 이용한 2주 경구 반복투여 용량 결정 시험(2 week dose range finding(DRF) study (oral) in Rats)
- 비설치류반복투여준비시험: 비글견을 이용한 용량증가 경구투여 독성시험(Dose escalating study (oral) in Beagle dogs)
- 비설치류용량결정시험: 비글견을 이용한 2주 경구 반복투여 용량 결정시험(2 week dose range finding(DRF) study (oral) in Dogs)

- 독성동태시험: 랫드 및 비글견을 이용한 단회투여 및 13주 반복투여(1회 1일) 독성동태시험

- 설치류3개월반복투여독성: 랫드를 이용한 13주 경구 반복투여 독성시험 및 4주 회복시험(13 week repeated dose toxicity study(oral) with 4 week recovery period in Rats)

- 비설치류3개월반복투여독성: 비글견을 이용한 13주 경구 반복투여 독성시험 및 4주 회복시험(13 week repeated dose toxicity study(oral) and 4 week recovery period study in Beagles Dogs)

- 유전독성: Chinese Hamster Lung(CHL) 배양세포를 이용한 염색체이상시험(In vitro chromosomal aberration study using CHL cultured cell)

- 유전독성: 세균을 이용한 복귀돌연변이시험(In vitro Reverse Mutation study)

- 유전독성: 마우스를 이용한 소핵시험(Micronucleus test in Mice)

- ADME: 흡수, 분포, 대사 및 배설과정(ADME)의 약물동태학적연구

- 효력시험: 마우스에서 경구투여 시 육산화사비소(As4O6)의 신생혈관억제효과에 관한 연구(Tetraarsenic oxide, a novel inhibitor of angiogenesis that can be administered orally in mice)

- 효력시험: 육산화사비소(As4O6)에 의한 암세포 사멸(apoptosis) 연구.

3. 효력시험

:: 〈혈관신생억제 연구〉

시험제목	육산화사비소(As4O6)의 항혈관신생효과에 대한 in vitro 및 in vivo 실험 (Tetraarsenic oxide, a novel orally administrable angiogenesis inhibitor)
시험목적	in vitro 실험으로 소모세혈관 내피세포(bovine capillary endothelial cell, BCE) 및 인체제대정맥 내피세포(human umbilical vein endothelial cell, HUVEC)를 이용하여 시험약물(As4O6)의 혈관 신생 억제 효과 및 기전을 확인하고 in vivo 실험으로 Sprague-Dawley rat 및 C57BL6 생쥐에서 경구투여된 시험약물(As4O6)의 전신적인 혈관 신생 억제 효과를 확인하기 위하여 실험을 실시했음.
시험기관	원자력의학원 부설 방사선의학연구소 세포생물학연구실
시험세포	소모세혈관 내피세포(bovine capillary endothelial cell, BCE) 및 인체제대정맥 내피세포(Human umbilical vein endothelial cell, HUVEC)
시험동물	Sprague-Dawley rat, C57BL6 mouse
투여용량	시험약물: 육산화사비소(As4O6), in vitro 실험: 0.01-3µM, in vivo 실험: 50mg/kg/day
시험방법	1. BCE 세포 증식 억제실험: 3ng/ml의 bFGF로 BCE 세포의 증식을 촉진시킨 후 육산화사비소를 농도별로 적용하여 증식 억제 효과를 측정했다. 2. BCE 세포의 세포주기 분석: bFGF를 가하거나 혹은 가하지 않은 BCE 세포에서 육산화사비소의 유무에 따른 세포주기를 분석했다. 3. 이동저해능력 측정(Wound migration assay): 육산화사비소의 BCE 세포이동저해능력을 측정했다. 4. 침윤억제능력 측정: modified Boyden chamber assay를 이용하여 bFGF로 유발된 BCE 세포의 침윤을 육산화사비소가 억제하는 정도를 측정했다. 5. matrix metalloproteinase (MMP)-2 분비억제 측정: 젤라틴(zymography)로 육산화사비소의 MMP-2 분비억제를 측정했다. 6. 맥관형성억제능력 측정: 사산화육비소에 의한 인체제대정맥 내피세포(Human umbilical vein endothelial cell, HUVEC)의 matrigel 내맥관 형성 억제능력을 측정했다. 7. 랫트 각막소낭혈관 신생 분석시험(Rat corneal micropocket angiogenesis assay): 랫트의 각막에 소낭을 만들고 그 안에 bFGF를 함유하는 펠렛을 넣어 각막에 신생혈관을 유발시킨 후 육산화사비소 50mg/kg를 매일 1회 경구투약 했으며, 경구투약 한 육산화사비소가 전신적인 작용으로 각막의 혈관 신생을 억제하는지 측정했다. 8. C57BL6 생쥐에서 실험적으로 유발된 B16F10 흑색종 세포주의 폐 전이 억제능력 측정시험: 흑색종 세포주를 생쥐 꼬리 정맥에 주사한 후 육산화사비소의 흑색종의 폐 전이 억제를 측정했다.

	1. BCE 세포 증식 억제실험: 육산화사비소는 100nM 농도에서 BCE 세포의 증식을 현저하게 억제했으며 내피세포의 증식 억제는 용량 의존적인 양상을 보여주었다(IC50= 99nM). 시험 기간인 3일 동안 내피세포에 조직학적인 변형은 관찰되지 않았다. 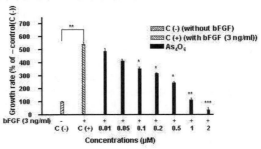
시험결과	2. BCE 세포의 세포주기 분석: bFGF는 BCE 세포를 G0/G1 상에서 S 상으로 변이시키지만 0.5μM 육산화사비소는 bFGF에 의해 자극된 세포를 G2/M 상에 정지시키는 것으로 확인되었다. 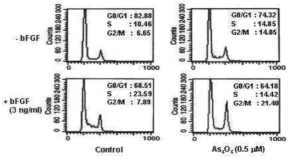 3. 이동저해능력 측정(Wound migration assay): 육산화사비소는 농도의존적인 양상으로(IC50=27.35nM) bFGF에 의해 자극된 내피세포의 이동을 억제하는 것으로 확인되었다. 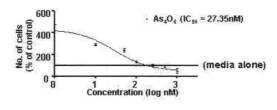

4. 침윤억제능력 측정: modified Boyden chamber assay에서 육산화사비소는 bFGF로 유발된 BCE 세포의 matrigel 도포필터의 침윤을 농도의존적인 양상으로(IC50=73.45nM) 억제하는 것을 확인했다.

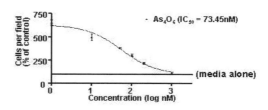

5. matrix metalloproteinase (MMP)-2 분비 억제 측정: MMP-2는 세포의 침윤과 맥관의 형성에 결정적인 역할을 하는 효소로 알려져 있다. 젤라틴 zymography 결과 BCE 세포는 본질적으로 이 효소를 분비하고 있으며 육산화사비소는 0.1μM이라는 낮은 농도에서도 BCE 세포의 MMP-2 분비를 억제하는 것으로 확인되었고 농도의존적인 억제 양상을 보였다.

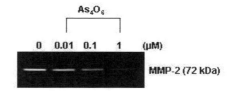

6. 맥관 형성 억제 능력측정: 1μM의 사산화육비소로 처리했을 때 HUVEC 세포의 matrigel 내맥관 형성이 현저하게 억제되었다.

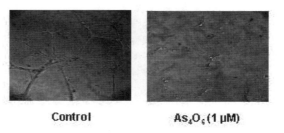

시험결과

	7. 랫트 각막 소낭혈관 신생분석 시험(Rat corneal micropocket angiogenesis assay) 　:육산화사비소 50mg/Kg/day 경구투약으로 bFGF에 의한 랫트 각막 혈관 　신생이 효과적으로 억제되었다. 투약군에서 체중감소, 행동장애, 배변 　이상 등은 전혀 관찰되지 않았다. 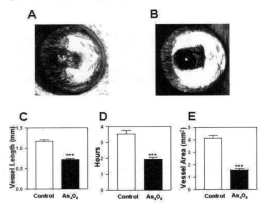
시험결과	8. C57BL6 생쥐에서 실험적으로 유발된 B16F10 흑색종 세포주의 폐 　전이 억제능력 측정시험: 육산화사비소를 50mg/Kg/day의 용량으로 　경구투여함으로써 B16F10 흑색종 세포주의 폐 전이가 유의하게 　억제되었다. 22일 간의 장기투약에도 불구하고 투약군에서 체중감소, 　행동장애, 배변 이상 등은 전혀 관찰되지 않았다. 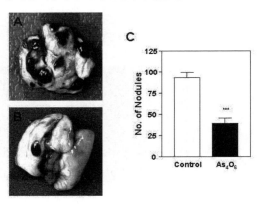

| 결론 | 비정상적인 혈관신생은 인체 각종 암에서 비정상적인 세포의 성장에 필수요건이다. 육산화사비소(As4O6)는 in vitro 실험에서 혈관신생의 기본조건인 혈관내피세포의 증식, 이동, 침윤 그리고 맥관 형성을 효과적으로 억제했으며 내피세포의 세포주기를 G2/M 상에 정체시킴으로써 증식을 억제하고 MMP-2 효소의 분비를 억제함으로써 이동 및 침윤, 그리고 맥관 형성을 억제하는 것으로 확인되었다. in vivo 실험에서 경구로 투여한 육산화사비소에 의해 랫트 각막의 혈관신생이 유의하게 억제되었고 생쥐에서 악성 흑색종의 폐 전이를 역시 유의하게 억제했다. 이는 생체에서 경구로 투여한 육산화사비소가 전신적인 항혈관신생 효과를 나타내는 확고한 증거이다. in vivo 실험에서 실험동물의 사망은 물론 체중감소, 배변장애, 운동장애, 이상행동 등의 경미한 부작용도 관찰되지 않아 투약의 안전성을 확인할 수 있었다.

육산화사비소는 분자량이 400에 불과한 소분자(small molecule)로써 현재 세계적인 혈관신생억제제의 개발 방향과 일치하고 있으며 본 실험에서 확인한 결과 경구투약 시 특별한 부작용 없이 저농도에서 혈관 신생을 억제하는 이상적인 혈관신생억제제의 요건을 갖추고 있음이 확인되었다. 육산화사비소는 새로운 경구용 혈관신생억제제로써 향후 다양한 고형암에 적극적인 임상활용이 기대되는 바이다. |

:: 〈암세포 세포사멸(apoptosis) 기전 연구〉

시험제목	육산화사비소(As4O6)의 항혈관신생효과에 대한 in vitro 및 in vivo 실험 (Tetraarsenic oxide, a novel orally administrable angiogenesis inhibitor)
시험목적	in vitro 실험으로 소모세혈관 내피세포(bovine capillary endothelial cell, BCE) 및 인체제대정맥 내피세포(human umbilical vein endothelial cell, HUVEC)를 이용하여 시험약물(As4O6)의 혈관 신생 억제 효과 및 기전을 확인하고 in vivo 실험으로 Sprague-Dawley rat 및 C57BL6 생쥐에서 경구투여된 시험약물(As4O6)의 전신적인 혈관 신생 억제 효과를 확인하기 위하여 실험을 실시했음.
시험기관	원자력의학원 부설 방사선의학연구소 세포생물학연구실
시험세포	소모세혈관 내피세포(bovine capillary endothelial cell, BCE) 및 인체제대정맥 내피세포(Human umbilical vein endothelial cell, HUVEC)
시험동물	Sprague-Dawley rat, C57BL6 mouse
투여용량	시험약물: 육산화사비소(As4O6), in vitro 실험: 0.01-3μM, in vivo 실험: 50mg/kg/day
시험방법	1. BCE 세포 증식 억제실험: 3ng/ml의 bFGF로 BCE 세포의 증식을 촉진시킨 후 육산화사비소를 농도별로 적용하여 증식 억제 효과를 측정했다. 2. BCE 세포의 세포주기 분석: bFGF를 가하거나 혹은 가하지 않은 BCE 세포에서 육산화사비소의 유무에 따른 세포주기를 분석했다. 3. 이동저해능력 측정(Wound migration assay): 육산화사비소의 BCE 세포이동저해능력을 측정했다. 4. 침윤억제능력 측정: modified Boyden chamber assay를 이용하여 bFGF로 유발된 BCE 세포의 침윤을 육산화사비소가 억제하는 정도를 측정했다. 5. matrix metalloproteinase (MMP)-2 분비억제 측정: 젤라틴(zymography)로 육산화사비소의 MMP-2 분비억제를 측정했다. 6. 맥관형성억제능력 측정: 육산화사비소에 의한 인체제대정맥 내피세포(Human umbilical vein endothelial cell, HUVEC)의 matrigel 내맥관 형성 억제능력을 측정했다. 7. 랫트 각막소낭혈관 신생 분석시험(Rat corneal micropocket angiogenesis assay): 랫트의 각막에 소낭을 만들고 그 안에 bFGF를 함유하는 펠렛을 넣어 각막에 신생혈관을 유발시킨 후 육산화사비소 50mg/kg를 매일 1회 경구투약 했으며, 경구투약 한 육산화사비소가 전신적인 작용으로 각막의 혈관 신생을 억제하는지 측정했다. 8. C57BL6 생쥐에서 실험적으로 유발된 B16F10 흑색종 세포주의 폐 전이 억제능력 측정시험: 흑색종 세포주를 생쥐 꼬리 정맥에 주사한 후 육산화사비소의 흑색종의 폐 전이 억제를 측정했다.

1. 세포사멸 측정:
U937 세포주에서 육산화사비소를 농도별로 세포배양액에 첨가한 후 18시간 뒤에 annexin V−FITC와 PI 염색을 하여 flow cytometry로 분석했다. 세포사멸은 0.5 − 5μM 농도에서 농도의존적으로 관찰되었다. 1μM 농도의 육산화사비소에서 53%의 세포가 annexin V−FITC에 염색되었으며 50%의 세포사멸을 유도하는 육산화사비소의 농도(IC50)는 0.2002μM이었다.

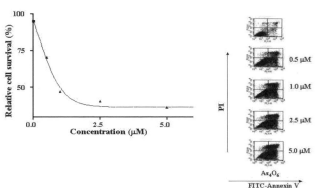

시험결과

HeLa 세포주에서 육산화사비소에 의한 DNA 단편화를 확인했다.

DNA fragmentation of HeLa, 48hr

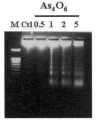

	2. 미토콘드리아 막전위 손실의 측정: U937 세포를 6시간 동안 2.5μM 육산화사비소로 처치한 후 시간별로 미토콘드리아 막전위 소실을 측정한 결과 처치 후 6시간째부터 막전위 손실이 관찰되었으며 이는 12시간 이상 지속되었다. 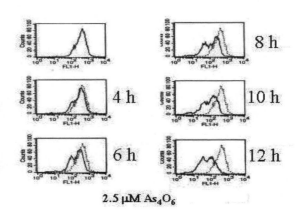 HeLa 세포주에서 미토콘드리아 막전위 소실은 농도의존적인 양상으로 나타났다. **Loss of mitochondrial membrane potential** 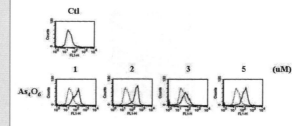
시험결과	

3. cytochrome c 측정: 미토콘드리아 막전위 손실에 의해 막이 와해되면 cytochrome c가 미토콘드리아로부터 유출되어 세포사멸 신호 전달을 초기화시키는 것으로 알려져 있으며 U937에서 육산화사비소 처치 후 10시간째에 세포질에서 유출된 cytochrome c가 검출되었다.

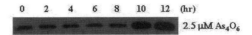

4. caspase-3 활성화 측정:
u937 세포주에서 육산화사비소로 처치 후 caspase-3와 공유결합하여 형광성을 나타내는 FAM-DEVD-FMK를 첨가하여 실험한 결과 육산화사비소에 의한 세포사멸에서 caspase-3가 활성화되는 것으로 확인되었다. Caspase-3의 활성화는 그 전구물질(32 kDa precursor)이 농도의존적으로 퇴화되는 것을 관찰함으로써 재확인되었다.

시험결과

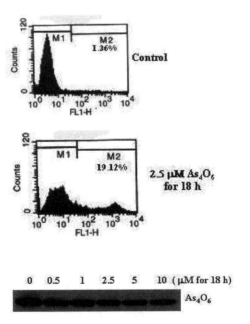

HeLa 세포주에서 procaspase-3의 퇴화가 농도의존적인 양상으로 나타나는
것을 확인했다.

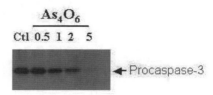

5. 세포 내 반응성 산소족(Reactive Oxygen Species, ROS)의 역할규명과
과산화수소 발생의 측정:
ROS scavenger인 N-acetryl cystein(NAC)이 육산화사비소에 의한 U937
세포사멸을 농도의존적으로 저해하는 것을 확인했다(annexin V-FITC/PI
염색법). 세포 내 과산화수소의 발생은 육산화사비소 처치 한 시간 후에
관찰되기 시작했고 최소한 5시간 동안 지속되었다. 과산화수소 scanvenging
효소인 catalase는 육산화사비소 유발 세포 사멸을 저해하여 육산화사비소에
의한 세포 사멸에 ROS, 특히 과산화수소가 결정적인 역할을 한다는 것을
확인할 수 있었다.

시험결과

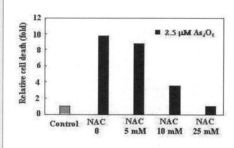

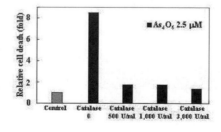

HeLa 세포주에서 육산화사비소 처치 후 일산화질소(NO)와 과산화수소의 발생을 확인했으며, NAC으로 처리했을 때 DNA 단편화가 억제되는 것을 관찰했다. 이로써 HeLa 세포주의 세포사멸에 U937 세포주와 마찬가지로 ROS가 결정적인 역할을 하는 것을 확인했다.

시험결과

NO production in HeLa, 18hr

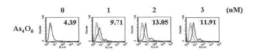

H₂O₂ production in HeLa, 30hr

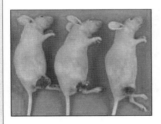
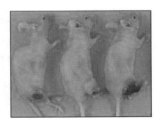

6. BALB−C−nude에서 유발시킨 HeLa xenograft에서 경구투여 육산화사비소 20mg/kg/day의 용량에 의한 종양억제효과 측정. 육산화사비소 20mg/kg/day로 15일간 경구투약 했을 때 종양이 효과적으로 억제되는 것을 확인했다.

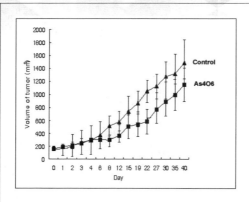

7. 각종 혈액암 및 고형암 세포주에서 육산화사비소의 세포사멸효과
측정: 각종 암세포주에서 육산화사비소의 세포사멸효과를 확인했다.
육산화사비소는 혈액암, 간암, 방광암 등 각종 암세포주에서 효과적인
세포사멸능력을 보여주었다.

시험결과

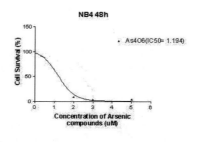

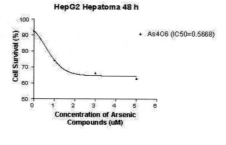

시험결과	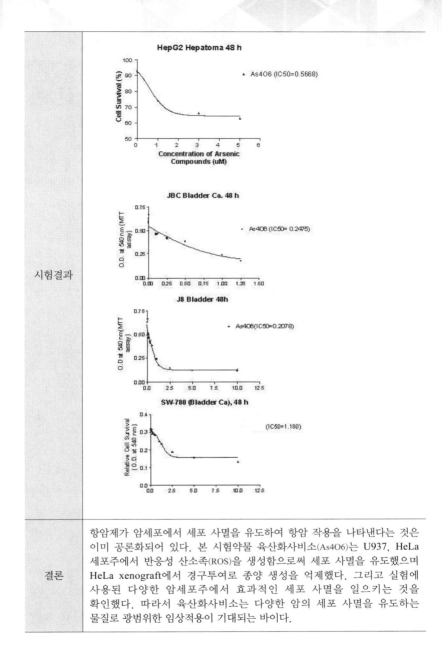
결론	항암제가 암세포에서 세포 사멸을 유도하여 항암 작용을 나타낸다는 것은 이미 공론화되어 있다. 본 시험약물 육산화사비소(As4O6)는 U937, HeLa 세포주에서 반응성 산소족(ROS)을 생성함으로써 세포 사멸을 유도했으며 HeLa xenograft에서 경구투여로 종양 생성을 억제했다. 그리고 실험에 사용된 다양한 암세포주에서 효과적인 세포 사멸을 일으키는 것을 확인했다. 따라서 육산화사비소는 다양한 암의 세포 사멸을 유도하는 물질로 광범위한 임상적용이 기대되는 바이다.

암세포에 선택적 작용

　유방암은 선진국에서 주로 발생하던 질환이었다. 그러나 후진국의 생활 수준이 선진국의 식생활로 바뀌면서 전 세계적으로 증가하는 추세를 보인다. 우리나라에서는 젊은 여성과 남성에서도 나타나고 있다. 유방암을 학문적으로 분류하면 크게 양성 유방암과 음성 유방암으로 분류할 수 있는데, 이 두 종류의 암 치료 예후는 다른 양상을 보인다.

　유방암을 진단받고 수술과 항암치료 방사선치료를 거친 뒤 예후가 좋은 경우는 대부분 양성 유방암의 진단을 받은 환자들이다. 음성 유방암의 경우는 조기에 발견하여 수술로 완전 절제와 항암치료 방사선치료와 병용하여도 2년 안에 재발할 확률이 매우 높게 나타나고 5년 생존율은 현저하게 떨어진다. 이렇게 치료의 예후가 좋지 않다 보니 미국의 한 영화배우는 가족이 삼중 음성 유방암 유전자를 가지고 있어서 양쪽 가슴 유방과 임파선까지 예방 차원에서 절제했다.

　천지산테트라스는 이번 연구를 통해서 양성 유방암과 삼중 음성 유방암에서 좋은 연구 결과를 확인했다. 비공식 임상시험에서 유방암 절제 수술을 하고 천지산테트라스를 3개월 투여 후 재발하지 않고 오래도록 생존하는 것을 보았다. 유럽에서 임상시험을 본격적으로 진행하면 좋은 결과를 얻을 것으로 기대된다.

　암 환자들은 항암제와 방사선치료를 하면서 부작용으로 고통을 호소하고 심한 부작용으로 사망하기도 한다. 대부분의 항암제는 정상세포와 암세포를 구별하지 못하고 무차별적으로 세포 사멸을 하므로 부작용이 심한 환자들은 식사도 하지 못하고 면역기능 저하로 폐렴까지 오는 경우가 있으며 신경계통이 마비되는 환자도 있다.

천지산테트라스는 40년이 넘는 세월 동안 다양한 환자들에게 치료차 사용되어 많은 과학자들과의 연구를 통하여 효능을 입증했다. 아산병원 임상시험에서 적정용량에서는 부작용이 거의 발견되지 않은 이번 연구를 통해서 부작용이 없다는 것을 확인한 연구로 성과가 크다고 생각한다.

유방암 연구를 수행하면서 천지산테트라스가 어떤 기전으로 부작용 없이 암세포에만 선택적으로 작용하며 정상세포에는 독성을 나타내지 않는다는 것을 미국의 연구기관에 RNA 분석을 통해서 확인했다. 공동연구를 진행한 하버드의대 교수님의 자문을 받아서 『네이처』 메인에 논문을 내었으나 『네이처』 자매지에 실렸다는 점이 아쉽다. 그러나 이번 연구는 정상세포에는 해를 입히지 않고 암세포에 작용하는 기전을 연구한 것으로 30년 전 주장한 무독성을 입증했다는 성과가 있다.

1. 연구개발 과제의 개요

암은 인간의 죽음을 유발하는 주요한 원인의 하나임. 2016년 WHO의 조사에 의하면 암은 죽음의 원인의 6번째를 자리를 차지하고 있지만 아직까지 암을 효과적으로 예방하거나 정상세포에 영향을 미치지 않고 치료할 수 있는 약물이나 방법이 개발되어 있지 않음(https://www.who.int/newsroom/fact-sheets/detail/the-top-10-causes-of-death)[1]. 유방암은 여성들에게 가장 흔한 암으로서 508,000명이 넘는 여성이 2011년 한 해에 유방암으로 사망함(WHO, 2013). 유방암의 생존율은 40%-

80%로 나라마다 다른 양상이며 매해 0.3%씩 증가하고 있음 [2].

지금까지 유방암 치료제들은 에스트로젠 수용체 조절자이거나, 에스트로젠 생산 저해제 혹은 HER2 같은 성장 호르몬 수용체 조절자들임 [3-6]. 따라서 이러한 물질들은 호르몬의 작용 혹은 세포 성장을 저해하여 골다공증이나 불임 같은 부작용을 초래하는 경우가 대부분임. 이에 반하여 비소는 환경물질이면서 삼산화비소의경우 말기 혈구암의 치료제로서 미국 FDA의 승인을 받고 시판되고 있기 때문에 동물을 이용한 임상실험에서 더 큰 암 억제 효과를 보이는 육산화비소의 경우 유방암 치료제로서의 개발될 가능성이 크며 기작 분석을 통하여 약물이 어떠한 작용으로 항암효과를 일으키는지 이해, 규명하는 것이 필요함 [7, 8]. 삼산화비소의 경우에 약한 농도인 0.1-0.5 μM에서는 Oncoprotein인 Promyelocytic leukemia protein-retinoic acid receptor alpha (PML-RARa)를 분해하여 세포 분화를 촉진하며 높은 농도에서는 세포 사멸을 유도한다는 연구 결과가 발표됨 [9]. 그 외에도 Jun N-terminal kinase (JNK) 활성화와 Mitochondrial transmembrane potentials를 불안정하게 하여 Caspase 3를 활성화하여 세포 사멸을 유발한다는 연구 결과 등 다수가 나와 있음 [10].

육산화비소의 경우, 삼산화비소와 다른 항암효과를 일으킨다고 생각되고 있음. 최근 연구들은 육산화비소의 항암 효과를 다양한 세포주에서 보이고 있음. 대장암에서 육산화비소가 G2/M cell cycle arrest와 세포사멸 및 autophagy를 일으키며, 또 다른 연구는 같은 세포주에서 p38 MAPK pathway를 통하여 세포 죽음을 유도하는 것을 보임 [11, 12]. 한 연구는 유방암세포인 MCF7에서 육산화비소가 NF-kB를 저해하여 TNF-a에 의한 세포사멸을 유발한다는 연구 결과를 발표함 [13].

이러한 연구 결과들은 targeted analyses로 특정한 단백질이나 유전자의 발현 및 활성 변화를 추적하여 얻어짐. 따라서 육산화비소가 단백질 혹은 유전자 전체에 미치는 영향을 분석하여 세포 전체에 미치는 영향을 총체적으로 이해하는 것이 필요하며, 그 이해를 바탕으로 육산화비소가 가장 심각하게 영향을 미치는 생물학적 Pathway를 알고 그에 따라 이 화학물질의 기작을 이해하는 것이 필수적임.

따라서 본 연구는 연구기간 (13개월) 동안 이러한 필요성에 입각하여, 유전체 분석을 통한 육산화비소의 기작을 이해하는 것에 중점을 둠. 연구 기간은 3단계로 나누어서 과제 수행해 나갔고 그 계획대로 전개되어 갔으며, 성공적인 유전체 분석이 이루어짐. 결과적으로 육산화비소가 유방암세포에 미치는 영향과 세포 사멸의 기전을 제시하게 됨.

2. 연구 수행 내용 및 연구 결과

:: 1차 분기 (2019년 6월 1일-2019년 9월 30일: 4개월)

첫 분기에는 HUMEC 유방정상세포와 MCF7 유방암세포의 배양 조건을 설립했고 세포 독성실험을 실시함. HUMEC 세포의 배양이 암세포에 비해 많이 까다롭고 성장과 분열 속도가 느려서 배지 및 컨디션을 설정하는 데 노력이 필요했음. 하지만 오랜 세포 배양의 노하우를 활용하여 어려움을 극복하고 배양 조건을 설립하여 세포를 키우는 데 성공함.

독성 실험은 처음에는 높은 농도와 낮은 농도의 넓은 범위에서 WST 실험을 통하여 실시한 후 점차 범위를 좁히면서 다음 실험에 적합한 육산화비소의 농도를 찾아나감. 처음에는 0-200μM의 농도에서 독

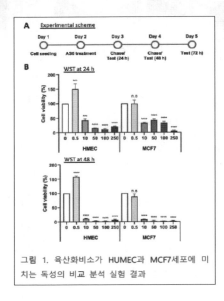

그림 1. 육산화비소가 HUMEC과 MCF7세포에 미치는 독성의 비교 분석 실험 결과

성 실험을 했고 10μM 이상에서 유방정상세포와 유방암세포 모두 사멸하는 것을 관찰하는 반면 0.5μM에서는 두 세포주에 다른 독성 양상을 보임을 발견함 (그림 1). 0.5μM에서 유방암세포는 사멸하는 반면 유방정상세포는 성장이 오히려 조금 증가하는 양상을 보임. 따라서 연이은 연구에서 0-10μM 육산화비소를 처리하여 세포 독성을 관찰함.

이 실험에서 세포 독성의 다른 양상을 보이는 농도가 1μM 이하인 것을 확인할 수 있었고, 반면 2μM 이상에서는 두 세포주에 모두 급격한 독성을 보임을 관찰하여 유방정상세포와 유방암세포의 육산화비소에 대한 LC50 값 (MCF7 cells: 0.26μM; HUMEC 2.29μM; 첨부 논문 참조)을 산출하는 데 성공함. 이 연구 결과는 육산화비소가 일정 농도에서 유방정상세포와 유방암세포에 다른 독성을 가진다는 흥미 있는 결과임.

:: 2차 분기 (2019년 10월 1일-2020년 2월 28일: 5개월)

1차 분기에서 얻은 결과를 토대로 0.5μM 육산화비소를 사용하여 유전체 분석의 하나인 Transcriptome analysis를 하기로 결정함. 이 농도에서 72시간 처리했을 때, 유방암세포는 대략 50-75%의 세포 죽음을 보이는 반면 유방정상세포는 거의 300%의 성장률을 보임. 단 24, 48

시간에서는 큰 차이를 보이지 않았음. 우리는 세포를 키운 후에 육산화비소를 0.5μM 처리하고 72시간이 지난 후에 세포를 채집하고 그 세포로부터 RNA를 추출하여 일단 세포주기에서 중요한 역할을 하는 유전자들을 Real-time PCR의 방법을 사용하여 모니터링했음. 이 실험을 통하여 유방정상세포와 유방암세포에서 p21과 Cyclin B1이 발현이 육산화비소에 의해 다른 양상의 영향을 받음을 확인할 수 있었음. 반면 Cyclin D1의 발현은 둘 다 감소되어 있어서 G1 세포주기 단계의 경우 두 세포주가 모두 저해를 받을 수도 있을 것으로 보여졌음.

전체 RNA들을 정제하여 rRNA를 제거하여 mRNA와 ncRNA들의 농도를 증가시키기 위한 노력을 함. 그 후에 이렇게 선별된 RNA들을 미국의 Omega Bioservices라는 RNA-sequencing 전문 회사에 Next-generation sequencing을 의뢰함. 육산화비소를 처리하지 않는 대조군을 포함하여 0.5μM 처리한 군을 세 개의 반복 실험을 하여 RNA를 선별했고 Quality control을 위하여 농도 및 순도를 측정함. 이후에 이 샘플들을 제출함. 샘플 제출 후에도 계속적으로 회사와의 소통을 통하여 진행 상황이 모니터링되었음.

RNA-sequencing이 완성되고 결과가 전달되었을 때, D 대학교의 교수님과 함께 Big data analysis에 들어갔음. 이들은 생물정보학을 통한 Gene ontology and pathway analysis, 또한 protein-protein interaction analysis로 이루어짐. Data mining을 통하여 이 결과들이 의미하는 것이 무엇인지에 대한 고찰과 탐색이 이루어졌음. 이러한 결과들은 그림 2와 첨부된 논문의 그림 2와 3에 잘 정리되어 있음. 결국, 육산화비소에 의하여 가장 영향을 많이 받은 Pathway들은 DNA double strand break repair (DNA 단절의 수선), cell cycle progression(세포주기의 진행),

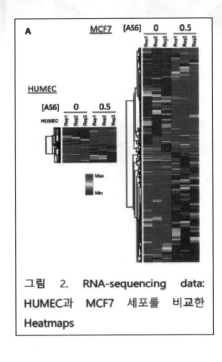

apoptosis(세포 사멸), cell stress responses(세포 스트레스 반응들)이라는 것이 밝혀짐. 또한 이 과정에 있는 주요 단백질들이 어떤 양상으로 발현에 영향을 받는지를 전체적으로 모니터링할 수 있었음. 이 과정들 중에서 저하된 과정은 DNA double strand break repair(DNA 단절의 수선), cell cycle progression(세포주기의 진행)이며 향진된 과정은 apoptosis(세포 사멸), cell stress responses(세포 스트레스 반응들)이었음. 대표적인 단

그림 2. RNA-sequencing data: HUMEC과 MCF7 세포를 비교한 Heatmaps

백질들은 ataxiatelangiectasia mutated (ATM), breast cancer susceptibility 1 (BRCA1), CDC20, BUB1 mitotic checkpoint serine/threonine kinase B (BUB1B), polo−like kinase 1 (PLK1), CDK1, checkpoint kinase 1 (CHEK1), mini−chromosome maintenance protein 4 (MCM4), CDC25A, p53, p21, BUB1B, CASP9, hypoxia−inducible factor 1−alpha (HIF1a), HSP70, HSP90 등이 있으며 이들은 위에 열거된 과정 들에서 중요한 역할을 하는 단백질들로 많은 연구가 이루어지고 있음[14−17]. 우리는 성공적인 유전체 분석을 통하여 특정한 생물학적 과정과 단백질들이 유방암세포에서 낮은 육산화비소 농도에서도 심각한 영향을 받게 됨을 발견하게 됨.

:: 3차 분기 (2020년 3월 1일-2020년 6월 30일: 4개월)

마지막 분기에는 2차 분기의 RNA-sequencing과 생물정보학 분석을 통하여 얻은 결론을 검증하고 확인하는 세포생물학적 분석에 집중했음. 우리는 계획한 대로 Real-time PCR과 Immunoblotting을 통하여 위에서 열거된 유전자들의 발현을 RNA와 단백질 수준에서 검증함에 의해 유전체 분석에서 얻어진 결과들을 성립할 수 있도록 노력함. 가장 근원적으로 유전체 불안정을 초래할 수 있는 요소인 DNA double strand break repair의 약화를 입증하기 위하여 BRCA1과 ATM을 확인했을 때, 유방암에서 유방정상세포보다 이 유전자들의 발현이 현저히 저하되어 있는 것을 관찰함 (그림 3). 이것은 RNA 수준에서뿐만 아니라 단백질 수준에서도 나타남에 의해 유방암세포에서 Double strand DNA break의 수선이 제대로 작동되지 않아 유전체의 불안정성이 증가한다는 제안을 할 수 있게 됨. 이러한 유전체의 불안정성은 세포주기의 체크포인트를 활성화시키면서 세포주기를 멈추게 하기 때문에, 세포 주기의 진행에 꼭 필수적인 유전자들인 CDC20, BUB1B, CHEK1, PLK1, MCM4, CDC25A, p21, p53의 발현을 검증했음. 이 중에서 p53와 p21은 세포 주기 조절뿐만 아니라 세포 사멸을 유도하는 데 중요한 역할

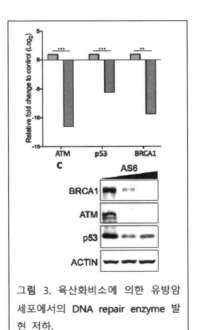

그림 3. 육산화비소에 의한 유방암 세포에서의 DNA repair enzyme 발현 저하.

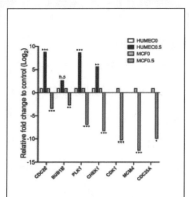

그림 4. 육산화비소에 의한 유방 암세포 특이적인 세포주기 조절 단백질 발현의 저하.

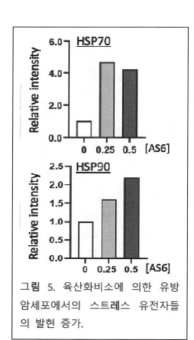

그림 5. 육산화비소에 의한 유방 암세포에서의 스트레스 유전자들 의 발현 증가.

을 함. 이 유전자들의 발현이 유방 정상세포와 유방암세포에서 다른 양상으로 조절되었고, 세포 주기 조절 유전자들의 발현이 육산화비 소를 처리한 유방암세포에서 현저 히 저하됨이 증명되었음 (그림 4). P21과 p53의 발현이 각각 증가, 저하된 것이 특이했는데, 기존에 생각했던 것과 달리 p53의 발현의 저하가 세포 사멸을 유발한다는 최근 연구 논문이 있었음. P21의 발현의 증가는 p53에 의해 유도된 것이 아닌 것으로 보여짐.

육산화비소가 처리된 유방암 세포에서 세포 사멸에 관련되는 DNA 가수분해 효소인 CASP9 의 발현이 Real-time PCR과 RNA-sequencing 결과에서 증가 됨을 확인했고, HIF1a의 발현이 RNA와 단백질 수준에서 모두 놀 랄만하게 증가되는 것을 발견함. 더욱이, HIF1a에 의해 상호조절을 받는 스트레스 유전자들인 HSP70, HSP90의 발현이 증가된 것을 전사, 번역 수준에서 관찰하여 육산화비소가 유방암세포에 미치는 스트레스 수준이 증가된 것을 보여주고 있었음 (그림 5).

이러한 결과들을 종합하여 보면, 육산화비소가 0.5μM 수준의 낮은 농도에서 유방암세포의 세포사멸을 초래하는 기작을 확인, 제시할 수 있었음. 우리는 육산화비소가 DNA 절단을 제대로 복구할 능력을 잃음에 따라 유전체불안정성을 초래함에 의해 세포주기를 방해하고, 지속되는 유전체불안정성과 함께 세포 스트레스의 증가는 결국 세포사멸 기작을 활성화한다고 제시함.

▌ 3. 연구개발 결과의 중요성

본 연구를 통하여 육산화비소가 농도에 의존적으로 유방정상세포와 유방암세포에서 양상이 다른 독성을 나타냄을 최초로 보일 수 있었음. 이것은 육산화비소가 특정 농도일 때 정상세포에 영향을 적게 주면서 암세포에 특이적으로 작용할 수 있다는 것을 제시할 수 있는 실험적 증명의 하나임. 우리는 육산화비소 0.5μM 수준의 농도(0 〈 [AS4O6] ≤ 1)가 유방암세포 특이적인 독성을 보임을 밝혀냄.

중요하게도, 육산화비소의 항암기작을 전사체 분석을 통하여 도출해 낼 수 있었음. RNA sequencing 연구는 무척 성공적으로 이루어졌고, 유전자 발현에 육산화비소가 미치는 영향을 총체적으로 분석했다는데 큰 의미가 있음. 실제로 현재 항암제로 쓰이고 있는 삼산화비소와 비교를 할 수 있었다면 더욱 학문적, 의학적으로 중요한 결과를 도출할 수 있었을 것임. 하지만 그렇지 않더라도 비소의 유방암세포에 대한 영향을 유전자 발현의 관점에서 보았다는 것과, 또한 유방정상세포와 유방세포에서 다른 유전자 발현의 양상을 증명했다는 것은 중요한 결과로써 기여도가 크다고 판단됨. 또한 유전자 발현의 연구를 통하여 육산화비소가 단기간, 장기간에 걸쳐 유방조직이나 인체에 어떤 영향을 주게 될 것인지 유출이 가능하게 했음. 육산화비소를 항암제로 개발함에 있어서 정상세포에 영향을 적게 주면서 암세포 사멸을 유발할 수 있는 혈액 중의 이 화학물질의 농도를 모니터링하는 것이 중요하다는 제한을 할 수 있음.

육산화비소가 수용성이기 때문에 세포막을 투과하기 어렵고 쉽게 인체 외부로 배출이 된다는 선행 연구 결과가 있음. 그럼에도 불구하고 육산화비소는 유방암세포 내부의 유전체 안정성과 유전자 발현에 큰 영향을 미친다는 것을 본 연구 결과로부터 알 수 있었음. 환경물질로 인식되고 있는 비소가 어떻게 세포 내에 이러한 영향을 주는지, 어떤 신호 전달 체계를 사용하는지에 대한 연구가 요구되며 MCF7 세포 외에 다른 유방암세포들에서도 비슷한 민감성과 독성을 보이는지에 대한 연구가 이루어져야 할 것임.

결론적으로 유방암세포에서의 유전체분석을 이용한 육산화비소 기작 연구는 유방암 항암제로서의 개발에 꼭 필수적인 이해를 제공했다고 판단됨.

| 4. 참고문헌

1. Schirrmacher V: From chemotherapy to biological therapy: A review of novel concepts to reduce the side effects of systemic cancer treatment (Review). Int J Oncol 2019, 54(2):407−419.
2. Siegel RL, Miller KD, Jemal A: Cancer statistics, 2020. CA Cancer J Clin 2020, 70(1):7−30.
3. Lo YC, Cormier O, Liu T, Nettles KW, Katzenellenbogen JA, Stearns

T, Altman RB: Pocket similarity identifies selective estrogen receptor modulators as microtubule modulators at the taxane site. Nat Commun 2019, 10(1):1033.

4. Waks AG, Winer EP: Breast Cancer Treatment: A Review. JAMA 2019, 321(3):288−300.

5. Lewis−Wambi JS, Kim H, Curpan R, Grigg R, Sarker MA, Jordan VC: The selective estrogen receptor modulator bazedoxifene inhibits hormone−independent breast cancer cell growth and down−regulates estrogen receptor alpha and cyclin D1. Mol Pharmacol 2011,80(4):610−620.

6. Pernas S, Tolaney SM: HER2−positive breast cancer: new therapeutic frontiers and overcoming resistance. Ther Adv Med Oncol 2019, 11:1758835919833519.

7. Sharma AK, Tjell JC, Sloth JJ, Holm PE: Review of arsenic contamination, exposure through water and food and low cost mitigation options for rural areas. Applied Geochemistry 2014, 41:11−33.

8. Miller WH, Jr., Schipper HM, Lee JS, Singer J, Waxman S: Mechanisms of action of arsenic trioxide. Cancer Res 2002, 62(14):3893−3903.

9. Jeanne M, Lallemand−Breitenbach V, Ferhi O, Koken M, Le Bras M, Duffort S, Peres L, Berthier C, Soilihi H, Raught B et al: PML/RARA oxidation and arsenic binding initiate the antileukemia response of As2O3. Cancer Cell 2010, 18(1):88−98.

10. Kajiguchi T, Yamamoto K, Hossain K, Akhand AA, Nakashima I, Naoe T, Saito H, Emi N: Sustained activation of c−jun−terminal kinase (JNK) is closely related to arsenic trioxideinduced apoptosis in an acute myeloid leukemia (M2)−derived cell line, NKM−1. Leukemia 2003, 17(11):2189−2195.

11. Nagappan A, Lee WS, Yun JW, Lu JN, Chang SH, Jeong JH, Kim GS, Jung JM, Hong SC: Tetraarsenic hexoxide induces G2/M arrest, apoptosis, and autophagy via PI3K/Akt suppression and p38 MAPK activation in SW620 human colon cancer cells. PLoS One 2017,

12(3):e0174591.

12. Iwama K, Nakajo S, Aiuchi T, Nakaya K: Apoptosis induced by arsenic trioxide in leukemia U937 cells is dependent on activation of p38, inactivation of ERK and the Ca2+−dependent production of superoxide. Int J Cancer 2001, 92(4):518−526.

13. Kim MJ, Jung JH, Lee WS, Yun JW, Lu JN, Yi SM, Kim HJ, Chang SH, Kim GS, Hong SC et al: Arsenic hexoxide enhances TNF−alpha−induced anticancer effects by inhibiting NF−kappaB activity at a safe dose in MCF−7 human breast cancer cells. Oncol Rep 2014, 31(5):2305− 2311.

14. Gatei M, Scott SP, Filippovitch I, Soronika N, Lavin MF, Weber B, Khanna KK: Role for ATM in DNA damage−induced phosphorylation of BRCA1. Cancer Res 2000, 60(12):3299−3304.

15. Wright WD, Shah SS, Heyer WD: Homologous recombination and the repair of DNA doublestrand breaks. J Biol Chem 2018, 293(27):10524−10535.

16. Bunch H: Role of genome guardian proteins in transcriptional elongation. FEBS Lett 2016, 590(8):1064−1075.

17. Semmler L, Reiter−Brennan C, Klein A: BRCA1 and Breast Cancer: a Review of the Underlying echanisms

*

다음은 논문 원본으로 자세한 내용은 『네이처』지 홈페이지의 https://www.nature.com/articles/s41598-021-82551-3에서 볼 수 있다.

:: Arsenic hexoxide has differential effects on cell proliferation and genome—wide gene expression in human primary mammary epithelial and MCF7 cells

www.nature.com/scientificreports

scientific reports

Check for updates

OPEN

Arsenic hexoxide has differential effects on cell proliferation and genome-wide gene expression in human primary mammary epithelial and MCF7 cells

Donguk Kim[1,7], Na Yeon Park[2,7], Keunsoo Kang[3], Stuart K. Calderwood[4], Dong-Hyung Cho[2], Ill Ju Bae[5⊠] & Heeyoun Bunch[1,6⊠]

Arsenic is reportedly a biphasic inorganic compound for its toxicity and anticancer effects in humans. Recent studies have shown that certain arsenic compounds including arsenic hexoxide (As$_4$O$_6$; hereafter, AS6) induce programmed cell death and cell cycle arrest in human cancer cells and murine cancer models. However, the mechanisms by which AS6 suppresses cancer cells are incompletely understood. In this study, we report the mechanisms of AS6 through transcriptome analyses. In particular, the cytotoxicity and global gene expression regulation by AS6 were compared in human normal and cancer breast epithelial cells. Using RNA-sequencing and bioinformatics analyses, differentially expressed genes in significantly affected biological pathways in these cell types were validated by real-time quantitative polymerase chain reaction and immunoblotting assays. Our data show markedly differential effects of AS6 on cytotoxicity and gene expression in human mammary epithelial normal cells (HUMEC) and Michigan Cancer Foundation 7 (MCF7), a human mammary epithelial cancer cell line. AS6 selectively arrests cell growth and induces cell death in MCF7 cells without affecting the growth of HUMEC in a dose-dependent manner. AS6 alters the transcription of a large number of genes in MCF7 cells, but much fewer genes in HUMEC. Importantly, we found that the cell proliferation, cell cycle, and DNA repair pathways are significantly suppressed whereas cellular stress response and apoptotic pathways increase in AS6-treated MCF7 cells. Together, we provide the first evidence of differential effects of AS6 on normal and cancerous breast epithelial cells, suggesting that AS6 at moderate concentrations induces cell cycle arrest and apoptosis through modulating genome-wide gene expression, leading to compromised DNA repair and increased genome instability selectively in human breast cancer cells.

Abbreviations
MCF7	Michigan Cancer Foundation 7
HUMEC	Human mammary epithelial cell
WHO	World Health Organization
ER	Estrogen receptor
APL	Acute promyelocytic leukemia
PML-RARα	Promyelocytic leukemia protein-retinoic acid receptor α
HIV-1	Human immunodeficiency virus-1

[1]School of Applied Biosciences, College of Agriculture and Life Sciences, Kyungpook National University, Daegu 41566, Republic of Korea. [2]School of Life Sciences, BK21 Four KNU Creative Bioresearch Group, Kyungpook National University, Daegu 41566, Republic of Korea. [3]Department of Microbiology, College of Natural Sciences, Dankook University, Cheonan 31116, Republic of Korea. [4]Department of Radiation Oncology, Beth Israel Deaconess Medical Center, Harvard Medical School, Boston, MA 02115, USA. [5]Department of Drug Development, Chemas Pharmaceuticals, Seoul 06163, Republic of Korea. [6]Department of Applied Biosciences, College of Agriculture and Life Sciences, Kyungpook National University, Daegu 41566, Republic of Korea. [7]These authors contributed equally: Donguk Kim and Na Yeon Park. ⊠email: cjsbjj@gmail.com; heeyounbunch@gmail.com

Scientific Reports | (2021) 11:3761 | https://doi.org/10.1038/s41598-021-82551-3

nature portfolio

DEGs	Differentially expressed genes
GO	Gene ontology
PPI	Protein–protein interaction
ATM	Ataxia-telangiectasia mutated
BRCA1	Breast cancer susceptibility 1
HDR	Homology-directed DNA double strand break repair
BUB1B	BUB1 mitotic checkpoint serine/threonine kinase B
PLK1	Polo-like kinase 1
CHEK1	Checkpoint kinase 1
MCM4	Mini-chromosome maintenance protein 4
APC/C	Anaphase promoting complex
HIF1α	Hypoxia-inducible factor 1α

Cancer is one of the leading causes of human mortality; according to the World Health Organization (WHO), it ranked sixth among the top 10 causes of global death in 2016 (https://www.who.int/news-room/fact-sheets/detail/the-top-10-causes-of-death). Although a measurable number of cancers are both preventable and treatable, no anticancer drug or method has yet been developed to prevent and treat cancers effectively without affecting normal cells[1]. Over many years, researchers worldwide have made extensive and rigorous efforts to identify and develop such drugs. Breast cancer is the most common cancer in women. It is estimated that more than 508,000 women worldwide died from breast cancer in 2011 (WHO, https://www.who.int/cancer/detection/breastcancer/en/index1.html), and about 42,170 women have died from the disease so far in 2020 in the USA (American Cancer Society, https://www.cancer.org/cancer/breast-cancer/about/how-common-is-breast-cancer.html). The disease affects both developed and developing countries similarly[2]. The survival rates among breast cancer patients with the current remedies are low and vary by country, ranging from 40 to 80%[2]. The worldwide incidence has been increasing by 0.3% per year[2].

Current chymotherapy treatments for breast cancer can be categorized as selective estrogen receptor (ER) modulators, estrogen production inhibitors, and cell growth receptor modulators[4,5]. Most estrogen receptor modulators resemble the hormone estrogen and, although ineffective at triggering ER mediated transcription, bind to the estrogen receptor instead of the hormone to prevent breast cancer cells from proliferating[6]. Aromatase inhibitors block the production of estrogen[7]. Biological response modulators target specific proteins on the cell surface of breast cancer cells (e.g. HER2) to suppress their growth[8]. Yet because these drugs affect both normal and cancerous breast cells, side effects, including neuropathy, osteoporosis, infertility, lymphedema, and more, are inevitable.

Arsenic, a naturally forming element that often occurs in combination with sulfur and other metals, is an environmental contaminant found in drinking water[9]. The WHO and the International Agency for Research on Cancer categorize inorganic arsenic as carcinogenic, and provisional guidelines recommend a concentration below 10 μg/L[10]. However, it has been reported that about 50 countries around the world have drinking water with concentrations of inorganic arsenic over the recommended level[11,12]. Exposure to inorganic arsenic over a prolonged period of time is reportedly linked to the occurrence of skin, bladder, and lung cancers[13,14].

Two inorganic arsenic compounds—arsenic trioxide and arsenic hexoxide (AS_4O_6 hereafter, AS6)—have already been used or developed as anticancer medications. Arsenic trioxide (AS_2O_3) has been developed into a commercially available cancer drug to treat acute promyelocytic leukemia (APL) with few and relatively mild adverse effects[15,16]. It works by targeting diverse cellular pathways that lead to apoptosis and myeloid differentiation in APL, although its mechanisms have not been completely known[16]. Some studies suggest that arsenic trioxide treatment leads to apoptosis as a result of Jun N-terminal kinase suppression and collapse of mitochondrial transmembrane potentials to activate caspase 3[17,18]. Another study has proposed that arsenic trioxide at low concentrations between 0.1 and 0.5 μM promotes cell differentiation by degrading promyelocytic leukemia protein-retinoic acid receptor alpha (PML-RARα) oncoprotein[19,20] while inducing apoptosis at higher concentrations between1 and 2 μM[21]. It is interesting that arsenic trioxide and all-trans retinoic acid exhibit synergic effects to cure APL[22]. For example, in one study, 2-year event-free survival rates were 97% for an arsenic trioxide-all-trans retinoic acid group and 86% for an all-trans retinoic acid/chemotherapy group[23]. In addition, arsenic trioxide eradicates latent human immunodeficiency virus-1 (HIV-1) by reactivating latent provirus in CD4 + T cells and increasing immune responses in HIV-1 patients[24]. This study showed that arsenic trioxide treatment downregulates CD4 receptors and CCR5 co-receptors of CD4+ T cells that can interfere with viral infection and rebound[24].

AS6 is another arsenic compound that has been investigated and developed as an anticancer drug[25-29]. It has been suggested that AS6 has distinctive anticancer effects from arsenic trioxide[30]. Two recent studies indicated that AS6 induces apoptosis, G2/M cell cycle arrest, and autophagy in colon cancers[26]. Using targeted approaches, the studies suggested that AS6 induces cell death through effects on the p38 MAPK pathways in a colon cancer cell line, SW620 cells[26]. Another study reported that AS6 inhibits NF-κB to stimulate TNF-α-induced cell death in MCF7 cells[31]. In spite of these efforts, the effects and anticancer mechanisms of AS6 on human cells are not completely understood and require unbiased approaches to identify them. In addition, it is important to determine whether AS6 differentially affects normal and cancerous cells and to what extent.

To address these questions, we have compared the cytotoxicity of AS6 in normal and cancerous breast epithelial cells, human mammary epithelial normal cells (HUMEC), and Michigan Cancer Foundation 7 (MCF7) cells. An interesting finding was that MCF7 cells were much more susceptible to AS6 than HUMEC, and some major cell cycle factors were differentially regulated in these cells by AS6. Therefore, we further investigated the impact of AS6 on genomic expression and used RNA-sequencing (RNA-seq) analysis to analyze the changes in expression of all protein-coding and non-coding genes in these cells with or without AS6 treatment. Strikingly, AS6 altered the transcription of a large number of genes in MCF7 cells whereas much fewer genes were differentially expressed in HUMEC in the same condition. Our bioinformatics analyses have identified a number of cellular pathways that were significantly impacted by AS6 in MCF7 cells. The downregulated pathways included cell cycle progression, DNA replication, and DNA repair whereas the upregulated pathways involved apoptosis and stress-response. Furthermore, we validated these genomic data through the real-time PCR and immunoblotting analyses to quantify the expression of several critical genes at the RNA and protein levels. Our intriguing results suggest that AS6 treatment at concentrations between 0.1 and 1 µM increases cellular stress and genomic instability, ultimately inducing cell cycle arrest and apoptosis in MCF7 cells, but not in HUMEC. Our results therefore, provide the essential and fundamental understanding of the cytotoxicity, anticancer effects, and genome regulation of AS6 for the future evaluations and applications in the environmental and medical fields.

Materials and methods

Chemicals. Arsenic hexoxide (AS_4O_6, AS6) used in this study was provided by Chemas Co., LTD (Seoul, South Korea). AS6 was invented by Ill Ju Bae and Zenglin Lian and was manufactured by the company. The chemical properties and purity of AS6 were validated through the analytical chemical methods. AS6 has been patented for treating breast cancer under a United States patent number US 10,525,079 B2 since January 7, 2020. AS6 was provided as a 2.5 mM stock solution dissolved in water.

Cell culture. Primary mammary normal epithelial cells (HUMEC, ATCC PCS-600-010) and MCF7 (ATCC HTB-22) were purchased from the American Type Culture Collection (ATCC, USA). The cells were cultured at 37 °C in a 5% CO_2 incubator. HUMEC were maintained in HuMEC Ready Medium containing HuMEC Basal Serum Free Medium, HuMEC Supplement, and bovine pituitary extract (Cat # 12752-010, Thermo Fisher Scientific, USA). MCF7 cells were cultured in DMEM (Cat # 10013CV, Corining, USA) containing 10% fetal bovine serum (FBS, Gibco, USA) and 1% penicillin/streptomycin (P/S, Thermo Fisher, USA).

Cytotoxicity test. HUMEC and MCF7 cells were grown to 70–80% confluence in a 10 cm dish before splitting into a 96 well plate. Approximately 4×10^3 cells were seeded in each well and AS6 was applied according to indicated concentrations. After 24–72 h incubation, 10% (w/v) of water soluble tetrazolium salt (WST, DoGen Inc., South Korea) was added to each well, following the manufacturer's instruction. Intensity of orange color developed from the enzyme–substrate reaction was measured at 450 nm using spectrophotometry (BMG Labtech, Germany). Cell images were taken by Olympus IX-71 microscope (Olympus, Japan) equipped with objective lenses (Olympus LUCPLFLN20X, Olympus, Japan), a camera (Olympus XM10, Olympus, Japan), and a light source (Olympus TH4-200, Olympus, Japan). Images were acquired, using CellSens Standard Imaging software (Olympus, Japan).

RNA-seq. Cell culture and RNA preparation were performed as described in[32]. HUMEC and MCF7 cells were grown to 60–70% confluence in 6-well plates and the media were exchanged with the fresh complete media including AS6 at final concentration of 0.5 µM or H_2O only as an untreated control. After 50 h incubation, the cells were washed with cold PBS once and scraped. The cells were washed again with cold PBS twice before extracting total RNA molecules using Qiagen RNeasy Kit (Qiagen, Germany). The cDNA construction and RNA sequencing were commercially performed by Omega Bioservices (https://omegabioservices.com, USA) using the manufacturer's typical procedure as previously reported (https://www.ncbi.nlm.nih.gov/geo/query/acc.cgi?acc=GSM471292.[33]. The RNA concentration and integrity were assessed using Nanodrop 2000c (Thermo Fisher Scientific, USA) and Agilent 2200 Tapestation instrument (Agilent Technologies, USA). One microgram of total RNA was used to prepare Ribo-Zero RNA-Sequencing (RNA-Seq) libraries. Briefly, ribosomal RNA (rRNA) is removed using biotinylated, target-specific oligos combined with Ribo-Zero rRNA removal kit (Illumina, USA). After purification, the RNA is fragmented into small pieces using divalent cations under elevated temperature. First-strand cDNA syntheses were performed at 25 °C for 10 min, 42 °C for 15 min and 70 °C for 15 min, using random hexamers and ProtoScript II Reverse Transcriptase (New England BioLabs, USA). In a second strand cDNA synthesis the RNA templates were removed, and a second replacement strand was generated by incorporation dUTP (in place of dTTP, to keep strand information) to generate ds cDNA. The blunt-ended cDNA was cleaned up from the second strand reaction mix with beads. The 3' ends of the cDNA were then adenylated and followed by the ligation of indexing adaptors. PCR (15 cycles of 98 °C for 10 s, 60 °C for 30 s and 72 °C for 30 s) were used to selectively enrich those DNA fragments that have adapter molecules on both ends and to amplify the amount of DNA in the library. The libraries were quantified and qualified using the Agilent D1000 ScreenTape on a 2200 TapeStation instrument. The libraries were normalized, pooled and subjected to cluster and pair-read sequencing was performed for 150 cycles on a HiSeqX10 instrument (Illumina, USA), according to the manufacturer's instructions.

Bioinformatics. Sequenced reads were trimmed to remove portions of poor sequenced quality (Phred score <20) and/or contaminated adapter sequences using Trim Galore (version 0.6.4; https://www.bioinformatics.babraham.ac.uk/projects/trim_galore/). Trimmed reads were aligned to the human reference genome (hg38 assembly) using STAR (version 2.7.3a)[34] with default parameters. The abundance of transcripts was quantified using StringTie (version 2.0.6)[35] by means of transcripts per million (TPM). Then, differentially expressed genes (DEGs) were identified using DESeq2 (version 1.24.0)[36] with an adjusted p-value cutoff of 0.05. Among the identified DEGs, transcripts showing less than two fold-change between comparisons and average TPM value of 1 across samples were further discarded. Heatmaps were generated using the Morpheus web application (https://software.broadinstitute.org/morpheus/) with the min–max normalization. Hierarchical clustering of genes in the heatmaps was conducted by the average linkage algorithm with the one-minus pearson correlation metric. GO and PPI analyses of DBGs were performed using Metascape[36] (https://metascape.org/).

Real-time PCR. Cell culture and RNA preparation for real-time PCR were performed as described in[37]. HUMEC and MCF7 cells were grown to 60–70% confluence in six well plates and were replaced with the fresh media before applying AS6 to the target concentrations. After 48–72 h incubation, the cells were washed with cold PBS once and scraped. The cells were washed again with cold PBS twice before the total RNA molecules were extracted using the Qiagen RNeasy kit. cDNAs were constructed from 136 to 600 ng of the collected RNAs using ReverTra Ace qPCR RT Master Mix (Toyobo, Japan). cDNA was analyzed through qPCR using SYBR Green Realtime PCR Master Mix (Toyobo, Japan), according to the manufacturer's instructions (QuantStudio3 Real-Time PCR System, Applied Biosystems, Thermo Fisher Scientific, USA). The thermal cycle used was 95 °C for 1 min as pre-denaturation, followed by 45 cycles of 95 °C for 15 s, 55 °C for 15 s, and 72 °C for 45 s. The primers used for the experiments were purchased from Integrated DNA technology (USA) and are summarized in Table S1.

Western blot. MCF7 cells were grown in 6 well plates for Western blots and were washed with cold PBS twice and scraped in RIPA buffer (Cell signaling, USA). Protein amount in each sample was measured through Bradford assay using Bio-Rad Protein Assay Dye Reagent Concentrate (Bio-Rad, USA) and spectrophotometry at 595 nm (BMG Labtech, Germany). From the measured protein concentration, a total of 20 µg of proteins per sample was loaded on 6–12% SDS-polyacrylamide gels, and transferred to PVDF or nitrocellulose membrane (Bio-Rad, Thermo Fisher Scientific, USA). After blocking with 4–5% skim milk (MBcell, South Korea) in TBST including 20 mM Tris (Sigma, USA), 140 mM NaCl (Thermo Fisher Scientific, USA), and 0.05% Tween 20 (Sigma, USA), the membrane was probed with indicated primary antibodies. Anti-BUB1B (A300-386A) and anti-BRCA1 (A300-000A) antibodies were purchased from Bethyl laboratories (USA); anti-PLK1 (sc-17783), anti-CDC25A (sc-7389), anti-CDC20 (sc-13162), anti-CHEK1 (sc-8408), anti-CDKN1A (sc-6246), anti-HSP90 (sc-69703) and anti-HSP70 (sc-32239) antibodies were purchased from Santa Cruz Biotechnology (USA); anti-CCNB1 (#4135) and anti-HIF1α (#14179) antibodies were purchased from Cell Signaling Technology (USA); anti-ATM (ab78) and anti-MCM4 (ab4459) antibodies were purchased from Abcam; anti-ACTA1 (ACTIN, MAB1501) was purchased from Sigma Aldrich (USA). Antibodies were validated for Western blotting by the manufacturers. Antibody were diluted in 1:300–1:2000 in blocking solution for usage as recommended by the manufacturers. For protein detection, the membranes were incubated with HRP-conjugated mouse and rabbit secondary antibodies (Cell Signaling Technology, 7076S and 7074S) and signals were detected with ExWestLumi Plus or Western blotting Luminol Reagent (ATTO, WSE-7120L, Japan; sc-2048, Santa Cruz Biotechnology, USA). Image J software (National Institute of Health, USA) was used to measure the band intensity of immunoblotting.

Statistical analyses. Statistical analyses were performed as described in[37]. One-way ANOVA, followed by a Tukey's HSD test, were used to determine differences in toxicity percentages ($P < 0.05$) (SAS for Window release 6, SAS Institute). Log-probit regression was used to determine the LC$_{50}$ based on corrected mortality from different chemical concentrations (SAS for Windows release 6, SAS Institute). All analyses were performed in SAS version 9.4. One- or two-way ANOVA was used to determine differences ($P < 0.05$) for mRNA quantification and RNA-seq. Graphs were drawn using Prism 8 (GraphPad, Inc., San Diego, CA, USA).

Results

Although AS6 reportedly induces cell death in colon and breast cancer cells[26,31], preliminary clinical data suggested that it might have few and mild side effects in humans (CA Patent #: CA2298093C). These findings suggest that the compound affects normal and cancer cells differentially, inducing potentially more serious cytotoxicity in the cancer cells. Therefore, we first tested whether the cytotoxicity of AS6 differs between the normal and cancerous mammary epithelial cells, HUMEC and MCF7 cells. Cells were treated with AS6 at concentrations of 0, 0.5, 10, 50, 100, and 200 µM and were monitored for viability at 24 h and 48 h with the WST assay (Fig. 1A). The results clearly showed that AS6 was toxic to both cell types within 24 h at concentrations over 10 µM (Fig. 1B; Supplementary Fig. S1A). Both types of cells, when treated with 10 µM AS6, had survival rates less than 10% at 48 h (Fig. 1B; Supplementary Fig. S1B), which indicates the significant cytotoxicity of AS6 to human mammary cells at this concentration. Interestingly however, the treatment with 0.5 µM AS6 resulted in differential responses between HUMEC and MCF7 cells: HUMEC increased in population, whereas MCF7 cell numbers decreased at 48 h (Fig. 1B; Supplementary Fig. S1B). Microscopic observation suggested that HUMEC grew normally, whereas the growth of MCF7 cells was markedly compromised with 0.5 µM AS6 at 48 h (Supplementary Fig. S1B).

Next, we investigated AS6 cytotoxicity to HUMEC and MCF7 cells at lower concentrations surrounding 0.5 µM: 0, 0.1, 0.25, 0.5, 1, 2, 5, and 10 µM. Cells were treated with AS6 for 72 h, and then the viability of cells was measured with WST assay. The results showed a dose-dependent cell death in MCF7 cells (Fig. 1C; Supplementary Fig. S1C). By contrast to this, HUMEC showed a biphasic effect dependent on the concentration of AS6: AS6 up to 1 µM did not interfere with cell growth, and even seemed to stimulate it, whereas concentrations over 2 µM did interfere with growth (Fig. 1C; Supplementary Fig. S1C). For example, the treatment with 1 µM AS6 for 72 h increased the density of viable cells to 278% in HUMEC but decreased cell density to 27% in MCF7 cells, about a 73% reduction (Fig. 1C; Supplementary Fig. S1C). It should be noted that the changes in the cell growth and morphology mediated by AS6 were microscopically clear and dramatically distinct (Supplementary Fig. S1C), which suggests a different susceptibility to AS6, between the HUMEC and MCF7 cells. Indeed, the LC$_{50}$ values derived from the experiments were 8.8 times higher value for MCF7 cells than HUMEC, at 0.26 µM versus 2.29 µM, respectively (Table 1). This demonstrates that the malignant MCF7 cells are more susceptible to AS6 than HUMEC.

To understand the effect of AS6 on gene expression, we monitored the transcription of critical cell cycle regulatory genes *cyclin B1*, *cyclin D1*, and *p21*. HUMEC and MCF7 cells were incubated with AS6 for 48 h before the

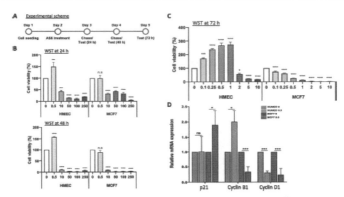

Figure 1. AS6 has markedly differential cytotoxic effects in HUMEC and MCF7 cells. (A) Timeline for cytotoxicity assays. A brief experimental scheme from cell seeding to WST assays. (B) WST data with 0–250 μM AS6 (X-axis) treated for 24 h (top) and 48 h (bottom) in HUMEC and MCF7 cells. $n=8$; throughout the legends, n indicates the number of biological replicates. Error bars show standard deviations (s.d.). n.s, not significant; ***P < 0.001; ****P < 0.0001. (C) WST data with 0–10 μM AS6 (X-axis) treated for 72 h in HUMEC and MCF7 cells. $n=8$; error bars show s.d.; *P < 0.05; ***P < 0.001; ****P < 0.0001. (D) RT-qPCR results of the quantification of p21, cyclin B1, and cyclin D1 mRNAs in AS6-treated HUMEC and MCF7 cells. ACTIN was used as a reference gene for normalization. $n=3$; error bars show s.d.; *P < 0.05; **P < 0.005.

Cell type	LC$_{50}$ (μM)	95% CI (lower–upper)	Slope ± SEM	χ^2 (df)
MCF7	0.26	0.13–0.40	1.6228 ± (0.2450)	20.29 (5)
HUMEC	2.29	n/a	1.6263 ± (0.4754)	2.97 (1)

Table 1. LC$_{50}$ of AS6 for HUMEC and MCF7 cells. CI confidence interval; the LC$_{50}$ value was calculated using percentage mortality; n/a no confidence interval observed and therefor no probit analysis performed; SEM standard error of mean.

reverse transcription quantitative PCR analysis (RT-qPCR). In line with the differential cytotoxicity of AS6 to HUMEC and MCF7 cells, expression of cyclin B1 increased in HUMEC and decreased in MCF7 cells (Fig. 1D). Cyclin B1 decreased significantly to less than 40% of the untreated control, which suggests a possible disruption of the G$_2$–M cell cycle transition[38] in MCF7 cells (Fig. 1D). By contrast, cyclin D1 was reduced in both HUMEC and MCF7 cells, suggesting a delayed G$_1$–S transition[39] upon the treatment with AS6 (Fig. 1D). Interestingly, the mRNA expression level of p21 was increased in MCF7 cells but was unchanged in HUMEC (Fig. 1D). p21 is a potent cyclin-dependent kinase inhibitor that arrests G$_1$, S, and G$_2$ progression by interfering various CDKs including CDK1, 2, 4, and 6[40]. We conclude that AS6 inhibits cell cycle progression through the G$_1$, S, and G$_2$ phase more extensively in MCF7 cells than it does in HUMEC.

We were prompted by these findings to further understand the impact of AS6 on the genome-wide gene expression in HUMEC and MCF7 cells using the RNA-seq analysis. Briefly, cells were treated with AS6 at a final concentration of 0.5 μM for 50 h, and the total RNA was collected in triplicates. To enhance the mRNA and ncRNA coverage, we depleted rRNAs before sequencing the collected RNA pool. A total of 81,702 and 91,152 protein-coding and non-protein coding genes in HUMEC and MCF7 cells were successfully sequenced (Supplementary Fig. S2A; Supplementary Data 1). The number of the genes, whose expression was increased or decreased more than twofold with statistical significance (|log$_2$fold-change|> 1, p value < 0.05) when compared to untreated control, was 1233 and 7374 in HUMEC and MCF7 cells, respectively (Fig. 2A,B; Supplementary Data 1). Of these, 1059 and 5297 genes were differentially expressed more than fourfold in HUMEC and MCF7 cells, respectively (Fig. 2B; Supplementary Data 2). The heat maps of the differentially expressed genes

nature portfolio

5

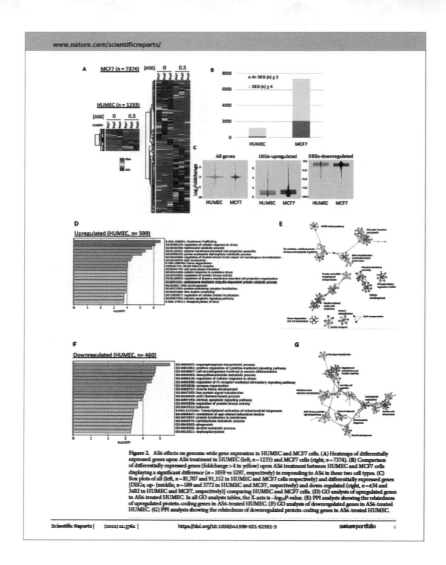

Figure 2. AS6 effects on genome-wide gene expression in HUMEC and MCF7 cells. (A) Heatmaps of differentially expressed genes upon AS6 treatment in HUMEC (left; n = 1233) and MCF7 cells (right; n = 7374). (B) Comparison of differentially expressed genes (foldchange > 4 in yellow) upon AS6 treatment between HUMEC and MCF7 cells displaying a significant difference (n = 1059 vs 5297, respectively) in responding to AS6 in these two cell types. (C) Box plots of all (left, n = 81,707 and 91,152 in HUMEC and MCF7 cells respectively) and differentially expressed genes [DEGs; up- (middle, n = 599 and 3772 in HUMEC and MCF7, respectively) and down-regulated (right, n = 634 and 3502 in HUMEC and MCF7, respectively)] comparing HUMEC and MCF7 cells. (D) GO analysis of upregulated genes in AS6-treated HUMEC. In all GO analysis tables, the X-axis is −log₁₀P-value. (E) PPI analysis showing the relatedness of upregulated protein-coding genes in AS6-treated HUMEC. (F) GO analysis of downregulated genes in AS6-treated HUMEC. (G) PPI analysis showing the relatedness of downregulated protein-coding genes in AS6-treated HUMEC.

A

Upregulated (MCF7, n= 2815)

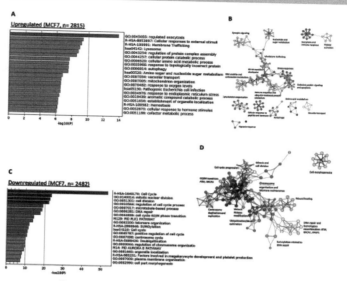

GO:0045055: regulated exocytosis
R-HSA-8953897: Cellular responses to external stimuli
R-HSA-199991: Membrane Trafficking
hsa04142: Lysosome
GO:0043254: regulation of protein complex assembly
GO:0044257: cellular protein catabolic process
GO:0006520: cellular amino acid metabolic process
GO:0035966: response to topologically incorrect protein
GO:0006914: autophagy
hsa00520: Amino sugar and nucleotide sugar metabolism
GO:0007034: vacuolar transport
GO:0007005: mitochondrion organization
GO:0070482: response to oxygen levels
hsa05130: Pathogenic Escherichia coli infection
GO:0019439: aromatic compound catabolic process
GO:0051650: establishment of organelle localization
R-HSA-109582: Hemostasis
GO:0032870: cellular response to hormone stimulus
GO:0051189: cofactor metabolic process

-log10(P)

B

C

Downregulated (MCF7, n= 2482)

R-HSA-1640170: Cell Cycle
GO:0140014: mitotic nuclear division
GO:0051301: cell division
GO:0010564: regulation of cell cycle process
GO:0007017: microtubule-based process
GO:0006281: DNA repair
GO:0044839: cell cycle G2/M phase transition
M129: PID PLK1 PATHWAY
GO:0032200: telomere organization
R-HSA-2999168: EUROlyteliss
hsa01310: Cell cycle
GO:0045787: positive regulation of cell cycle
GO:0007099: centrosome cycle
R-HSA-5689426: Doubleglillation
GO:0059306: regulation of chromosome organization
M14: PID AURORA B PATHWAY
GO:0031640: organelle localization
R-HSA-983231: Factors involved in megakaryocyte development and platelet production
GO:0007009: plasma membrane organization
GO:0052990: cell part morphogenesis

-log10(P)

D

Figure 3. AS6 significantly disturbs critical biological pathways in MCF7 cells. (A) GO analysis of upregulated genes in AS6-treated MCF7 cells. (B) PPI analysis showing the relatedness of upregulated protein-coding genes in these cells. (C) GO analysis of downregulated genes in AS6-treated MCF7 cells showing a severe impairment of cell cycle and growth. (D) PPI analysis showing the marked relatedness of downregulated protein-coding genes in AS6-treated MCF7 cells.

(|log₂fold-change|> 1, p value < 0.05, n = 1233 and 7374 in HUMEC and MCF7 cells, respectively) clearly showed that many more genes, exceeding six times, were significantly affected in MCF7 cells than HUMEC by AS6 (Fig. 2A,B; Supplementary Data 3). All and differentially expressed genes (|log₂fold-change|> 1, p value < 0.05) in HUMEC and MCF7 cells were compared in box plots (Fig. 2C). The genes that were up- and down-regulated (|log₂fold-change|> 2, p value < 0.05; n = 599 and 460, respectively) in HUMEC were categorized by Gene Ontology (GO) analysis. The upregulated genes were involved in membrane trafficking and assembly, cell cycle transition, stress response, and DNA double strand break repair by homologous recombination (n = 599; Fig. 2D). A protein–protein interaction (PPI) network was constructed to identify the correlation among these differentially expressed protein-coding genes (Fig. 2E; Supplementary Fig. S3A). The downregulated genes were constituents of Ras signal transduction, oxidative stress response, and apoptosis pathways (n = 460; Fig. 2F). A PPI analysis of the downregulated protein-coding genes showed the networks and the degree of correlations of these genes (Fig. 2G; Supplementary Fig. S3B).

The genes in MCF7 cells, whose mRNA levels increased or decreased (|log₂fold-change|> 1, p value < 0.05; n = 2815 and 2482) as a result of AS6 treatment were subjected to GO and PPI analyses (Fig. 3A–D). We observed some common pathways affected by AS6 between HUMEC and MCF7 cells (Supplementary Fig. S3A). On the other hand, unfolded protein response, exocytosis, stress response (Fig. 2D; Supplementary Fig. S3A). On the other hand, unfolded protein response, exocytosis, apoptosis, hypoxia response, and ER stress response pathways were uniquely and significantly increased in MCF7 cells but not in HUMEC (Figs. 2D–G, 3A–D). Figures 3B and Supplementary Fig. S3C summarize the PPI network of those genes that were increased, compared to the untreated control. Strikingly, the genes downregulated upon AS6 treatment (n = 2482) greatly affected the cell cycle including mitotic nuclear division, cell division, cell

HUMEC	
Upregulated pathways	Membrane trafficking and assembly
	Cellular responses to stresses
	Nucleotide and protein catabolic pathways
	Double strand DNA break repair through homologous recombination
	Heme degradation
	NCOR-HDAC3 complex
	Cell cycle transition
	Regulation of protein kinases
Downregulated pathways	Organophosphate biosynthetic process
	Cytokine-mediated signaling pathway
	Deoxyribonucleotide metabolic pathway
	Muscle tissue development
	Ras protein signaling transduction
	Intrinsic apoptotic pathway
	Transcriptional activation of mitochondrial biogenesis
	Carbohydrate and alcohol metabolic pathways
MCF7	
Upregulated pathways	Exocytosis
	Cellular responses to external and internal stimuli and stresses
	Membrane trafficking
	Protein catabolic processes
	Autophagy
	Amino-sugar metabolism
	Vacuolar transport
	Mitochondria organization
Downregulated pathways	Cell cycle
	Mitosis and G2/M transition
	DNA repair
	Telomere organization
	Sumoylation
	Centrosome cycle
	Deubiquitination
	Regulation of chromosome organization
	Aurora B pathway
	Membrane organization
	Cellular morphogenesis

Table 2. Biological pathways that are affected by AS6 in HUMEC and MCF7 cells.

cycle processes, microtubule-based processes, and G_2/M phase transition (Fig. 3C,D). Other categories are closely related to cell growth and the cell cycle included DNA repair, telomere organization, the centrosome cycle, and regulation of chromosome organization (Fig. 3C,D). PPI analysis intriguingly showed the close relationship of downregulated protein-coding genes for the cell cycle progression/cell growth and genome integrity (Fig. 3D; Supplementary Fig. S3D). These results suggested that AS6 inhibits the cell cycle progression at the level of gene expression, resulting in the reduced cell viability as shown in the cytotoxicity analyses (Fig. 1B,C). Tables 2 and 3 summarize and compare the pathways and representative protein-coding genes differentially affected by AS6 with statistical significance in HUMEC and MCF7 cells.

The RNA-seq and GO analyses suggested that modest concentrations of AS6 induced more deleterious cellular stresses in MCF7 cells than HUMEC (Figs. 2D, 3A). In addition, the analyses indicated that AS6 treatment resulted in the impairment of DNA repair function, the arrest of cell cycle progression, and the activation of apoptosis, uniquely in MCF7 cells, but not in HUMEC (Figs. 2D–G, 3A–D). We interpret this to mean that MCF7 cells and HUMEC have profoundly different sensitivity to AS6 at concentrations below 1 μM. It is plausible that MCF7 cells undergo apoptosis because increased genomic instability halts cell cycle progression. We conjecture that this genomic instability may be attributed to impaired DNA repair function in AS6-treated MCF7 cells.

The expression of a few critical protein-coding genes that were significantly affected by AS6 and are involved in cellular stress, DNA repair, cell cycle progression, and apoptosis was validated through real-time PCR and Western blotting. HUMEC and MCF7 cells were treated with AS6 at either 0.25 or 0.5 μM for 72 h and total RNAs or proteins were extracted. RNA-seq and bioinformatics analyses indicated that RNA expression of representative DNA repair proteins for DNA double strand break, including ataxia-telangiectasia mutated (*ATM*) and breast

HUMEC	Involved biological pathways
Upregulated genes	
CHEK1, HDAC3, NCOR1, SIRT6, RNF185	Cellular responses to stress
BUB1B, CDC20, CCNB1, PLK1, POLR2A, DROSHA, ALDOA	Nucleotide and protein catabolic pathways
STAT6, PARP3, PPP4C, SUMO1, E2F7, KPNA2, XRCC6, TCF2, SMG1	Double strand DNA break repair through homologous recombination
CDK6, CDK19, KIF14, ENSA, CEP72	Heme degradation
Downregulated genes	
MED1, HIF1A, NCOA6	Organophosphate biosynthetic process
ARHGDIA, LPAR1, CDH13, PLD1, OGT, NRG1, CDC42EP3, PDCD10, RAB7B	Ras protein signaling transduction
CASP4, CASP9, DDX3X, MUC1, SOD2, URI1, BCLAF1, PDCD10, RRM2B, PRR7, CSK, DAB1, DLG1, INPP5K	Intrinsic apoptotic pathway
MCF7	
Upregulated genes	
ARF1, FLNA, EXOSC3, CLU, SURF4, VAMP7	Exocytosis
HSPA4, HSP90AA1, BAG2, HSPA1B, HSPA6, HSPA1A	Cellular responses to internal stresses
PSME2, PSME3, PSME7, PSMC5, PSMD11, PSMD6, CUL1, USP1, BAG2, USP3, USP14, PARK7, NEDD4L, NUPR1, USF36, UBE2Z, UBR1	Protein catabolic processes
BCLAF1, BCL10	Autophagy
Downregulated genes	
CDK1, CDC25A, CDKN2A, CENPE, CENPF, CENPI, MCM4, MCM7, POLD2, POLE2, AURKA, TOP2A, YWHAH, AURKB, KIF23, PLK4, CHEK2, POLA2, AURKB, CHEK2, E2F8, WEE1	Cell cycle
ATM, ATR, BRCA1, BLM, BIRCC3, APEX1, POLK, CRY2, CDPS7II, MSH6, KAT5, RECQL, PALB2, RAD9A, RAD21, RAD51, EME1, TP53, DDX11, TP73, MSH2, PARP1, RAD64L, TRIP13, RECQL4, RNASEH2A, RUVL2, TREX1	DNA repair
POLD2, POLE2, RFC1, RFC4, CT3, XRCC3, BLM, H3-3A, MKS1,	Telomere organization
BIRC5, BMI1, DDX17, ESR1, H4C1, H4C2, NRBP1, NUP43, SENP2, TDG, TFAP2A, ZBED1	Sumoylation

Table 3. Representative protein-coding genes significantly affected by AS6 in HUMEC and MCF7 cells.

cancer susceptibility 1 (*BRCA1*)[42], was notably reduced in AS6-treated MCF7 cells (Fig. 4A; Supplementary Fig. S4A; Table 3). These proteins are essential for homology-directed DNA double strand break repair (HDR)[42,43], which is error-free[43,44]. Because of the enhanced genomic fidelity that can be achieved by HDR compared to non-homologous end joining, these repair proteins are considered to be critical, and their mutations or malfunctions have been implicated in various cancers[45,46]. In particular, *ATM* and *BRCA1* mutations are strongly linked to breast cancers[47,48]. An inherited mutated copy of ATM confers an increased risk of developing breast cancer as well as pancreatic, prostate, colon, and other cancers[49]. *BRCA1* is a potent tumor suppressor gene, whose mutations increase the risk for breast and ovarian cancers[46]. Such mutations also increase the risk for other cancers including pancreatic cancer, prostate cancer, and cervical cancers[50]. In addition, BRCA1 deficiency can lead to an accumulation of DNA double strand breaks in genes activated by estrogen receptor[50]. p53 (TP53) is a critical genome guardian protein that senses the status of DNA breaks and genome integrity, leading to DNA repair, cell cycle arrest, or apoptosis[51]. Real-time PCR using AS6-treated HUMEC and MCF7 cells indicated reduced *BRCA1* and *ATM* expression in MCF7 but not in HUMEC (Fig. 4B). In particular, *BRCA1* mRNA levels decreased more than 80% in MCF7 cells compared to the control. *ATM* expression was downregulated in both HUMEC and MCF7 cells but more significantly and extensively in MCF7 cells (Fig. 4B). Immunoblotting results demonstrated that the protein levels of BRCA1 and ATM as well as p53 (for p53, also see below) were dramatically reduced by AS6 treatment in MCF7 cells (Fig. 4C; Supplementary Fig. S4A). These data suggest malfunctions in HDR and the sensing of DNA breaks and an increase in genome instability in MCF7 cells that are treated with AS6.

Next, we examined and validated the genes known to regulate cell cycle progression that were differentially expressed between HUMEC and MCF7 cells in RNA-seq analysis (Fig. 4D). Of such genes, CDC20, BUB1 mitotic checkpoint serine/threonine kinase B (*BUB1B*), polo-like kinase 1 (*PLK1*), CDK1, checkpoint kinase 1 (*CHEK1*), mini-chromosome maintenance protein 4 (*MCM4*), and *CDC25A* were selected for validation through the real-time PCR and immunoblotting analysis (Fig. 4E; Supplementary Fig. S4B). CDC20 is an important regulator of cell division that activates anaphase promoting complex (APC/C) and also interacts with BUB1B[52,53]. BUB1B encodes a kinase that functions in mitosis by inhibiting APC/C and ensuring kinetochore localization in CENPE and thus is required for a proper progression of mitosis[54]. PLK1 functions throughout the M phase of the cell cycle, phosphorylating many cell-cycle regulators, including BUB1B and cyclin B1[55,56]. PLK1 is important for the initiation of anaphase, the removal of cohesins, and spindle assembly[57]. CDK1 is a central cyclin-dependent kinase required for progression through the G2 and M phases[58]. CHEK1 is an essential protein that senses DNA damage to activate DNA repair machinery and cell cycle checkpoints throughout the cell cycle[59]. CDC25A is a

nature portfolio

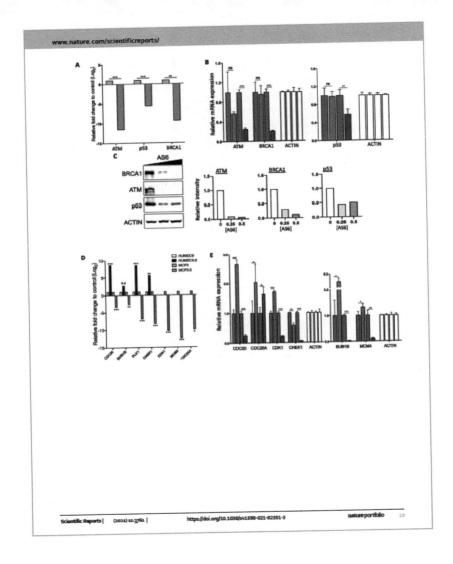

376 • 암을 치료하는 세포사멸기전 **파이롭토시스**

◀ **Figure 4.** AS6 regulates DNA repair, cell cycle, and apoptosis in MCF7 cells. (A) Key DNA repair genes affected by AS6. RNA-seq data showing a markedly reduced expression of *ATM*, *p53*, and *BRCA1* in AS6-treated MCF7 cells. Light grey, untreated control; light pink, 0.5 μM AS6-treated cells. $n = 3$; **$P < 0.005$; ***$P < 0.0005$. (B) Real-time PCR data showing the expression of *ATM*, *p53*, and *BRCA1* in AS6-treated HUMEC and MCF7 cells. *ACTIN* was used as a reference gene for a normalization. From left to right bars, untreated control HUMEC, 0.5 μM AS6-treated HUMEC, untreated control MCF7 cells, 0.5 μM AS6-treated MCF7 cells. $n = 3$; error bars show s.d.; **$P < 0.005$; ***$P < 0.0001$. (C) Immunoblotting results showing a markedly reduced protein expression of ATM, p53, and BRCA1 in AS6-treated MCF7 cells. ACTIN was used as a loading control. Left, immunoblots; right, quantitative presentations of the signals, normalized with the control. AS6 concentrations in μM. Signal intensity of immunoblotting results throughout this manuscript was measured by Image J. Full-length blots were presented in Supplementary Fig. S4A. (D) Key cell cycle regulators affected by AS6. RNA-seq data showing a significantly reduced expression of *CDC20*, *BUB1B*, *PLK1*, *CHEK1*, *CDK1*, *MCM4*, and *CDC25A* in AS6-treated MCF7 cells but not in HUMEC. White, untreated control HUMEC; light pink, 0.5 μM AS6-treated HUMEC; Light grey, untreated control MCF7 cells; light pink, 0.5 μM AS6-treated MCF7 cells. $n = 3$; *$P < 0.05$; **$P < 0.001$; ***$P < 0.0001$; ****$P < 0.00001$. (E) Real-time PCR results confirming the reduced mRNA expression of *CDC20*, *BUB1B*, *CHEK1*, *CDK1*, and *MCM4* in AS6-treated MCF7 cells but not in HUMEC. *ACTIN* was used as a reference gene for a normalization. From left to right bars, untreated control HUMEC, 0.5 μM AS6-treated HUMEC, untreated control MCF7 cells, 0.5 μM AS6-treated MCF7 cells. $n = 3$; error bars show s.d.; *$P < 0.05$; **$P < 0.005$; ***$P < 0.0001$. (F) Immunoblotting results demonstrating a dramatically disrupted protein expression of critical cell cycle regulators CDC20, BUB1B, PLK1, CHEK1, MCM4, CDC25A, cyclin B1, and p21 in AS6-treated MCF7 cells. ACTIN was used as a loading control. Left, immunoblots; right, quantitative presentations of the immunoblotting signals, normalized with the loading control. AS6 concentrations in μM. Full-length blots were presented in Supplementary Fig. S4B. (G) Key apoptotic factors affected by AS6. Real-time PCR results of *CASP9* showing its increased mRNA expression in MCF7 cells but not in HUMEC. *ACTIN* was used as a reference gene for a normalization. From left to right bars, untreated control HUMEC, 0.5 μM AS6-treated HUMEC, untreated control MCF7 cells, 0.5 μM AS6-treated MCF7 cells. $n = 3$; error bars show s.d.; *$P < 0.05$. (H) Immunoblotting showing a marked increase of HIF1α protein expression (left) and the quantification of the signal intensity (right) in AS6-treated MCF7 cells. ACTIN was used as a loading control. Full-length blots were presented in Supplementary Fig. S4C. (I) RNA-seq data of *HSP70* and *HSP90* mRNA expression in AS6-treated MCF7 cells. Light grey, untreated control; light pink, 0.5 μM AS6-treated cells. $n = 3$; **$P < 0.001$; ***$P < 0.0001$. (J) Real-time PCR results validating the increased *HSP70* and *HSP90* mRNA expression in AS6-treated MCF7 cells but not in HUMEC. From left to right bars, untreated control HUMEC, 0.5 μM AS6-treated HUMEC, untreated control MCF7 cells, 0.5 μM AS6-treated MCF7 cells. $n = 3$; error bars show s.d.; **$P < 0.005$; ***$P < 0.0001$. (K) Immunoblotting showing increased HSP70 and HSP90 protein expression (left) and the quantification of the signal intensity (right) in AS6-treated MCF7 cells. ACTIN was used as a loading control. Full-length blots were presented in Supplementary Fig. 4D.

phosphatase that removes the inhibitory phosphorylation from CDKs and controls the entry into the S and M phases[60]. MCM4 is a DNA helicase, an essential factor initiating genome replication in the S phase[61]. mRNA levels of these genes were compared in control and AS6-treated HUMEC and MCF7 cells. The results showed that mRNA expression of *CDC20*, *CDK1*, *MCM4*, *CHEK1*, and *BUB1B* was markedly reduced in AS6-treated MCF7 cells (Fig. 4E), which suggests a mechanism for the marked inhibition of cell cycle progression. By contrast, these mRNA levels were upregulated or less affected in HUMEC (Fig. 4E). These findings are consistent with the results of the cytotoxicity data (Fig. 1), which showed a deteriorated cell growth caused by AS6 in MCF7 cells. Immunoblotting results clearly showed that BUB1B, PLK1, CDC20, cyclin B1, CHEK1, and MCM4 were downregulated in AS6-treated MCF7 cells (Fig. 4F; Supplementary Fig. S4B). The mRNA expression of *CDC25A* was modestly increased in both HUMEC and MCF7 cells (Fig. 4E, F). However, its protein level was decreased in MCF7 cells (Fig. 4E, F; Supplementary Fig. S4B). Consistent with the RT-PCR results (Fig. 1D, 4F), protein levels of p21 were moderately increased in these cells. These data demonstrate that AS6 effectively deregulates the cell cycle in MCF7 cells. It potently interferes with the gene expression of central cell cycle regulators, important for the progression through the S and M phases, inhibiting the cell growth and proliferation in MCF7 cells.

A few genes that were differentially expressed in MCF7 cells are involved in the apoptotic pathway. These genes were *p53*, *p21*, *BUB1B*, *CASP9*, and hypoxia-inducible factor 1-alpha (*HIF1α*)[62–64]. Some of these genes, including *BUB1B*, *p53*, and *p21*, are also regulators of the cell cycle (Fig. 4A–F). The apoptotic pathway was shown to be stimulated in AS6-treated MCF7 cells but to be downregulated in HUMEC (Figs. 2F, 3A). The differential expression of these genes was validated through real-time PCR and Western blotting. mRNA expression of *CASP9* was markedly increased in MCF7 cells but not in HUMEC upon AS6 treatment (Fig. 4G). However, as discussed above, the expression of *p53* was decreased in the AS6-treated MCF7 cells (Fig. 4A–C). It appears that the decrease in *p53* could be anti-apoptotic[65,66]. However, some studies indicate that a reduction or deficiency in *p53* promotes genomic instability by compromising DNA double strand break repair and thus apoptosis[67], which suggests that the deregulation of p53, rather than an increase or decrease in expression, results in cell cycle arrest and apoptosis. As shown in Figs. 1D and 4E, in spite of the decrease in p53, the induction of p21 could be indicative of DNA damage and the onset of apoptosis in AS6-treated MCF7 cells[68]. The reduction in *BUB1B* mRNA and protein levels also supports an increase in chromosomal instability and apoptosis in MCF7 cells treated with AS6 (Fig. 4E, F). In addition, immunoblotting showed a dramatic increase in HIF1α expression upon the treatment with AS6 (Fig. 4H; Supplementary Fig. S4C). HIF1α is activated by hypoxia and can trigger apoptosis for a prolonged hypoxic condition[63,69]. HIF1α and heat-shock proteins have a close functional relationship. HIF1α

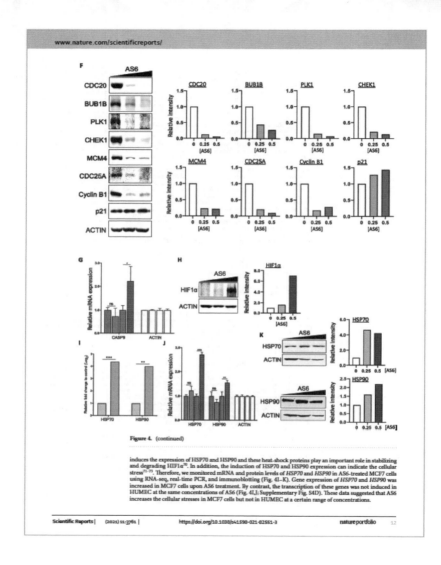

Figure 4. (continued)

induces the expression of HSP70 and HSP90 and these heat-shock proteins play an important role in stabilizing and degrading HIF1α[70]. In addition, the induction of HSP70 and HSP90 expression can indicate the cellular stress[71-73]. Therefore, we monitored mRNA and protein levels of HSP70 and HSP90 in AS6-treated MCF7 cells using RNA-seq, real-time PCR, and immunoblotting (Fig. 4I–K). Gene expression of HSP70 and HSP90 was increased in MCF7 cells upon AS6 treatment. By contrast, the transcription of these genes was not induced in HUMEC at the same concentrations of AS6 (Fig. 4L; Supplementary Fig. S4D). These data suggested that AS6 increases the cellular stresses in MCF7 cells but not in HUMEC at a certain range of concentrations.

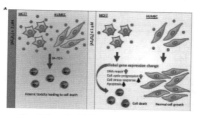
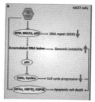

Figure 5. Proposed model of AS6 effects in normal mammary epithelial cells vs MCF7 cells. (A) In our study, it is shown that AS6 over 2 μM is toxic to both HUMEC and MCF7 cells to induce apoptotic cell death. By contrast, AS6 has cytotoxicity selectively to MCF7 cells, but not in HUMEC, at milder concentrations below 1 μM. Pinkish hexamers, AS6; rounded cells, apoptotic cells; upward arrow, upregulation; downward arrow; downregulation. (B) Proposed mode of action of AS6 (AS₄O₆). AS6 at milder concentrations might effectively target cancer cells to apoptotic cell death without much affecting normal cells. AS6 impairs the synthesis of key DNA repair enzymes for homologous recombination, which leads to genome instability. A potent CDKs/cyclins inhibitor p21 is activated to arrest the cell cycle while cell stress responses are provoked to facilitate the cell decision to apoptosis.

Discussion

In this study, we used RNA-seq analysis to evaluate the effects of AS6 on genome-wide gene expression in human mammary epithelial cells for the first time to our knowledge. The effects of AS6 were compared in primary normal cells (HUMEC) and representative malignant cancer cells (MCF7 cells). This work contributes to the field of AS6 chemotherapy by elucidating the medicinal effects of a chemical molecule through whole transcriptome analysis to better understand its molecular mechanisms and physiological impacts and by comparing the differential effects of this chemical in normal and cancerous mammary cells. Gene expression analyses provide essential information on the immediate and long-term effects of compounds on cells, which are the basic units of all life. We found that AS6 has distinctive gene expression profiles and cytotoxicity in these cancerous and normal breast epithelial cells at concentrations where AS6 differentially targets malignant cells, findings which are important to consider in developing a treatment for breast cancer based on AS6.

Our transcriptome analysis indicated that AS6 targets specific pathways in MCF7 cells concentrated on regulating the cell cycle, DNA repair, and apoptosis (Fig. 3A–D). The apoptotic pathways were upregulated whereas cell cycle and DNA repair mediators were downregulated in AS6-treated MCF7 cells (Figs. 3A–D, 4A–F). By contrast, AS6 suppressed the genes involved in apoptosis while activating the genes that regulate DNA repair and the cell cycle in HUMEC (Fig. 2D–G). In addition, the cytotoxicity analysis showed differential susceptibility to AS6 between these two cells, with an LC₅₀ value for MCF7 cells about tenfold lower than that for HUMEC (Fig. 1; Table 1). These results suggest more devastating effects of AS6 in cancer cells than in the normal mammary epithelial cells. In fact, we observed increased cell viability when HUMEC were treated with AS6 at concentrations up to 1 μM (Fig. 1C). The trend shown by our cytotoxicity data for HUMEC resembled the hormetic curve⁷⁴, a cellular biphasic response to a substance. It would be interesting, in future studies, to validate the differential sensitivity of normal and cancerous mammary cells by testing other primary and cancer cells and to understand what attributes to the difference in future.

The transcriptome study here showed that the DNA repair system, in particular, homologous recombination is markedly impaired in AS6-treated MCF7 cells. Moreover, the increased expression of HIF1α and heat shock proteins indicates that cells provoke stress responses under the influence of AS6 at given concentrations (Fig. 4H–J). We propose that the weakened homologous recombination is destructive to the cell cycle progression because of genomic instability⁷⁵,⁷⁶. Improper DNA repair is likely to activate the cell cycle checkpoints, halts the cell cycle and to induce apoptosis in the AS6-treated MCF7 cells. In previous studies, AS6-mediated apoptosis was reported in other cell lines, including SW620 and MCF7 cells²⁶,³¹,⁷⁷. Those studies, which used targeted approaches, proposed an AS6-driven apoptosis through NFκB inhibition and MAPK activation³⁶,⁷⁷. The present study, which used an unbiased screening, suggests that the induction of apoptosis attributes to genomic instability, resulting from the severe reduction in key DNA repair enzymes, including BRCA1, ATM, p52, ATR, and RAD51 in AS6-treated MCF7 cells (Figs. 3C,D, 4A–C; Table 3). Mutations and deregulation of these enzymes have been reported in cancers⁴¹,⁴⁷,⁴⁹⁻⁵¹,⁷⁶. Therefore, the mechanism by which AS6 regulates the expression of these enzymes would be an important question to answer for future work.

The differential sensitivity to AS6 between HUMEC and MCF7 cells is note-worthy. At 0.5 μM AS6, HUMEC did not show malfunctions in DNA repair or cell cycle arrest while MCF7 cells did. AS6 is commonly poisonous to both cells at concentrations over 2 μM (Figs. 1B,C, 5A). We suggest that this critical difference in response at certain concentrations might be advantageous for treating breast cancers without affecting the normal cells and tissues. Arsenic trioxide is a successful anti-leukemia drug without serious side effects³²,³³. This feature may be

nature portfolio

common to AS6 and arsenic trioxide. However, a transcriptome study that subjected the placenta to prenatal arsenic exposure found that somewhat different pathways were regulated[29], compared to those in the current study. Comparison of this study with our current findings suggest a tissue-specific regulation by different arsenic compounds, which requires further study.

Conclusions

Our novel findings suggest that AS6 at concentrations below 1 μM shows distinctive cytotoxicity and gene regulation profiles in a normal mammary epithelial and MCF7 cells: non-toxic and subtle changes in gene regulation in HUMEC but toxic and devastating alterations in gene regulation in MCF7 cells (Fig. 5A). The genomics data presented here suggest the mechanisms by which AS6 functions to suppress the proliferation of MCF7 cells. AS6 signaling obstructs the transcription of DNA repair enzymes whose function is crucial for homology-directed DNA double strand break repair. The genome becomes unstable, and this instability triggers the cell cycle arrest and apoptosis (Fig. 5A,B). In addition, AS6 provokes cell stress responses that promote apoptosis in MCF7 cells (Fig. 5B). By contrast, the primary mammary epithelial cells show much greater resilience to AS6 at these same concentrations, in terms of the cellular stress level, cell growth, and the number of AS6-affected genes and -pathways (Fig. 5A). Therefore, we propose that AS6 below 1 μM induces cytotoxicity and derailed gene expression leading to cellular apoptosis in MCF7 cells, and potentially in malignant breast cancer cells, with milder impacts on surrounding normal breast cells.

Data availability

All data are available in the manuscript or the supplementary material. The RNA-seq data has been deposited into NCBI Gene Expression Omnibus under accession number GSE157574.

Received: 20 October 2020; Accepted: 21 January 2021
Published online: 12 February 2021

References

1. Schirrmacher, V. From chemotherapy to biological therapy: A review of novel concepts to reduce the side effects of systemic cancer treatment (Review). *Int. J. Oncol.* 54(2), 407–419 (2019).
2. Coleman, M. P. et al. Cancer survival in five continents: A worldwide population-based study (CONCORD). *Lancet Oncol* 9(8), 730–756 (2008).
3. Siegel, R. L., Miller, K. D. & Jemal, A. Cancer statistics, 2020. *CA Cancer J. Clin.* 70(1), 7–30 (2020).
4. Waks, A. G. & Winer, E. P. Breast cancer treatment: A review. *JAMA* 321(3), 288–300 (2019).
5. Lo, Y. C. et al. Pocket similarity identifies selective estrogen receptor modulators as microtubule modulators at the taxane site. *Nat. Commun.* 10(1), 1033 (2019).
6. Lewis-Wambi, J. S. et al. The selective estrogen receptor modulator bazedoxifene inhibits hormone-independent breast cancer cell growth and down-regulates estrogen receptor alpha and cyclin D1. *Mol. Pharmacol.* 80(4), 610–620 (2011).
7. Fabian, C. J. The what, why and how of aromatase inhibitors: Hormonal agents for treatment and prevention of breast cancer. *Int. J. Clin. Pract.* 61(12), 2051–2063 (2007).
8. Pernas, S. & Tolaney, S. M. HER2-positive breast cancer: New therapeutic frontiers and overcoming resistance. *Ther. Adv. Med. Oncol.* 11, 1758835919833519 (2019).
9. Sharma, A. K., Tjell, J. C., Sloth, J. J. & Holm, P. E. Review of arsenic contamination, exposure through water and food and low cost mitigation options for rural areas. *Appl. Geochem.* 41, 11–33 (2014).
10. Brammer, H. & Ravenscroft, P. Arsenic in groundwater: A threat to sustainable agriculture in South and South-east Asia. *Environ. Int.* 35(3), 647–654 (2009).
11. Rasheler, M. The arsenic contamination of drinking and groundwaters in Bangladesh: Featuring biogeochemical aspects and implications on public health. *Arch. Environ. Contam. Toxicol.* 75(1), 1–7 (2018).
12. Rodriguez-Lado, L. et al. Groundwater arsenic contamination throughout China. *Science* 341(6148), 866–868 (2013).
13. Smith, H. et al. Cancer risks from arsenic in drinking water. *Environ. Health Perspect.* 97, 259–267 (1992).
14. Ratnaike, R. N. Acute and chronic arsenic toxicity. *Postgrad. Med. J.* 79(933), 391–396 (2003).
15. Lisi, A. et al. Opportunities for Trisenox (arsenic trioxide) in the treatment of myelodysplastic syndromes. *Leukemia* 17(8), 1499–1507 (2003).
16. Miller, W. H. Jr., Schipper, H. M., Lee, J. S., Singer, J. & Waxman, S. Mechanisms of action of arsenic trioxide. *Cancer Res.* 62(14), 3893–3903 (2002).
17. Kajiguchi, T. et al. Sustained activation of c-jun-terminal kinase (JNK) is closely related to arsenic trioxide-induced apoptosis in an acute myeloid leukemia (M2)-derived cell line, NKM-1. *Leukemia* 17(11), 2189–2195 (2003).
18. Iwama, K., Nakajo, S., Aiuchi, T. & Nakaya, K. Apoptosis induced by arsenic trioxide in leukemia U937 cells is dependent on activation of p38, inactivation of ERK and the Ca2+-dependent production of superoxide. *Int. J. Cancer* 92(4), 518–526 (2001).
19. Huynh, T. T. et al. Retinoic acid and arsenic trioxide induce lasting differentiation and demethylation of target genes in APL cells. *Sci. Rep.* 9(1), 9414 (2019).
20. Jeanne, M. et al. PML/RARA oxidation and arsenic binding initiate the antileukemia response of As2O3. *Cancer Cell* 18(1), 88–98 (2010).
21. Shen, Z. X. et al. Use of arsenic trioxide (As2O3) in the treatment of acute promyelocytic leukemia (APL). II. Clinical efficacy and pharmacokinetics in relapsed patients. *Blood* 89(9), 3354–3360 (1997).
22. Masciarelli, S. et al. Retinoic acid and arsenic trioxide sensitize acute promyelocytic leukemia cells to ER stress. *Leukemia* 32(2), 285–294 (2018).
23. Burnett, A. K. et al. Arsenic trioxide and all-trans retinoic acid treatment for acute promyelocytic leukaemia in all risk groups (AML17): Results of a randomised, controlled, phase 3 trial. *Lancet Oncol.* 16(13), 1295–1305 (2015).
24. Yang, Q. et al. Arsenic trioxide impacts viral latency and delays viral rebound after termination of art in chronically SIV-infected macaques. *Adv. Sci. (Weinh)* 6(13), 1900319 (2019).
25. Gwak, H. S. et al. Tetraarsenic oxide-induced inhibition of malignant glioma cell invasion in vitro via a decrease in matrix metalloproteinase secretion and protein kinase B phosphorylation. *J. Neurosurg.* 121(6), 1483–1491 (2014).
26. Nagappan, A. et al. Tetraarsenic hexoxide induces G2/M arrest, apoptosis, and autophagy via PI3K/Akt suppression and p38 MAPK activation in SW620 human colon cancer cells. *PLoS ONE* 12(3), e0174591 (2017).
27. Park, M. J. et al. Tetraarsenic oxide, a novel orally administrable angiogenesis inhibitor. *Int. J. Oncol.* 23(6), 1271–1276 (2003).

28. Byun, J. M. et al. Tetraarsenic oxide and cisplatin induce apoptotic synergism in cervical cancer. Oncol. Rep. 29(4), 1540–1546 (2013).
29. Park, I. C. et al. Tetraarsenic oxide induces apoptosis in U937 leukemic cells through a reactive oxygen species-dependent pathway. Int. J. Oncol. 23(4), 943–948 (2003).
30. Chang, H. S. et al. Comparison of diarsenic oxide and tetraarsenic oxide on anticancer effects: Relation to the apoptosis molecular pathway. Int. J. Oncol. 30(5), 1129–1135 (2007).
31. Kim, M. J. et al. Arsenic hexoxide enhances TNF-alpha-induced anticancer effects by inhibiting NF-kappaB activity at a safe dose in MCF-7 human breast cancer cells. Oncol. Rep. 31(5), 2305–2311 (2014).
32. Bunch, H. et al. Evaluating cytotoxicity of methyl benzoate in vitro. Heliyon 6(2), e03351 (2020).
33. Wang, H. et al. Curative in vivo hematopoietic stem cell gene therapy of murine thalassemia using large regulatory elements. JCI Insight 5(16), E139538 (2020).
34. Dobin, A. et al. STAR: ultrafast universal RNA-seq aligner. Bioinformatics 29(1), 15–21 (2013).
35. Pertea, M. et al. StringTie enables improved reconstruction of a transcriptome from RNA-seq reads. Nat. Biotechnol. 33(3), 290–295 (2015).
36. Zhou, Y. et al. Metascape provides a biologist-oriented resource for the analysis of systems-level datasets. Nat. Commun. 10(1), 1523 (2019).
37. Kim, D. et al. In vitro evaluation of lignin-containing nanocellulose. Materials (Basel) 13(15), 3365 (2020).
38. Charrier-Savournin, F. B. et al. p21-Mediated nuclear retention of cyclin B1-Cdk1 in response to genotoxic stress. Mol. Biol. Cell 15(9), 3965–3976 (2004).
39. Baldin, V., Lukas, J., Marcote, M. J., Pagano, M. & Draetta, G. Cyclin D1 is a nuclear protein required for cell cycle progression in G1. Genes Dev. 7(5), 812–821 (1993).
40. Harper, J. W. et al. Inhibition of cyclin-dependent kinases by p21. Mol. Biol. Cell 6(4), 387–400 (1995).
41. Catel, M. et al. Role for ATM in DNA damage-induced phosphorylation of BRCA1. Cancer Res. 60(12), 3299–3304 (2000).
42. Wright, W. D., Shah, S. S. & Heyer, W. D. Homologous recombination and the repair of DNA double-strand breaks. J. Biol. Chem. 293(27), 10524–10535 (2018).
43. Balmus, G. et al. ATM orchestrates the DNA-damage response to counter toxic non-homologous end-joining at broken replication forks. Nat. Commun. 10(1), 87 (2019).
44. Bunch, H. Role of genome guardian proteins in transcriptional elongation. FEBS Lett. 590(8), 1064–1075 (2016).
45. Choi, M., Kipps, T. & Kurzrock, R. ATM mutations in cancer: Therapeutic implications. Mol. Cancer Ther. 15(8), 1781–1791 (2016).
46. Mersch, J. et al. Cancers associated with BRCA1 and BRCA2 mutations other than breast and ovarian. Cancer 121(2), 269–275 (2015).
47. Semmler, L., Reiter-Brennan, C. & Klein, A. BRCA1 and Breast Cancer: A review of the underlying mechanisms resulting in the tissue-specific tumorigenesis in mutation carriers. J. Breast Cancer 22(1), 1–14 (2019).
48. Renwick, A. et al. ATM mutations that cause ataxia-telangiectasia are breast cancer susceptibility alleles. Nat. Genet. 38(8), 873–875 (2006).
49. Jette, N. R. et al. ATM-deficient cancers provide new opportunities for precision oncology. Cancers (Basel) 12(3), 687 (2020).
50. Sasanuma, H. et al. BRCA1 ensures genome integrity by eliminating estrogen-induced pathological topoisomerase II-DNA complexes. Proc. Natl. Acad. Sci. USA 115(45), E10642–E10651 (2018).
51. Hafner, A., Bulyk, M. L., Jambhekar, A. & Lahav, G. The multiple mechanisms that regulate p53 activity and cell fate. Nat. Rev. Mol. Cell Biol. 20(4), 199–210 (2019).
52. Qiao, H. et al. Mechanism of APC/CCDC20 activation by mitotic phosphorylation. Proc. Natl. Acad. Sci. USA 113(19), E2570–2578 (2016).
53. Linchetti, T., Zhang, G., Sedgwick, G. G., Bolanos-Garcia, V. M. & Nilsson, J. The internal Cdc20 binding site in BubR1 facilitates both spindle assembly checkpoint signalling and silencing. Nat. Commun. 5, 5563 (2014).
54. Zhang, G., Mendez, R. L., Sedgwick, G. G. & Nilsson, J. Two functionally distinct kinetochore pools of BubR1 ensure accurate chromosome segregation. Nat. Commun. 7, 12256 (2016).
55. Toyoshima-Morimoto, F., Taniguchi, E., Shinya, N., Iwamatsu, A. & Nishida, E. Polo-like kinase 1 phosphorylates cyclin B1 and targets it to the nucleus during prophase. Nature 410(6825), 215–220 (2001).
56. Elowe, S., Hummer, S., Uldschmid, A., Li, X. & Nigg, E. A. Tension-sensitive Plk1 phosphorylation on BubR1 regulates the stability of kinetochore microtubule interactions. Genes Dev. 21(17), 2205–2219 (2007).
57. Kotani, S. et al. PKA and MPF-activated polo-like kinase regulate anaphase-promoting complex activity and mitosis progression. Mol. Cell 1(3), 371–380 (1998).
58. Szmyd, R. et al. Premature activation of Cdk1 leads to mitotic events in S phase and embryonic lethality. Oncogene 38(7), 998–1018 (2019).
59. Bartek, J. & Lukas, J. Chk1 and Chk2 kinases in checkpoint control and cancer. Cancer Cell 3(5), 421–429 (2003).
60. Shen, T. & Huang, S. The role of Cdc25A in the regulation of cell proliferation and apoptosis. Anticancer Agents Med. Chem. 12(6), 631–639 (2012).
61. Meagher, M., Epling, L. B. & Enemark, E. J. DNA translocation mechanism of the MCM complex and implications for replication initiation. Nat. Commun. 10(1), 3117 (2019).
62. Ohashi, A. et al. Aneuploidy generates proteotoxic stress and DNA damage concurrently with p53-mediated post-mitotic apoptosis in SAC-impaired cells. Nat. Commun. 6, 7668 (2015).
63. Delbrel, E. et al. HIF-1alpha triggers ER stress and CHOP-mediated apoptosis in alveolar epithelial cells, a key event in pulmonary fibrosis. Sci. Rep. 8(1), 17939 (2018).
64. Hakem, R. et al. Differential requirement for caspase 9 in apoptotic pathways in vivo. Cell 94(3), 330–352 (1998).
65. Aubrey, B. J., Kelly, G. L., Janic, A., Herold, M. J. & Strasser, A. How does p53 induce apoptosis and how does this relate to p53-mediated tumour suppression? Cell Death Differ. 25(1), 104–113 (2018).
66. Janicke, R. U., Sohn, D. & Schulze-Osthoff, K. The dark side of a tumor suppressor: Anti-apoptotic p53. Cell Death Differ. 15(6), 959–976 (2008).
67. Williams, A. B. & Schumacher, B. p53 in the DNA-damage-repair process. Cold Spring Harb. Perspect. Med. 6(5), 026070 (2016).
68. Huo, J. X., Metz, S. A. & Li, G. D. p53-independent induction of p21(waf1/cip1) contributes to the activation of caspases in GTP-depletion-induced apoptosis of insulin-secreting cells. Cell Death Differ. 11(1), 99–109 (2004).
69. Pinti, J. P., Mottet, D., Raes, M. & Michiels, C. Is HIF-1alpha a pro- or an anti-apoptotic protein? Biochem. Pharmacol. 64(5–6), 889–892 (2002).
70. Katschinski, D. M. et al. Interaction of the PAS B domain with HSP90 accelerates hypoxia-inducible factor-1alpha stabilization. Cell Physiol. Biochem. 14(4–6), 351–360 (2004).
71. Bunch, H. RNA polymerase II pausing and transcriptional regulation of the HSP70 expression. Eur. J. Cell. Biol. 96(8), 739–745 (2017).
72. Bunch, H. et al. TRIM28 regulates RNA polymerase II promoter-proximal pausing and pause release. Nat. Struct. Mol. Biol. 21(10), 876–883 (2014).
73. Wu, K. et al. Increased expression of heat shock protein 90 under chemical hypoxic conditions protects cardiomyocytes against injury induced by serum and glucose deprivation. Int. J. Mol. Med. 30(5), 1138–1144 (2012).

부록 · 381

74. Agathokleous, E., Kitao, M. & Calabrese, E. J. Hormesis: Highly generalizable and beyond laboratory. *Trends Plant Sci.* 25, 1076–1086 (2020).
75. Tubbs, A. & Nussenzweig, A. Endogenous DNA damage as a source of genomic instability in cancer. *Cell* 168(4), 644–656 (2017).
76. Chen, C. C., Feng, W., Lim, P. X., Kass, E. M. & Jasin, M. Homology-directed repair and the role of BRCA1, BRCA2, and related proteins in genome integrity and cancer. *Annu. Rev. Cancer Biol* 2, 313–336 (2018).
77. Lee, W. S. et al. Tetraarsenic hexoxide demonstrates anticancer activity at least in part through suppression of NF-kappaB activity in SW620 human colon cancer cells. *Oncol. Rep.* 33(6), 2940–2946 (2015).
78. Winterbottom, E. F. et al. Transcriptome-wide analysis of changes in the fetal placenta associated with prenatal arsenic exposure in the New Hampshire Birth Cohort Study. *Environ. Health* 18(1), 100 (2019).

Acknowledgements

We thank C. Li at Omega Bioservices (GA, USA) and Bunch lab members at Kyungpook National University (KNU) for their technical assistance and discussions. We appreciate X. Li at the University of Rochester Medical Center (NY, USA) and H. Cho at Korean Intellectual Property Office for the helpful discussion and mediating crucial collaboration for this study. H.B. thanks J. Christ and John and D. Y. Bunch for their loving encouragement throughout the course of this work.

Author contributions

D.K. performed cell culture, cytotoxicity assays, quantitative real time PCR, mRNA quantification assays, statistical analysis, and Western blotting. N.P. and D.C. carried out cell culture, cytotoxicity assays, RNA preparation, and Western blotting. K.K. and H.B. performed bioinformatics analysis. S.K.C. advised in the interpretation of the data. I.B. conceptualized and administrated the project, acquired funding, and provided with the materials. H.B. conceptualized and designed the experiments, prepared for the RNA samples, analyzed the data, and wrote the manuscript.

Funding

This research was supported by grants from the National R&D Program for Cancer Control, Ministry of Health & Welfare of the Republic of Korea (1720100) to K.K. and from Chemas Co., Ltd. of the Republic of Korea and the National Research Foundation of the Republic of Korea (NRF) (2020R1F1A1060996) to H.B.

Competing interests

The authors declare no competing interests.

Additional information

Supplementary Information The online version contains supplementary material available at https://doi.org/10.1038/s41598-021-82551-3.

Correspondence and requests for materials should be addressed to I.J.B. or H.B.

Reprints and permissions information is available at www.nature.com/reprints.

Publisher's note Springer Nature remains neutral with regard to jurisdictional claims in published maps and institutional affiliations.

암을 치료하는
세포사멸기전 **파이롭토시스**

초판 1쇄   2024년 01월 30일

지은이   배일주
발행인   김재홍
교정/교열   김혜린
디자인   박효은
마케팅   이연실

발행처   도서출판지식공감
등록번호   제2019-000164호
주소   서울특별시 영등포구 경인로82길 3-4 센터플러스 1117호(문래동1가)
전화   02-3141-2700
팩스   02-322-3089
홈페이지   www.bookdaum.com
이메일   jisikwon@naver.com

가격   20,000원
ISBN   979-11-5622-849-3   13510